乳腺疾病 MRI 诊断学

MRI Diagnosis on Breast Disease

主　　编　　王　宏　穆学涛

副 主 编　　徐　红　董　悦　钟　心　董玉茹　吴春楠
　　　　　　马　毅

编　　者　（以姓氏笔画为序）

马　毅　马巧稚　王　宏　王　坤　王云升

王西昌　尹媛媛　司一民　吕培培　刘　腾

刘　燕　杜晓宙　李　娜　李文军　杨斯娇

吴　琼　吴春楠　宋　浩　宋慧娜　张　雨

张　超　张东方　张步环　张荷焕　张惠卿

陆　静　陈金宏　范跃星　虎玉龙　郑乔元

赵春艳　钟　心　夏义欣　徐　红　徐大伟

徐婷婷　高红梅　唐志全　梁　莹　彭　湃

彭雪辉　董　悦　董玉茹　黎　君　穆学涛

主编助理　　尹媛媛

北京大学医学出版社

RUXIAN JIBING MRI ZHENDUANXUE

图书在版编目（CIP）数据

乳腺疾病MRI诊断学/王宏，穆学涛主编. —北京：北京大学医学出版社，2019.8
ISBN 978-7-5659-1987-9

Ⅰ.①乳…　Ⅱ.①王…②穆…　Ⅲ.①乳房疾病－磁共振成像－诊断学　Ⅳ.①R655.804

中国版本图书馆CIP数据核字（2019）第081948号

乳腺疾病 MRI 诊断学

主　　编：王　宏　穆学涛
出版发行：北京大学医学出版社
地　　址：（100191）北京市海淀区学院路 38 号　北京大学医学部院内
电　　话：发行部 010-82802230；图书邮购 010-82802495
网　　址：http：//www.pumpress.com.cn
E-mail：booksale@bjmu.edu.cn
印　　刷：三河市春园印刷有限公司
经　　销：新华书店
项目策划：驰康传媒　**责任编辑**：马联华　**责任校对**：龚丽霞　**责任印制**：罗德刚
开　　本：889 mm×1 194 mm　1/16　印张：23.25　字数：624 千字
版　　次：2019 年 8 月第 1 版　2019 年 8 月第 1 次印刷
书　　号：ISBN 978-7-5659-1987-9
定　　价：235.00 元

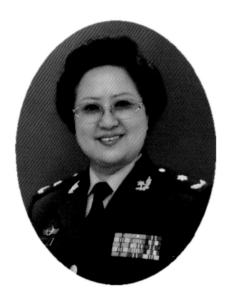

王宏：主任医师，博士生导师，原武警总医院影像科主任（军队专业技术三级，文职一级）。系中央军委保健委员会会诊专家，享受国务院"政府特殊津贴"专家，中华全国归国华侨联合会特聘专家。兼任武警部队放射专业委员会主任委员、武警部队放射青年委员会主任委员、中国研究型医院学会理事、解放军放射专业委员会常务委员、北京医学会放射学专业委员会委员，以及《中国医学影像技术杂志》常务副主编、《中华现代临床医学杂志》常务编委、《中华中西医杂志》常务编委、《磁共振成像杂志》编委等学术职务。

自 1989 年从美国留学回国创建武警总医院 MRI 科以来，一直致力于 MRI 科研及临床诊断工作，取得了多项研究成果，积累了丰富的 MRI 临床诊断经验和大量病例资料。近年来，主持了多项科研项目，参与国家自然科学基金项目 1 项、博士启动基金项目 1 项、北京市自然科学基金项目 2 项。发表了 150 余篇学术论文。主编出版了《眼眶病的 MRI 诊断学》《眼眶病磁共振诊断图谱》《肝脏移植 CT、MRI 诊断学》《肝脏移植磁共振（MRI）诊断图谱》《3.0T 磁共振眼眶病诊断图谱》《3.0T 磁共振活体肝移植诊断图谱》等学术著作。荣获武警部队科技进步奖一等奖 1 项、二等奖 2 项、三等奖 8 项，荣获全军优秀人才一类岗位津贴 2 次，荣立个人三等功 5 次。解放军报、人民武警报多次刊登王宏个人及团队事迹。

内容提要

　　本书共 11 章。第 1 章简要介绍了乳腺的解剖、发育及生理；第 2 章介绍了 MRI 原理及乳腺 MRI 的成像方法等；第 3 ~ 9 章介绍了乳腺增生和炎症性病变等良性病变，乳腺良性肿瘤，乳腺恶性肿瘤，乳腺叶状肿瘤，副乳及副乳疾病，以及乳腺发育异常的核心知识，并应用大量临床病例重点介绍了相关疾病的 MRI 表现和鉴别诊断；第 10、11 章专门介绍了乳房假体 MRI 和乳腺癌新辅助化疗疗效 MRI 评估。全书临床病例均已经过病理证实，资料完整，配备的 1 650 余幅 MRI 图像主要是使用德国西门子公司最新的 3.0T MRI 扫描仪、美国 GE 公司的 1.5T MRI 扫描仪采集的，它们既可为乳腺疾病的诊断提供良好的技术支持，又可为乳腺疾病相关临床医师提供诊疗决策依据及学术研究参考。

序

乳腺疾病是妇女的常见病、多发病，乳腺癌更是严重威胁妇女身心健康的恶性肿瘤。据统计，目前全世界每年约有 130 万人被诊断为乳腺癌，40 万人死于乳腺癌。乳腺癌已超过宫颈癌成为城市妇女恶性肿瘤发病率最高的一种疾病。

乳腺疾病目前常用的诊断手段有：临床触诊，钼靶 X 线、超声、MRI、PET-CT 检查，以及病理诊断检查。随着医学影像诊断技术的不断发展，MRI 检查的应用越来越广泛，并逐渐成为乳腺疾病影像学检查的"金标准"，特别是动态增强 MRI 在乳腺影像学检查中的应用，对乳腺疾病的早期发现及诊断具有极其重要的作用。

王宏主任近年来先后主编了《3.0T 磁共振眼眶病诊断图谱》《3.0T 磁共振活体肝移植诊断图谱》等 6 本专著，今年又主编了《乳腺疾病 MRI 诊断学》，著书经验丰富。该书基本包含了所有乳腺疾病，内容丰富全面，从乳腺疾病的病理改变、临床表现、MRI 表现及鉴别诊断等几个方面进行了系统阐述，不仅包括对乳房假体植入术及术后 MRI 表现的介绍，还较为详细地介绍了 MRI 在乳腺癌新辅助化疗疗效评估中的应用价值。书中图像清晰、完整，所有病例均经病理证实，还包含诸多罕见病例图像，是一部资料珍贵并具有较高编写水平的学术著作，对影像科及乳腺科医师均有极高的参考价值。

本书既可为乳腺疾病的诊断提供良好的技术支持，又可为相关临床医师提供诊疗决策依据及学术研究参考，相信本书的出版一定会对乳腺疾病的诊治起到积极的促进作用。

北京协和医院医学影像科　　金征宇

前　言

钼靶 X 线、超声、PET-CT、MRI 检查是乳腺疾病当前的主要诊断手段。钼靶 X 线检查虽然对乳腺钙化灶敏感性高，但临床应用有局限性。一是有放射性伤害，不适于年轻、妊娠及哺乳期女性的乳腺检查；二是钼靶 X 线穿透力弱，对致密型乳腺不易清晰显影，对多中心、多灶病变判断不够准确，对病变近于胸壁者容易漏诊。B 超检查价格低、无辐射、可重复，易于鉴别囊实性病变，对致密型乳腺病变显影良好，可多角度观察及定位病变，临床应用十分广泛。但是，B 超检查对微小钙化灶显示欠佳，对边界不清楚及结节样病灶不能准确测量病变大小。PET-CT 检查是目前国际上最先进的分子显像系统，在评估腋窝淋巴结及远处转移、监测化疗反应和评估预后等方面可起到重要作用。但有学者认为，受空间分辨率和肿瘤代谢状况的限制，PET-CT 对于发现小于 1 cm 的肿瘤和低代谢肿瘤的能力较低，而且价格昂贵，不易被患者接受。

MRI 检查由于可实现乳腺多参数、多方位直接成像，无辐射，不受致密型乳腺的影响，软组织分辨率高，不单依靠肿瘤的形态学特点，还可观察血流动力学改变等优势，在乳腺临床诊断中的应用越来越广泛。MRI 的诸多优势是钼靶 X 线检查不能比拟的，对 B 超检查所不能鉴别的乳腺癌新辅助化疗后导致的坏死纤维化 MRI 也可有效显示，特别是随着动态增强 MRI 检查在乳腺疾病中的应用，MRI 现已逐渐成为乳腺疾病影像学检查的"金标准"。

全书精选了近 140 例病例，几乎包含了乳腺疾病的所有病种（常见疾病引用病例数一般为 10 ~ 15 例），并且所有病例均已手术病理证实。全书分为 11 章：第 1、2 章简要介绍乳腺的解剖、发育及 MRI 的成像方法；第 3 ~ 9 章详细介绍了乳腺增生、炎症、良性和恶性肿瘤、副乳等乳腺疾病，包括临床表现、病理改变等核心知识，应用大量临床病例重点介绍了相关疾病的 MRI 表现和鉴别诊断；第 10、11 章专门对乳房假体植入和乳腺癌新辅助化疗疗效的 MRI 评估进行了较为详细的介绍。全书配备的 1 650 余幅 MRI 图像主要是使用德国西门子公司 3.0T MRI 扫描仪及美国 GE 公司 1.5T MRI 扫描仪采集的。一些罕见病、少见病我们引用了国内外同行的资料，并注明了出处，在此一并表示感谢！

值此付梓之际，特别感谢院领导、科室全体同仁的大力支持，尤其是尹媛媛医师、吴春楠医师做了大量的校对工作，为本书的高质量出版贡献了智慧。更为荣幸的是，我国放射学界著名专家、北美放射学会荣誉会员金征宇教授欣然为本书作序，给予我们极大鼓励，为我们出版本书增添了信心。

本书出版后，如有不妥或谬误之处，恳请各位专家和读者批评指正。

解放军总医院第三医学中心（原武警总医院）　**王　宏**

目　录

第1章　乳腺的解剖、发育及生理

第一节　乳腺的解剖

一、乳房的形态和位置

女性乳房受年龄及不同生理时期等因素的影响，其形态和位置存在较大个体差异。在妊娠和哺乳期，乳腺增生、乳房增大；停止哺乳后，乳腺萎缩、乳房变小；老年时，乳腺萎缩而乳房下垂。在我国，成年女性的乳房一般呈半球形或圆锥形，因所含脂肪组织的多少不同，在大小、形态方面存在较大差异。在成年未孕女性，根据乳房基底横径、乳房高度和乳房下垂程度，将乳房外形分为以下六型（图1-1）。

1. 扁平型　乳房前突的长度明显小于乳房基底的半径，乳房平坦。

2. 碗圆型　乳房前突的长度小于乳房基底的半径，乳房稍隆起，形如碗盘状。

3. 半球型　乳房前突的长度等于乳房基底的半径，形似半球，乳房在胸前壁的隆起较骤然，边界明显，呈浑圆丰满状。

4. 圆锥型　乳房前突的长度大于乳房基底的半径，乳房下缘与胸壁形成的角度小于90°，形成明显的乳房下弧线，站立时乳房高耸而微垂。

5. 下斜型　乳房前突的长度更大，乳房下缘与胸壁形成的角度仍小于90°。

6. 下垂型　乳房前突的长度更加大，轴长6 cm以上，大于乳房基底半径，仰卧时乳房向外侧垂展，站立时下垂呈袋状。

乳房的中心部位是乳头（mammary papilla）（图1-2和1-3），其位置因发育程度和年龄而异，通常在第4肋间隙或第5肋与锁骨中线相交处。乳头直径为0.8～1.5 cm，乳头顶端有输乳管的开口（15～20个）。正常乳头呈筒状或圆锥状，两侧对称，表面呈粉红色或棕色。乳头周围皮肤色素沉着较深的环形区是乳晕（areola of breast），乳晕的直径为3～5 cm，颜色各异。乳房腺体周围的皮肤较厚，乳头、乳晕处的皮肤

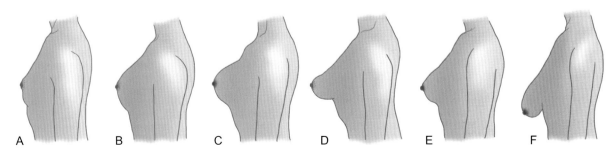

图 1-1　乳房外形分型

A. 扁平型（flat form）；B. 碗圆型（bowl-like form）；C. 半球型（hemispherical form）；D. 圆锥型（conic form）；E. 下斜型（tilted form）；F. 下垂型（pendulous form）

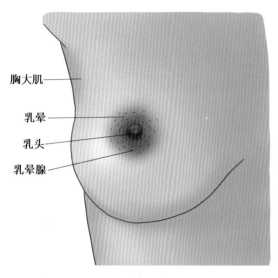

图 1-2 乳房（前面观）

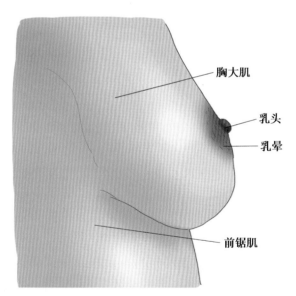

图 1-3 乳房（侧面观，右侧）

二、乳房的组织结构

乳房主要由腺体、导管、脂肪组织和纤维组织等构成（图 1-4）。纤维组织主要包绕乳腺，形成不完整的囊，并嵌入乳腺内，将腺体分割成 15 ~ 20 个乳腺叶（lobe of mammary gland），乳腺叶又分为若干乳腺小叶（lobule of mammary gland）（图 1-5），每个乳腺小叶又由 10 ~ 100 个腺泡组成，其中，10 ~ 15 个末梢膨大的腺泡、与腺泡相连的腺泡管以及与腺泡管相连的终末导管共同组成终末导管小叶单位，后者是乳腺癌和乳腺增生性疾病发生的主要部位。乳腺导管系统是输乳管反复分支而形成的呈树状分支的结

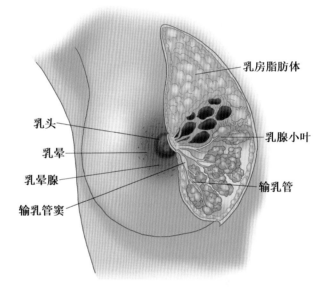

图 1-4 成年女性乳房组织构成图

较薄——易受损伤而感染。

乳房位于胸前部、胸大肌和胸筋膜的表面，上起第 2 ~ 3 肋，下至第 6 ~ 7 肋，内侧至胸骨旁线，外侧可达腋中线。乳房浅筋膜的深层位于乳房后面，乳房与胸大肌筋膜之间有由疏松的结缔组织组成的间隙，称为乳房后间隙或乳房下滑囊，该间隙保证了乳房在胸前有一定的活动度，是乳房手术的一个解剖标志。该间隙内有疏松的结缔组织，但无大血管存在，有利于丰胸时将假体置入，使乳房隆起。有时也将假体置入胸大肌后面的深筋膜与胸小肌之间的胸大肌后间隙。

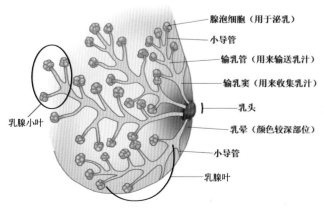

图 1-5 乳腺结构示意图

构单位，自内向外依次是与腺泡直接相通的腺泡管、终末导管、分支导管、输乳管。输乳管有 15～20 个，以乳头为中心呈放射状排列，汇集于乳晕、开口于乳头，称为输乳孔，输乳管在乳头处较为狭窄，在近乳头基部膨大为壶腹，称为输乳窦，有储存乳汁的作用，为导管内乳头状瘤（intraductal papilloma）的好发部位。

乳管不同部位的上皮及管周围组织有所不同。乳管和腺泡周围组织可分为以下七个层次：第 1 层为腺上皮，导管腔面最内层为单层柱状上皮，腺泡上皮为立方上皮；第 2 层是肌上皮层，在终末导管处最明显，在腺泡处较稀疏；第 3 层为网状纤维形成的基底膜，基底膜是否完整是判断乳腺癌有无间质浸润的可靠依据；第 4 层为上皮下结缔组织；第 5 层为弹性纤维（弹力纤维），主要围绕导管，腺泡少见或缺失；第 6 层为较薄的平滑肌，其分布与弹性纤维相同，组织学上可以依据此两层分布鉴别终末导管和腺泡；第 7 层为管周的结缔组织，此层是管周型纤维腺瘤、乳腺肉瘤的主要病理变化的所在处。而管周结缔组织的外围是乳腺间质的一般结缔组织，通常不构成病变。终末导管小叶单位的上皮细胞的过度增生可发展成为管内癌，也可发展成为小叶癌，是乳腺癌发生的结构基础。

在乳腺小叶内，乳腺腺泡及各级导管的基底膜外有疏松的纤维结缔组织包绕，这些局限于乳腺小叶内的疏松结缔组织与乳腺实质一样，也随着月经周期的变化而增生、复原，在乳腺增生性疾病中往往也伴随增生。乳腺小叶内的纤维细胞与其他部位的纤维细胞有所不同，在乳腺癌组织中可表达一些金属蛋白酶以及芳香化酶等。金属蛋白酶的过度表达可促进乳腺癌细胞转移，而芳香化酶可在乳腺原位合成雌激素，从而造成局部的高雌激素微环境，促进雌激素依赖性乳腺癌细胞的增殖。位于乳腺小叶间的纤维组织则为较致密的结缔组织，与其他部位的纤维组织相似，不随月经周期的变化而变化。

在乳房内，存在垂直于胸壁的纵向条索状纤维结构，其向表面连接乳房浅筋膜的浅层，向深层连接乳房浅筋膜的深层，中间贯穿于乳腺的小叶导管之间，起着固定乳房结构的作用，称为乳房悬韧带（suspensory ligament of breast）或 Cooper 韧带。当乳腺癌组织、术后瘢痕组织或外伤引起的乳房脂肪坏死等病变累及乳房悬韧带时，由于乳房悬韧带受到不同程度的牵拉，可使病变表面的皮肤出现不同程度的凹陷，形成"酒窝征"——是乳腺癌早中期表现。当癌组织堵塞乳房淋巴回流而发生皮肤水肿时，毛囊及皮脂腺处的皮肤由于与皮下紧密连接，不出现水肿，可与淋巴水肿区别，后者表现为点状凹陷，称为"橘皮样"皮肤——是晚期乳腺癌的一种表现。

三、乳房及毗邻结构的应用解剖学

（一）乳房和腋窝

1. 乳房

（1）乳房的位置：正常成年女性的乳房位于前胸部的第 2～6 肋间的表面，大部分位于胸大肌（pectoralis major muscle）的表面，小部分位于前锯肌（serratus anterior）的表面。乳房内达胸骨旁，外达腋中线，乳房的腋尾部突向腋窝（axillary tail of spence），此时应注意与副乳（accessory breast）相鉴别。乳房从浅到深依次可分为皮肤、皮下脂肪、腺体（图 1-6）。在乳房皮肤深面的浅筋膜浅层和浅筋膜深层之间有贯穿并连成网状的纤维组织束，即乳房悬韧带（Cooper 韧带）。

（2）乳房的淋巴回流（图 1-7）：乳房的淋巴主要注入腋淋巴结，腋淋巴结包括中央群、前群、后群、外侧群和尖群。乳房的淋巴引流方向有四个：①外侧部和中央部的淋巴管注入胸肌淋巴结；②上部的淋巴管注入尖淋巴结和锁骨上淋巴结；③内侧部的淋巴管注入胸骨旁淋巴结；④深部的淋巴管注入胸肌间淋巴结。另外，乳房内侧部的浅淋巴管与对侧乳房淋巴管交通，内下部的淋巴管通过腹壁和膈下的淋巴管与肝的淋巴管交通。乳腺癌发生淋巴转移时，可侵犯腋淋巴结和胸骨旁淋巴结。如果淋巴回流受阻，肿瘤细胞可转移至对侧乳房或肝。

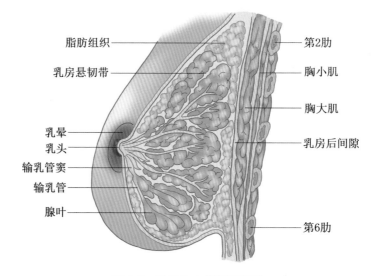

图 1-6　乳房的内部解剖结构

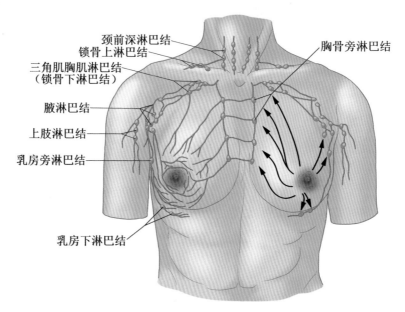

图 1-7　女性乳房的淋巴回流和局部淋巴结的位置

（3）乳房的血管：乳房的深部静脉与乳房的同名动脉伴行。乳房的动脉有三大来源（图 1-8）：①胸廓内动脉穿支，为最主要的血供来源，60%的乳房血供来源于此；②腋动脉分支的穿支，来源于胸肩峰动脉、胸外侧动脉及胸背动脉，其中胸外侧动脉提供约 30% 的乳房血供；③肋间动脉前穿支，来源于第 2 ～ 4 肋间动脉的细小分支。

2. 腋腔（axilla）　腋腔为上肢、上肢带及胸廓上部围成的四棱锥形的腔隙，尖端指向由第 1 肋、锁骨及肩胛上缘围成的腋腔上口（与颈根部相通），底部由皮肤及浅筋膜、腋筋膜构成（图 1-9）。腋腔有四个壁：前壁为胸大肌、胸小肌及

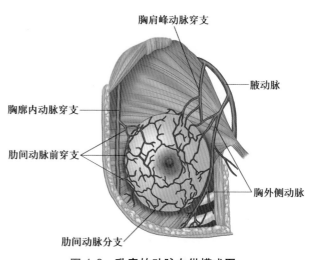

图 1-8　乳房的动脉血供模式图

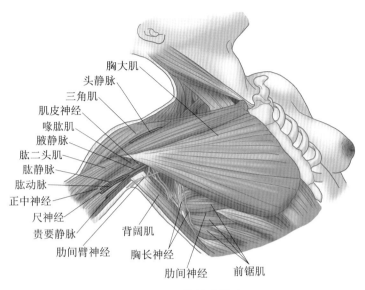

图 1-9　腋腔的构成模式图

胸大肌
头静脉
三角肌
肌皮神经
喙肱肌
腋静脉
肱二头肌
肱静脉
肱动脉
正中神经
尺神经
贵要静脉
肋间臂神经
背阔肌
胸长神经
肋间神经
前锯肌

锁骨下肌；后壁为肩胛下肌、大圆肌及背阔肌；内侧壁为前锯肌及第 1 ～ 4 肋及肋间肌；外侧壁为肱骨、喙肱肌及肱二头肌两个头。构成腋窝四壁的筋膜群分为浅、深两个筋膜群。除后壁的肩胛下肌筋膜和前壁的胸小肌及锁骨下肌筋膜属于深部筋膜群外，其余属于浅部筋膜群。

3. 乳房和腋窝的神经　乳房和腋窝的神经包括两个感觉神经及七个运动神经。感觉神经有臂内侧皮神经和肋间臂神经；运动神经有胸长神经、胸背神经、上胸肌神经、中胸肌神经、下胸肌神经、上肩胛下神经及下肩胛下神经。

（二）乳房的毗邻结构的异常

1. Langer 弓（langer arch）　Langer 弓实质为背阔肌变异。背阔肌变异主要表现为缺失、部分缺失或多个止点等。最常见的背阔肌变异是背阔肌在腋窝底部分发出一束肌肉或腱膜——与胸大肌、胸小肌并行或与肱肌并行——止于肱骨结节嵴或肩胛喙突，在腋血管和臂丛神经前方走行或穿越其中，被称为 Langer 弓（图 1-10）。在腋窝肿块的鉴别诊断中要考虑到 Langer 弓存在的可能，其存在可能引起血管、神经或淋巴受压的症状。

2. Poland 综合征　Poland 综合征又称胸大肌缺损并指综合征，是 1841 年由伦敦的医学生 Alfred Poland 在做尸体解剖时发现并首次报道的。Poland 综合征是一种罕见的先天畸形综合征，包括胸大肌、胸小肌缺如或发育不良，同侧乳腺发育不良或缺如，同侧胸廓发育不良，同侧上肢发育不良或缺如。

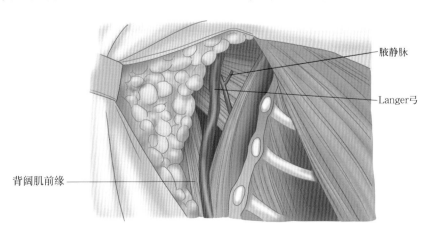

腋静脉

Langer 弓

背阔肌前缘

图 1-10　背阔肌的变异 Langer 弓

第二节　乳腺的发育及生理

乳房是哺乳动物特有的结构，一般成对生长，两侧对称。人类乳房仅有胸前的一对，来源于外胚层，属于皮肤的附属腺体。人类乳腺的发育是起自胚胎的一个渐进性过程，经历胚胎期、婴幼儿期、青春期、性成熟期、妊娠哺乳期、绝经期和老年期的各种变化。乳腺的主要生长发育阶段是在青春期的腺泡发育阶段，乳腺的发育及分化的完成则持续到初次妊娠分娩及哺乳的末期。各期的乳腺均受机体内分泌激素的调控，特别是受性激素的调控，表现出相应的规律性变化。

一、胚胎期乳腺发育

乳腺发育始于胚胎发育的第 5 周，在胚胎腹面两侧，外胚层细胞局部增殖，形成两条对称的乳线（milk streak）或乳带（mammary band）。至第 9 周时，胸节乳线上皮下陷并在间质内增生，形成乳线嵴（mammary crest），乳腺嵴的细胞增殖成团，形成乳芽，乳芽表层细胞增殖形成乳头芽；其余乳线则不完全退化或发育成副乳腺。当胚胎长到 78 ~ 98 mm 时，乳头芽的基底细胞向下生长，形成乳腺芽。乳腺芽继续向下生长，侵入结缔组织中形成管腔，遂成乳腺管。在胚胎长到约 300 mm 长时，在胎盘性激素的作用下，初级导管开始出现侧支，继而分化成各级乳腺导管，最终形成 15 ~ 20 个乳腺导管，这一过程将持续至妊娠 20 ~ 32 周。导管分支末端分化形成腺泡。至妊娠 9 个月时，实性上皮分支开始形成初期乳腺导管导管，导管末端的基底细胞形成乳腺小叶原基。与此同时，乳头下方的结缔组织不断增殖，使乳头逐渐外突，至此胚胎期乳腺基本发育完成（图 1-11）。

二、出生后乳腺发育及生理

（一）婴幼儿期乳腺

婴幼儿期包括婴儿期和幼儿期。在出生后 2 ~ 4 天，由于有母体激素进入新生儿体内的生理效应，约有 60% 的新生儿的乳头下方出现 1 ~ 2 cm 大小的硬结，并有少量乳汁样物质分泌。出生后 1 ~ 3 周，随着母体激素的逐渐代谢，这种现象可自行退化，至 3 ~ 6 个月时完全消失。其后乳腺即进入婴幼儿期的静止状态，表现为乳腺的退行性改变。

（二）青春期乳腺

青春期为女性乳腺发育的最重要时期，历时 3 ~ 5 年。乳腺一般自初潮前 2 ~ 3 年开始发育，多为双侧同时发育，但也可见单侧乳腺或部分乳腺发育。在卵巢性激素及内分泌激素的作用下，乳腺导管末端胚芽生长形成腺泡，基底细胞增生，最后形成乳腺小叶，诸多小叶形成一个大叶。乳房、乳晕、乳头相继增大，乳晕、乳头颜色逐渐加深，乳房外形呈半球形或圆锥形，一侧乳房大约有 20 个大叶，真正发育健全具备泌乳功能的大叶最多为 15 个左右。

男性乳腺发育较晚，不形成小叶。在青春期，约 1/3 的男性乳头下方可触及纽扣大小的硬结，后者一般在 1 年或 1 年以后逐渐消失。

（三）性成熟期乳腺

受脑垂体、肾上腺和卵巢的正常生理活动的影响，在雌激素和孕激素的作用下，在性成熟期，女性乳腺呈现相应的周期性增生和复旧的变化，与女性的月经周期密切相关。

（四）妊娠期乳腺

在激素的作用下，孕期乳腺的变化更加明显。自妊娠 5 ~ 6 周，乳腺小叶腺泡和小导管的体积和数量开始增加，乳房体积开始增大，乳房皮肤颜色开始加深；至妊娠中期最明显；至妊娠末期，乳房重量可达 400 ~ 800 g。在妊娠期，乳房血运增加，代谢旺盛，乳头、乳晕增大，乳晕区出现 12 ~ 15 个凸起，称为乳晕腺，可分泌皮脂润

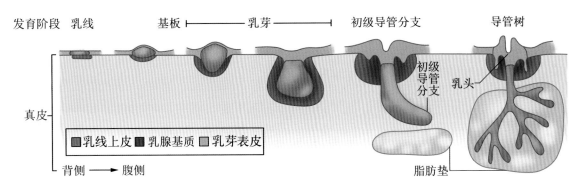

发育阶段 乳线　基板├─────乳芽─────┤　初级导管分支　导管树

真皮

□乳线上皮 ■乳腺基质 □乳芽表皮

背侧──→腹侧

初级导管分支

乳头

脂肪垫

图 1-11　乳腺原基的发育

滑乳头，为婴儿吸吮做准备，在妊娠 7 ~ 9 个月，胎盘的雌激素和孕激素开始起作用，小叶导管和腺泡扩张更为明显，腺泡上皮分化为含脂质的初乳细胞，呈现泌乳期的状态。

（五）哺乳期乳腺

　　母体分娩胎儿后，由于胎盘分泌的孕激素的血液浓度突然降低，受其抑制的催乳素水平急骤上升，妊娠末期呈泌乳状态的乳腺开始大量泌乳。同时，由于婴儿吸吮对乳头的刺激，泌乳作用可持续 9 ~ 12 个月。这一时期的乳腺与妊娠期乳腺相似，但腺泡更多，小叶内导管更密集，乳管扩张增大，小叶间组织则明显减

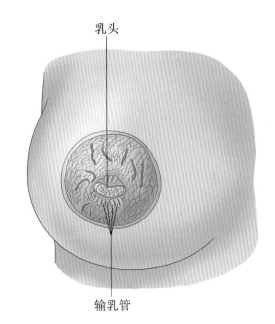

乳头

输乳管

图 1-13　妊娠期及哺乳期乳腺
切除乳晕去皮肤，前面观

少（图 1-12 和 1-13）。小叶内可见形态各异、处于不同分泌周期的腺泡，即乳腺腺泡的分泌活动是交替进行的。

　　终止哺乳数日后，乳腺进入复原期。此期小叶变小，腺管萎缩变细，萌芽性末端乳管重现，腺体逐渐恢复到非妊娠期状态。另外，由于上皮崩解吸收后，结缔组织的增生不足以完全弥补哺乳期时被吸收的间质，哺乳后乳房松弛、下垂和扁平。

（六）绝经期及老年期乳腺

　　绝经期及老年期乳腺由于缺乏激素支持，开始全面萎缩呈退化状态，腺泡数量减少甚至完全消失，纤维组织明显增加，可发生硬化或钙化。

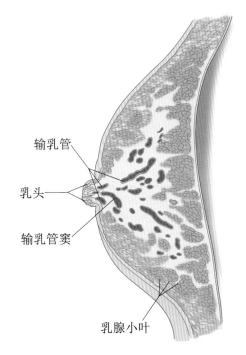

输乳管

乳头

输乳管窦

乳腺小叶

图 1-12　妊娠期及哺乳期乳腺
正中矢状切面观

导管上皮退化失去自身功能，乳腺小叶及乳管结构大量减少或消失，乳房外形可因脂肪沉积而肥大。

三、月经周期的乳腺变化

月经周期的乳腺变化可分为以下三个阶段。

1. **月经期** 月经期为月经周期第 1 ~ 4 天。此期由于雌激素和孕激素水平下降，乳腺导管末端和小叶复原退化，小导管及末端导管萎缩。此期乳房松弛变软、变小，胀痛和触痛消失和减轻。随后乳腺又随月经周期进入增生期变化。

2. **增生期** 增生期为月经周期的 5 ~ 14 天。此期由于雌激素水平升高，乳腺末端导管增生，新腺泡形成，乳管上皮细胞增生肥大，新小叶形成，血管增多，组织充血。

3. **分泌期** 分泌期为月经周期第 15 ~ 28 天。此期在雌激素和孕激素的作用下，乳腺小叶内腺泡上皮肥大、增生，导管周围组织水肿，纤维结缔组织增生，淋巴细胞浸润。临床上可见乳房体积增大，增生明显，有结节感，伴有轻微胀痛和压痛。此期结束后，乳房疼痛逐渐减轻或消失。

乳腺随月经周期而发生增生及复旧的变化。临床检查乳腺肿块的最佳时间是月经来潮后 1 周左右，此时乳腺最小，增生不明显，比较容易检出病理性改变。

（王　宏　吴春楠　尹媛媛　徐　红）

第 2 章　乳腺的 MRI

第一节　MRI 原理

一、基本原理

磁共振成像 (magnetic resonance imaging, MRI) 是将人体置于强磁场内，通过对静磁场中的人体发射一个特定频率的射频脉冲，使人体组织中的氢质子受到激励而发生磁共振现象，当终止发射时，质子在弛豫 (relaxation) 的过程中可感应磁共振信号，通过对磁共振信号进行接收、空间编码和图像重建等处理过程，即产生磁共振图像。

二、基本概念

1. 质子和质子的纵向磁化　氢原子核只有一个质子，没有中子。质子带正电荷并做自旋运动，因此产生磁场。每一个质子均为一个小磁体，其磁场强度和方向用磁矩或磁矢量来描述。在人体进入静磁场以前，人体内的质子的磁矩取向是任意的和无规律的，因此磁矩相互抵消，质子的总净磁矢量为零。如果将人体置于一个强度均匀的静磁场（即外磁场），则质子的磁矩按外磁场的磁力线方向呈有序排列，其中，平行于外磁场磁力线的质子处于低能级状态，数目略多，而反平行于外磁场磁力线的质子处于高能级状态，数目略少，它们的磁矩相互抵消的结果是产生一个与静磁场磁力线方向一致的净磁矢量，称为纵向磁化。

2. 进动　在静磁场中，有序排列的质子不是静止的，而是在做快速的锥形旋转，称之为进动。

进动速度用进动频率表示，即每秒进动的次数。外磁场场强越强，进动频率越快。

3. 磁共振现象与横向磁化　只有对处于静磁场中的人体发射与质子进动频率相同的射频 (radio frequency, RF) 脉冲时，质子才能吸收 RF 脉冲的能量，即受到激励，由低能级跃迁到高能级，从而使纵向磁化减少；与此同时，RF 脉冲还使质子处于同步同速进动，即处于同相位，这样质子在同一时间指向同一方向，其磁矢量也在该方向叠加起来，产生横向磁化。

4. 弛豫　终止 RF 脉冲时，宏观磁化矢量并不立即停止转动，而是逐渐向平衡态恢复，此过程称为弛豫，弛豫的过程即为释放能量和产生磁共振 (magnetic resonance, MR) 信号的过程。中止 RF 脉冲后，质子释放能量，逐一从高能状态返回到低能状态，因此，纵向磁化逐渐增大，直至缓慢恢复到原来的状态，此过程呈指数规律增长，称为纵向弛豫。与此同时，质子不再被强制处于同步状态（同相位）。由于每个质子处于稍有差别的磁场中，开始按稍有不同的频率进动，指向同一方向的质子散开，导致横向磁化很快减少到零，此过程也呈指数规律衰减，称为横向弛豫。

5. 弛豫时间　弛豫所用的时间称为弛豫时间。纵向磁化由零恢复到原来数值的 63% 所需要的时间称为纵向弛豫时间，简称 T_1。横向磁化由最大衰减到原来值的 37% 所需要的时间称为横向弛豫时间，简称 T_2。T_1 和 T_2 反映的是物质特征，而不是绝对值。T_1 的长短同组织成分、结构和磁环境有关，与外磁场场强也有关系。T_2 的长短与外磁场和组织内磁场的均匀性有关。人体正常组织与病变组织的 T_1 和 T_2 值是相对恒定的，而且相互之间有一定的差别，这种组织间弛豫时间上的差别是 MRI 的成像基础。

三、图像特点

1. 多参数成像　MRI 的主要参数包括弛豫参数、重复时间、回波时间、回波链长度等。T_1 加权像（T_1 weighted image，T_1WI）反映的是组织的不同纵向弛豫时间，T_2 加权像（T_2 weighted image，T_2WI）反映的是组织的不同横向弛豫时间。T_1WI 和 T_2WI 信号强弱可反映组织的多方面特性，T_1 值和 T_2 值的长短可反映信号强度的高低。图像越亮，组织信号越强；图像越暗，组织信号越弱。脂肪组织在 T_1WI 呈高信号，称为短 T_1 值；骨皮质在 T_2WI 呈低信号，称为短 T_2 值；脑脊液在 T_1WI 呈低信号，称为长 T_1 值，在 T_2WI 呈高信号，称为长 T_2 值。重复时间（repetition time，TR）指相邻两个 90° 脉冲中点间的时间间隔。回波时间（echo time，TE）指 90° 脉冲中点到自旋回波中点的时间间隔。回波链长度（echo train length，ETL）指产生及采集的回波数目。在被一次 90° 脉冲激发后，回波链越长，扫描时间越快。反转时间（inversion time，TI）指 180° 反转脉冲中点与 90° 脉冲中点之间的时间。激励次数（number of excitation，NEX）指数据采集的重复次数。采集时间（acquisition time，TA）指完成所有信号采集需要的时间。偏转角度（flip angle）是射频脉冲激励的角度。脉冲的持续时间和强度决定能量大小，能量大小与偏转角度成正比。层厚（slice thickness）指被激发层面的厚度。层面越厚，空间分辨率越低，图像信噪比提高。矩阵（matrix）指图像层面内频率编码（行）和相位编码（列）的数目。相位编码方向上的像素数目决定图像采集时间；像素数目多，时间长。层间距（slice gap）指两个相邻层面的距离；层间距越大，层间干扰越小。扫描野（field of view，FOV）指相位编码方向长度和频率编码方向宽度的实际大小；FOV 越小，空间分辨率越高。

2. 多序列成像　自旋回波（spin echo，SE）序列是先发射一个 90° 射频脉冲激发，然后间隔一定时间再发射一个 180° 射频脉冲，再间隔一定时间收到回波信号。快速自旋回波（fast spin echo）序列是先发射一个 90° 射频脉冲、再发射多个 180° 聚焦脉冲而收集得到很多个自旋回波信号。反转恢复序列是先发射一个 180° 反转脉冲使全部质子的净磁矢量反转 180°，达到完全饱和，继而当质子的纵向磁化恢复一定时间后，发射一个 90° 脉冲使已恢复的纵向磁化翻转为横向磁化，以后再发射一个 180° 复相位脉冲并收集信号。改变成像参数可改变成像序列，同时也可改变成像速度。每个序列各具特性，有不同的适用范围。脂肪抑制序列常用两种方法：一是短 T_1 反转恢复（short T_1 inversion recovery，STIR）序列技术，采用很短的 T_1 值，使脂肪组织的宏观纵向磁化矢量自反向最大值开始恢复，逐渐到零，使脂肪组织信号达到抑制，适用于低场磁共振；二是化学位移选择饱和技术，采用脂肪和水的化学位移效应，发射射频脉冲，使水分子中的质子被激发产生信号，由于饱和脂肪组织不被激发，脂肪组织被抑制，适用于高场磁共振。

3. 多方位成像　MRI 可获得人体轴位、冠状位、矢状位及任意倾斜层面的图像，有利于解剖结构和病变的三维（3D）显示和定位。

4. 质子弛豫增强效应与对比增强　一些顺磁性和超顺磁性物质可使局部产生磁场，可缩短周围质子弛豫时间，称之为质子弛豫增强效应（proton relaxation enhancement effect），这一效应是行 MRI 对比剂增强检查的基础。

四、设备简介

临床上使用的磁共振成像机大致可分为磁体、射频发射和接收线圈、梯度场和梯度线圈以及图像处理和显示系统等部分。后一部分与 CT 的图像处理和显示系统相仿。

1.磁体　磁共振成像机的磁体是产生磁场的关键部件，目前有三种：永久磁体、阻抗磁体和超导磁体。永久磁体的磁场强度可达 0.3 T(Tesla，T，1 T=10 000 Gs) 左右。阻抗磁体的磁场强度往往在 0.3 T 以下，少数阻抗磁体的磁场强度也可超过 0.3 T。超导磁体的磁场强度可达数 T，且磁场稳定，抗干扰能力强，是目前大部分磁共振成像机采用的磁体。

2.射频发射和接收线圈　射频发射线圈负责发射基于 Larmor 频率的电磁波，以激发相应的氢原子，使磁化的氢原子吸收能量产生共振。在停止射频发射后，氢原子发生弛豫，释放能量并产生 MR 信号。射频接收线圈即负责接收此时的 MR 信号。射频发射和接收线圈种类较多，有集发射和接收于一身的容积线圈、正交线圈（QD 线圈），有仅具有接收功能的表面线圈。表面线圈的种类也很多，有平板式线圈，有柔软灵活的带状线圈，有能连接数个表面线圈的相阵控线圈，等等。表面线圈信号噪声比很高，信号强，分辨率高，但它的穿透力有一定限度。信号噪声比与检查部位到线圈的距离密切相关，距离越远，信号越弱，噪声越大。

3.梯度场和梯度线圈　梯度场由梯度线圈产生，一般由三组梯度线圈构成空间上三个轴向，即 X、Y 和 Z 三个平面。梯度场主要用于空间定位和某些成像过程，与主磁场相比，梯度场的场强相对较低。但是，现代的 MRI 要求有较高的梯度场，以便实行一些比较特殊的成像序列。

4.中央处理器数据处理系统和记录设备　近年来，采用小型计算机的 MRI 中央处理器日渐减少，多数 MRI 都以高性能的微机来执行中央处理器的任务。目前，由于微机技术的发展，中央处理器和数据处理系统已广泛采用 64 位、200 MHz 以上工作频率的 CPU，随机存储器（RAM）高达 128～256 MHz，保证了 MRI 能快速准确地处理图像。数据记录设备的硬盘以大容量（4～6 GHz）为主。过去，作为备份数据记录设备的磁带记录仪已逐渐退出了历史舞台，代之以磁光盘、DAT 或可读写光盘等。

5.工作站　MRI 工作站与 CT 工作站的原理和作用是一样的，在多数场合下已成为 MRI 的基本配置之一。

五、MRI 的优势及缺点

MRI 可多方位立体成像，包括常规横轴位、矢状位、冠状位及任意方位斜位的断面成像，可以清楚地显示组织间的结构关系，有利于病变定位、明确病变范围；具有较高的软组织分辨力，能够识别正常组织和病变组织，有利于病变的诊断。例如，脂肪组织和亚急性出血 MRI 呈短 T_1 长 T_2 高信号；采用脂肪抑制（fat suppression，FS）技术，脂肪组织被抑制，MRI 呈长 T_1 短 T_2 低信号，亚急性出血 MRI 仍呈短 T_1 长 T_2 高信号。

MRI 的局限和不足：在骨皮质和胃肠成像上受到限制，空间分辨率差，例如，对冠状动脉这样细小并快速运动的血管显示较差，对钙化灶显示差；定量诊断较难，增强用的对比剂对肾功能不全者须慎用；扫描时间较 CT 等技术长；设备昂贵，检查费用较高；受多种类型伪影的影响。

六、MRI 检查的适应证和禁忌证

1.MRI 检查的适应证　MRI 检查的适应证有：中枢神经系统病变，咽、喉、颈部淋巴结、血管、颅后窝、颅颈交界区病变，胸部纵隔占位性病变，心脏、大血管病变，肝、脾、肾、腹膜后良性和恶性病变，胰腺、胆管、输尿管病变，男性、女性盆腔肿瘤、炎症、转移病变等，四肢、关节病变等；其中，MRI 检查是中枢神经系统病变的首选检查方法。

2.MRI 检查的禁忌证　MRI 检查的禁忌证包括绝对禁忌证和相对禁忌证。①绝对禁忌证包括使用心脏起搏器者，行心脏瓣膜置换术患者，术后留有动脉夹者，体内留有铁磁性金属异物者，行关节置换术患者，体内装有胰岛素泵者，持续高热不退患者，妊娠 3 个月以内者。②相对禁忌证包括带有金属避孕环患者，生命体征维持正常的危重患者，癫痫不发作者，幽闭恐惧症患者，须有家属陪同或使用镇静药后患者，不合作患者，如聋哑人、小儿，使用镇静药镇静后患者，有活动性金属假牙者。

第二节　乳腺 MRI 的成像方法

近年来，我国一些大城市的女性乳腺癌的发病率呈上升趋势，有些城市乳腺癌已居女性恶性肿瘤的首位。早期乳腺癌的症状和体征不明显，但如能早期发现和及时治疗，其 5 年生存率接近 70%。乳腺的影像学检查在乳腺癌的早期检出和早期诊断中有着重要价值，是提高乳腺癌患者生存率的关键。传统的触诊、钼靶 X 线摄影及 B 超检查一直是乳腺疾病的主要检查方法，但均有一定的局限性。MRI 则以其软组织分辨率高的优势成为乳腺疾病影像学检查中的一种重要手段。

一、乳腺癌的一般情况和常用影像学检查方法

乳腺受性别、年龄、生理状态和营养状况等因素的影响有较大差异，儿童和男性的乳腺组织不发育，乳房不发达。青春期女性的乳房一般呈半球形。乳房大部分位于胸肌筋膜表面，上至第 2 肋，下至第 6 肋，内侧至胸骨线，外侧可达腋中线。乳房内含乳腺组织、脂肪组织和结缔组织等，乳腺组织被结缔组织分隔形成 15 ～ 20 个乳腺叶。从乳腺表面的纤维组织发出的小纤维束与皮肤和乳头相连，在乳房上部，这些纤维束更为发达，称为乳房悬韧带，它们对乳腺起固定作用。

乳腺癌发病年龄以 40 ～ 60 岁居多，但近年来有年轻化趋势。乳腺癌患者女性亲属中乳腺癌的发病率高于正常人 2 ～ 3 倍，好发于生活水平和文化水平较高的妇女中，其病因尚未明了。卵巢功能可能与乳腺癌的发生和发展有密切关系，当卵巢雌激素分泌过多时，长期慢性刺激敏感的乳腺组织可导致乳腺组织的增生和癌变。

虽然乳腺位于体表，乳腺癌较其他部位的癌瘤易于发现，但因其早期症状不明显也易被忽视。乳腺癌的最主要症状和体征是乳腺肿块。在大约 98% 的患者中，乳腺肿块是乳腺癌的首发症状（约 97.6%）。肿块大多位于乳房的外上象限，其次位于内上、上方、中央区，仅少数位于乳房下部。肿块边界多不清楚（但髓样癌、黏液癌的边界清楚）；疼痛不明显或有压痛；部分患者的乳头可有溢液，多为血性或浆液性；乳头回缩；皮肤呈橘皮样或酒窝样改变，少数可破溃或增厚。乳腺癌以淋巴结转移为主，通常转移至腋下淋巴结，并压迫腋静脉，导致患侧上肢水肿，其次转移至锁骨上、内乳区淋巴结，并可血行转移至肺、胸膜、骨、肝、脑、肾等部位，部分可直接侵及胸壁周围组织。

临床上常用的乳腺影像学检查方法有钼靶 X 线摄影、超声、CT 和 MR 等。钼靶 X 线摄影始于 20 世纪 60 年代，至今已发展成熟。钼靶 X 线摄影具有诊断正确性高、费用相对较低及操作简便等特点，迄今仍被公认为乳腺疾患的影像学检查首选方法，可显示乳腺内的肿块和细小钙化，但钼靶 X 线摄影易遗漏近胸壁处的肿块，对致密性乳腺的对比度差，不能发现细小肿块。乳腺超声检查能鉴别囊性或实性病变，但难以检测直径小于 0.5 cm 的肿块，对触诊阴性的乳腺癌敏感性较低，不能发现微小钙化。近、远红外光扫描无法识别乳腺深部的病变和小的病变，不利于早期的诊断。

与其他技术比较，乳腺 MRI 检查的优势是：MRI 组织分辨率高、3D 成像，图像可从多层面、多角度、多参数获得，故对于显示病灶的大小、形态、数目和位置优于其他影像技术，做到对多灶性病变、多中心病灶及深部病灶进行诊断和鉴别诊断。乳腺 MRI 的诊断准确性在很大程度上有赖于检查方法是否适当，所用扫描成像序列及技术参数是否合理。在乳腺疾病 MRI 检查中，

最常用的成像序列包括快速自旋回波序列、脂肪抑制扫描序列、弥散序列等。扩散加权成像、平扫及动态增强扫描方法的应用为乳腺疾病的诊断又开辟了新途径，对于乳腺癌的浸润评估、术前手术方式的选择及术后的评估等有较大的价值，越来越受到国内外的广泛重视。但由于 MRI 检查时间长、费用高及显示钙化差等原因，MRI 常不作为首选的常规检查方法。

二、乳腺 MRI 检查技术

1. 最佳时间　乳腺的腺体组织结构随月经周期变化而有所不同，因此乳腺 MRI 检查的最佳时间为月经后 1 ～ 2 周。

2. 考虑因素　由于所使用的 MRI 机器型号及场强不同，所用的扫描成像序列和技术参数也有所不同，一方面要求空间分辨率高，能发现早期乳腺癌；另一方面要求时间分辨率高，可进行动态增强扫描，以便获得病变的时间 - 信号强度曲线。

3. 乳腺线圈　目前多数高场 MRI 扫描仪配备乳腺专用线圈（图 2-1 和 2-2），为多通道相控阵线圈，患者取俯卧位，乳腺自然悬垂于线圈的两个凹槽中，使乳腺处于自然状态。如果不具备乳腺专用线圈，也可用其他相控阵线圈代替，患者取仰卧位检查，但效果较差。最新的乳腺专用线圈具备影像引导下活检的能力。近年来的开放式低场 MRI 的信噪比低、抑脂及增强效果不如高场 MRI，目前主要用于定位活检及治疗。

4. 平扫和脂肪抑制序列　在乳腺 MRI 检查技术中，由于没有统一标准，存在众多复杂的成像序列。目前多采用 SE、FSE(TSE)、STIR 和 DWI 序列。SE(spin echo) 序列又称自旋回波序列，是 MRI 最基本的经典序列。FSE(GE 公司 fast spin echo)、TSE(西门子或飞利浦公司 turbo spin

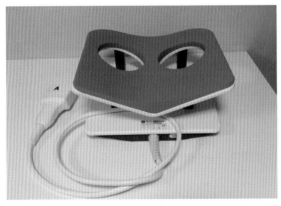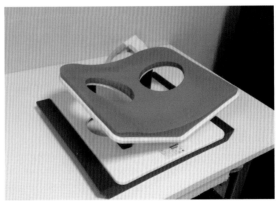

图 2-1　乳腺线圈

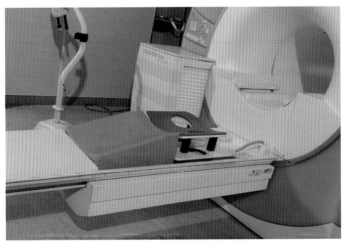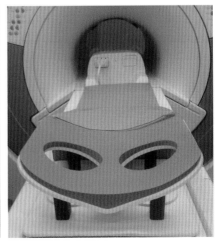

图 2-2　乳腺线圈连接于 MRI 扫描仪

echo) 序列又称快速自旋回波序列，也称为弛豫增强快速采集 (rapid acquisition with relaxation enhancement，RARE)，成像采集速度加快了，明显减少了成像时间，是目前临床上应用最广泛的序列之一。短反转时间反转恢复 (short T1 inversion recovery，STIR) 序列主要用于 T_2WI 的脂肪抑制，是乳腺 MRI 检查中必不可少的序列，这是由乳腺结构特点所决定的。

乳腺的结构随人种、年龄以及月经周期的不同而不同，有些研究者根据 MRI 检查结果将乳腺大致分为脂肪型、腺体型及介于两者之间的中间型三类。脂肪型多见于老年人，由于其脂肪组织较多，乳腺腺体萎缩，在 MRI 上可形成良好对比。腺体型多见于年轻妇女，其腺体丰满，乳腺的脂肪结构较少，在 MRI 上显示清晰，为条状中等信号强度，低于脂肪组织信号差别。中间型多见于生育过的中年妇女。

由于乳腺富含脂肪组织，T_1WI、T_2WI 呈高信号，严重干扰平扫和增强时对病灶的观察，因此，乳腺 MRI 多采用脂肪抑制技术。脂肪抑制技术主要有频率选择法脂肪抑制和 STIR。T_2WI 图像在诊断囊肿或纤维腺瘤方面很有价值。Kuhl 等认为，恶性病变多数呈低或等 T_2 信号，良性病变多数呈高信号。高 T_2 信号与良性病变相关是由于纤维腺瘤具有丰富的水肿性细胞外间质（透明质和黏多糖），低 T_2 信号与癌相关是由于癌具有致密的细胞结构、高的核 - 质比例和癌灶周围纤维化。

研究结果表明，STIR 可区分不同肿块的信号特征，尤其是浸润性导管癌（IDC）、纤维腺瘤 (FA) 和乳腺囊肿之间信号均匀度有显著性差异。浸润性导管癌的肿块多数为不均匀中、低信号团块，中央常见斑点状高信号及斑片状低信号区，系肿瘤内部变形坏死等多种复杂病理成分所致。纤维腺瘤多数为均质高信号肿块，反映了纤维腺癌内部病理成分的一致性。乳腺囊肿为形态规则、边界光滑的均匀高信号囊肿。乳腺炎性肿块为范围更加广泛的高信号区，内部可见更高信号的液化区和低信号脂肪组织，周边信号渐进减低，并可与皮肤和胸肌筋膜粘连形成局限性增厚水肿。

5. 动态增强扫描　定性诊断方面常规行 MRI 增强检查。乳腺 MRI 动态增强扫描所依赖的病理生理基础至今尚未完全明了，但有些机制是明确的，即恶性肿瘤在其生长过程中会分泌肿瘤血管生长因子，如血管内皮生长因子（VEGF），该因子促进肿瘤毛细血管的分化和生成。组织学研究显示，这些毛细血管具有异常的管壁结构，内皮通透性高，因此，肿瘤的血管具有双重特性：①血管数目（血管密度）增加，局部对比剂的流入量增加；②血管通透性增加，肿瘤部位对比剂的渗出增加。此外，肿瘤毛细血管结构异常，动静脉交通是其另一特征，这常引起"灌注短路"。

目前 MRI 图像中强化程度的确切原因还未明确。以前的研究将血管密度同信号强度相联系，但对此存在争议。目前已证明血管密度不是引起信号强度变化的唯一原因。病灶强化是一系列因素的综合作用的结果，包括血管通透性、对比剂扩散速度、肿瘤组织间隙结构及组织 T_1 弛豫时间等。有研究表明，信号强度在首过增强 T_2^* 成像中与血管密度及通透性密切相关，并建议将该序列作为 T_1WI 动态增强的补充序列，以提高对良性和恶性病灶的鉴别诊断能力。

虽然机制尚未完全明确，但多数研究结果表明，动态增强扫描对乳腺病变的诊断意义很大，因此现在大多数乳腺 MRI 检查都要行动态增强扫描。乳腺 MRI 检查一般分两部分：平扫和动态增强扫描。平扫一般采用 T_2 和 T_1 脂肪抑制，动态扫描以 2D 和 3D 序列为主。MRI 增强扫描常用的对比剂为 GD-DTPA，剂量为 0.1 ～ 0.2 mmol/kg 体重，注射速度为 2 ～ 3 ml/s。在注射前后进行 T_1WI，多为 GRE 序列 [GE 公司称之为 SPGR，spoiled gradient recalled echo；西门子公司称之为 FLASH (fast low angle shot)]，采用静脉内团注法，层厚以 3 mm 为宜，要求时间分辨率小于 2 分钟，以 1 分钟为宜，进行 5 ～ 6 次扫描，第一个时相为打药前扫描，所得图像可用于减影；3D 成像技术因可进行任意方向或角度的成像重建，空间分辨率高，成像速度快，故较 2D 成像技术应用广泛。根据动态增强扫描的结果还可同时评估血流动力学及形态学参数。多数研究认为，乳腺癌在动态增强 MRI 中具有早期、快速、明显的强化特点。

对动态增强扫描结果进行分析的指标包括：①病灶的形态、大小、位置；②良性或恶性；③单发或多发；④病灶强化模式（是从中心到周围还是从周围到中心）及早期强化率；⑤绘制时间-信号强度曲线。动态增强扫描可显示病灶的单发或多发、大小、形态、边缘是否光整、有无毛刺及分叶、是否增强等。除了显示肿瘤的形态外，动态增强扫描还能反映病灶的血供或血管生成情况、病灶周围组织的变化以及腋窝淋巴结转移情况。

病灶强化模式在鉴别良性和恶性病变方面有其特点。由于恶性肿瘤的周边区肿瘤增生活跃，其内微血管密度增高，增强后病灶的边缘早期即出现显著强化，而病灶的中心区出现继发改变，如出血、坏死等导致微血管密度降低而呈延迟强化或不强化；相反，良性肿瘤的强化常始于中心。但也有部分良性肿瘤呈"恶性强化模式"。Edna 等认为，病变强化模式与病灶内小动脉血管密度、毛细血管密度及无血管（如肿瘤坏死）有密切关系。病灶强化模式对良性和恶性肿瘤的鉴别特异性不高，仅作为一种辅助手段。

时间-信号强度曲线对于病灶变化进行连续动态观察分析是极具价值的参数，病灶出现强化的时间是早还是迟，是只有从动态增强的图像研究中才能获得的信息。恶性病变由于其瘤内微血管密度高，通常早期病灶即出现显著强化。相反，良性病变内微血管密度较低，早期常有轻度强化或无明显强化。由于恶性肿瘤血管丰富，代谢极快，信号通常 1～2 分钟内即显著下降。时间-信号强度曲线分三型：① I 型：增长型，信号强度迅速上升，达到峰值后便呈平缓上升状态，多为良性病变表现；② II 型：平台型，信号强度初期强化迅速上升，中后期强化呈平台状，为可疑

病变；③ III 型：下降型，信号强度在中后期呈下降趋势，为恶性病灶。据报道，时间-信号强度曲线的敏感性为 91%，特异性为 83%，乳腺癌呈 I、II 和 III 型曲线的可能性分别为 6%、64% 和 78%。乳腺癌对动态增强敏感性较高，但特异性欠佳，这对于良性和恶性病变的鉴别有一定帮助，但也有其局限性，因此良性和恶性病变的 MRI 表现有许多重叠之处。

6. 弥散加权成像（DWI） DWI 不需要增强，检查时间短。DWI 能较好地鉴别乳腺良性和恶性病变。有研究报道，恶性病变的 DWI 表现为明显高信号，良性病变的 DWI 表现为信号高于或略高于腺体。通过测量肿瘤表观弥散系数（apparent diffusion coefficient，ADC）鉴别乳腺良性和恶性病变是一个有效的方法，但由于良性和恶性病变的 ADC 值也有重叠现象，应该客观地评价 ADC 值在鉴别良性和恶性病变中的作用。

在乳腺肿瘤内，虽然恶性肿瘤的血管含量比良性肿瘤的血管含量多，但乳腺恶性肿瘤的 ADC 值比良性肿瘤的 ADC 值小。这是由于水分扩散主要受两个因素影响：①生物膜结构的限制；②大分子物质（如蛋白质）对水分子的吸附作用。细胞繁殖越旺盛，密度越高，生物膜结构对水分扩散的限制越明显。乳腺肿瘤的 ADC 与细胞密度的相关性很好，恶性肿瘤生长活跃，细胞密度高，ADC 值小；相反，良性肿瘤的细胞密度低，ADC 值大。但如果恶性肿瘤的细胞密度低，就会表现为 ADC 值大而误诊为良性肿瘤；如果良性肿瘤细胞密度高，也会表现为 ADC 值小而误诊为恶性肿瘤。月经周期对 ADC 无明显影响，细胞密度对 ADC 的大小起重要作用。

DWI 的缺点是空间分辨力和解剖图像的质量远不如增强扫描，所获 DWI 的信噪比较低。影响 DWI 图像质量的因素众多，扫描时应综合考虑，以求得到最好的影像质量和适当的信噪比。

7. T_2^* 首过灌注成像 首过灌注成像与肿瘤局部区域的微循环密切相关。顺磁性对比剂带有较多不成对的电子，在首过灌注时会干扰局部磁

场的均匀性，导致组织 T_2^* 值缩短，造成组织信号强度下降。在一定范围内，信号强度的降低与局部对比剂的浓度呈正比。恶性肿瘤由于其内新生血管密度高，在 MRI 灌注效应上表现为信号强度的大幅下降；而良性肿瘤由于其由血管少，信号强度的下降幅度小。初步研究显示，首过灌注成像在诊断乳腺肿瘤方面具有较高的特异性，而在健康乳腺组织中没有检测到明显的灌注效应。

8. MRI 引导下活检和治疗　MRI 引导活检技术是诊断乳腺疾病的最新技术。1992 年，Kobrunner 等首先利用俯卧位计算机辅助的立体定向装置，将 MRI 导向活检技术引入临床。1998 年，MRI 导向的体表标志立体定向装置问世，使一些不具备计算机辅助的立体定向装置的医院同样可以进行 MRI 导向活检。MRI 导向活检不仅能够保持增强 MRI 检出乳腺癌的高敏感性，而且可以通过活检装置获取标本，为乳腺病变提供病理学诊断，从而大大提高诊断的特异性。患者取仰卧位或俯卧位，导向装置主要有乳腺专用表面线圈和体表标志物组成的体表标志立体定向装置、计算机辅助下的立体定向装置两种。穿刺针材质早期多为镍钛合金，现在多使用伪影少的碳纤维材料制成的穿刺针。为满足病理学诊断需要，多选用粗穿刺针。该检查可靠且为微创，可避免不必要的外科手术，在早期乳腺癌的诊断中的作用是其他检查方法无法替代的，具有广阔的发展前景。

MRI 导向治疗是在 MRI 引导下进行肿瘤切除的热切除术（thermal ablation，TA）。MRI 组织分辨率高，能提供多平面的监测信息，准确引导 TA 治疗。MRI 实时成像技术能连续实时监测行肿瘤热切除术时能量传递过程中的温度变化。Stollberger 报道，术中在线实时测温的误差已能缩小到 1℃，被认为是目前最精确的术中评估热损伤程度的方法。但由于花费相对昂贵，移动不易，以及电磁设备的限制，目前临床上该技术尚未广泛应用。该技术治疗后 6 ~ 9 个月复查的 MRI 中，T_2WI 肿瘤为高信号，机化的纤维组织为低信号，因此，MRI 也是术后长期随访的常用手段[2]。

三、乳腺 MRI 检查建议方案（本单位实际工作中常用的乳腺 MRI 规范化扫描方法）

1. 患者摆位　患者摆位是影响图像质量的关键因素。患者应穿着宽松衣服，使乳房自然下垂并置于线圈中心，前额低至线圈之下以保证上胸部贴紧线圈。用外固定带固定患者的背部，以减少呼吸运动的影响。嘱患者保持一个舒适的姿势，并佩戴降噪耳塞，保护患者听力（图 2-3）。

2. 三平面定位　激光灯以乳头为中心，观察两侧乳房位置是否对称，乳房形态应不受外界因素影响。选用较大的扫描野（FOV）以完全包含双侧乳房及腋下范围。扫描结束后，观察图像覆盖范围是否足以包含乳房的各个方位，以利于之后序列的定位。

3. 校准扫描定位　全视野覆盖，FOV 的中心位于乳房前后径的解剖中心而不是胸壁或胸腔的中心，左右居中；一次采集使用允许扫

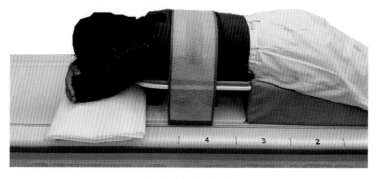

图 2-3　患者进行乳腺检查的摆位

描的层数；频率编码位于前后方向；所有序列如果要使用阵列空间敏感性编码技术（array spatial sensitivity encoding technique，ASSET）或表面线圈信号强度校正（surface coil intensity correction，PURE），必须针对相应线圈进行校正扫描；ASSET 能加快常规技术序列的扫描速度或改善回波平面成像（EPI）序列的图像对比度；PURE 能改善多通道线圈图像的均匀性。

4. 横断面脂肪抑制 STIR 序列定位　在三平面冠状面定位像上定位，必须在矢状面上确认扫描范围，应包括乳房上下的全部范围，FOV 尽量包括腋下；频率编码为前后方向，并添加无相位卷褶（no phase wrap，NPW）。如果无 NPW，则 FOV 必须足够大。添加 NPW 可节省扫描时间。FOV 中心位于乳房前后径的中心而不是胸腔的中心。添加上下饱和带可减轻部分心脏搏动伪影（此伪影出现在左、右方向，如果出现在前、后方向，说明频率编码方向错误）。

5. 横断面 T_1WI 定位　一般情况下，复制 STIR 序列定位线，去掉上下饱和带。调整 TR 时间，进行两次或三次采集可节省扫描时间，大部分情况下 1 个 NEX 即能保证信噪比。

6. 横断面弥散加权成像定位　一般情况下，复制 STIR 序列定位线。由于 DWI 受磁场不均匀的影响比较大，添加局部匀场，大小覆盖两侧乳房，中心点相对 FOV 中心偏乳头侧，这是影响 DWI 图像质量的关键。在矢状面定位像上调整局部匀场的上下位置。频率编码为左右方向，以减轻弥散图像的左右不对称。为了消除脂肪信号的干扰，可以在背部添加一条较宽的饱和带。

功能成像不建议使用 PURE。

7. 横断面双侧乳腺三维动态增强定位　在三平面冠状面定位像上定位横断面三维扫描块；在矢状面定位像上调整定位线的上下位置；在横断面定位像上，FOV 的中心位于乳房前后径的中心而不是胸壁或胸腔的中心，这是影响图像质量的关键；频率编码位于前后方向。如果 FOV 足够大，能包括腋下，则不需要添加 NPW；添加双侧局部匀场，在矢状面定位像上调整上下位置。动态增强序列不建议使用 ASSET 或 PURE 任何信号强度纠正技术。

8. 矢状面 T_1 脂肪抑制延迟增强定位　在横断面和 STIR 序列定位像上定位双侧乳房矢状面，平行于乳房长轴或垂直于胸壁；在矢状面定位像上调整 FOV 的上下位置；添加局部匀场；频率编码位于前后方向；加 NPW 选项。

9. 时间-信号强度曲线（TIC）　在乳腺癌的诊断中，多期动态增强扫描已显示出了其优越性，可在工作站绘制时间-信号强度曲线。按照曲线形状其分为三型：① I 型，缓慢上升，峰值不明显；② II 型，2～4分钟内达到峰值，其后下降幅度<10% 或无下降；③ III 型，2 分钟内达到峰值，其后下降幅度>10%。按公式可计算早期信号强度增强率，早期增强率 =（SIC − SI）/SI×100%，公式中 SI 为增强前病灶信号强度，SIC 为注射对比剂 1.5 分钟后病灶信号强度。根据 Gribbestad 等的研究，增强率≥80% 高度提示恶性，60%≤增强率≤80% 提示病灶性质待定，<60% 提示良性可能。

10. 乳腺常用脉冲序列的扫描参数（表 2-1）　具体扫描参数还应根据不同扫描设备进行

表 2-1　乳腺常用脉冲序列的扫描参数

扫描序列	轴位 T_1WI	轴位 STIR	轴位 DWI	轴位 3D 增强	矢状面延迟增强
TR（ms）	659	6 394	5 000	5.4	5.7
TE（ms）	42	42	80	2.5	3.56
带宽（kHz）	20.83	31.25		62.5	62.5
TI（ms）		150			
层厚（mm）	5	5	5	64	2.2
层距（mm）	1	1.5	1.5	2	1
NEX	4	4	6	1	1
矩阵	320×192	320×192	160×160	384×320	352×256

调整，以在达到检查目的的基础上得到最佳的信噪比和分辨率。

第三节　乳腺的正常 MRI 影像

MRI 表现包括形态和信号两方面，形态所见与 CT 等其他影像学检查方法所见相似，而信号表现则不同于其他检查方法。在同一个层面，MRI 可有 T_1WI、T_2WI 和 DWI 三种图像，虽然与 CT 图像一样以不同灰度显示，但反映的是 MR 信号强度的不同或 T_1 和 T_2 弛豫时间的长短，而 CT 图像的灰度反映的则是组织密度。因此，在描述 MRI 图像的灰度时，不论哪种加权像，均用信号的高低来表示：高信号表示白影（亮），意味 MR 信号强；中等信号表示灰影；低信号表示黑影（暗），意味 MR 信号弱。也常用 T_1 或 T_2 的长短来描述：用短 T_1 和长 T_2 表示白影，其中短 T_1 指 T_1WI 上呈高信号的白影，长 T_2 指 T_2WI 上呈高信号的白影；用长 T_1 和短 T_2 表示黑影，其中长 T_1 指 T_1WI 上呈低信号的黑影，短 T_2 指 T_2WI 上呈低信号的黑影。对于流动的血液而言，影响其信号强度的因素很多，血管内的血液大多数情况下会因流空效应而在 T_1WI 和 T_2WI 上均呈低信号，也称流空信号，但有时也可表现为明显的高信号。

成年女性的乳房由三种不同的成分组成：表皮、皮下组织和腺体组织（实质和间质）。乳头位于锥形乳房的顶端；乳头周围可见盘状乳晕区，颜色加深。在 MRI 片上，乳头可呈勃起状态、扁平形或稍有内陷，其大小随年龄、乳房的发育及经产情况而异，一般双侧对称。乳腺 MRI 表现因所用脉冲序列不同而有差异。脂肪组织通常在 T_1WI 及 T_2WI 上均呈高信号，在脂肪抑制序列上呈低信号，增强后几乎无强化。

乳腺腺体和导管因乳腺实质类型不同，其 MRI 表现也有差异。

1. 致密型乳腺　在年轻女性或中年未育者，乳腺腺体和结缔组织较丰富，占乳腺的大部分或全部，脂肪组织较少，在 T_1WI 及 T_2WI 上表现为一致性的中等及稍高信号，周围是高信号的脂肪层（图 2-4）。

2. 脂肪型乳腺　在生育后的老年女性，整个乳房的大部分或全部由高信号的脂肪组织构成，残留的部分索条状乳腺小梁在 T_1WI 和 T_2WI 上均表现为低或中等信号（图 2-5）。

3. 中间混合型乳腺　在中年女性，随着年龄增长，乳腺腺体组织逐渐萎缩，脂肪组织增多，其表现介于脂肪型和致密型之间，在高信号的

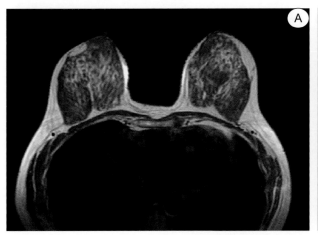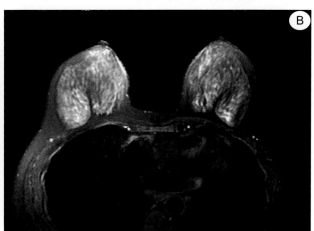

图 2-4　致密型乳腺的 MRI 表现。A. T_1WI；B. T_2WI 抑脂像

脂肪组织中夹杂有斑片状的中等信号腺体组织（图 2-6）。

4. 动态增强　T₁WI 扫描时，正常乳腺实质表现为轻度、渐进性强化且不超过增强前信号强度的 1/3。乳腺导管最终汇集于乳头，以矢状位观察最为清晰（图 2-7）。

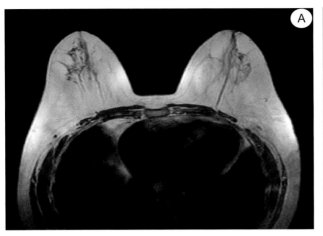
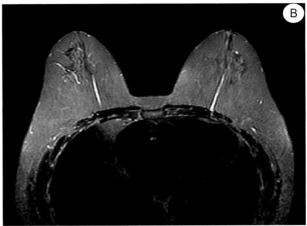

图 2-5　脂肪型乳腺的 MRI 表现。A.T₁WI；B.T₂WI 抑脂像

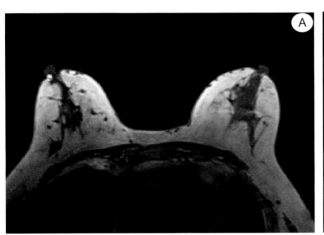
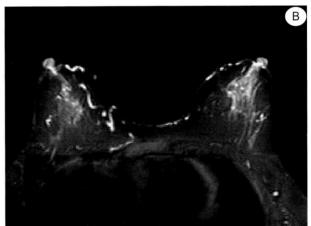

图 2-6　中间混合型乳腺的 MRI 表现。A.T₁WI；B.T₂WI 抑脂像

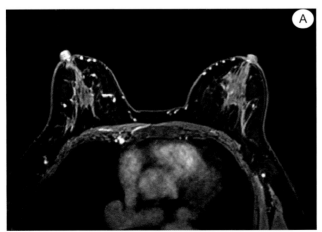
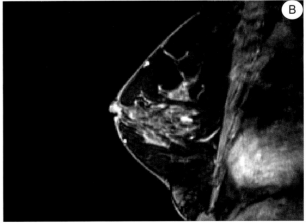

图 2-7　增强后乳腺的 MRI 表现。A. 轴位增强扫描像；B. 矢状位增强扫描像

（董玉茹　马　毅　吴春楠　王西昌）

推荐阅读文献

[1] 王宏.眼眶疾病的 MRI 诊断学.北京：解放军出版社, 2003.

[2] 支联合,谭素敏,杜远东.磁共振成像技术的物理学原理.周口师范学院学报, 2008, 25(02): 49-51.

[3] 白人驹.医学影像诊断学.北京：人民卫生出版社, 2011.

[4] 李金锋,梁燕,郭行高,等.眼眶磁共振成像技术的研究.中华放射医学与防护杂志, 2005, 25(05): 474-476.

[5] 杨正汉.磁共振成像技术指南.北京：人民军医出版社, 2007.

[6] 谭裴,周荷琴,刘正彬,等.MRI 快速序列的旋转伪影校正.计算机辅助设计与图形学学报, 2009, 21(2): 143-147.

[7] 蒋树刚,黄艳宾.磁共振成像技术及其应用.保定学院学报, 2009, 22(04): 44-47.

[8] 崔巍,王淼.磁共振成像技术在临床上的应用.医学信息 (上旬刊), 2010, 23(09): 3434.

[9] 刘佩芳.乳腺影像诊断必读.北京：人民军医出版社, 2007.

第 3 章　乳腺增生性病变

乳腺增生性病变是一组十分常见的非炎症性、非肿瘤性、以乳腺实质和间质不同程度的增生为主要表现的病变，其发病机制与卵巢内分泌功能失调有关，乳腺腺泡、导管和间质呈现不同程度的增生及退行性改变。由于性激素不平衡的长期作用，增生和复原性变化可以同时存在，在疾病的不同时期组织学改变可能不同，临床表现也有差别，国外多称之为乳腺纤维囊性病或乳腺囊性增生病，国内阚秀等病理学家推荐称之为乳腺增生症，认为这一名称既可反映该病的本质，也符合该病的基本病理变化。

一、病理改变

我国病理学家王德修等提出，乳腺增生症包括囊肿性乳腺上皮增生症以及乳腺病，即早期的小叶增生，中期的纤维腺病，晚期的纤维化，其基本病理过程如下所述。

（一）初期

初期首先引起上皮下基质反应，结缔组织水肿，成纤维细胞增生。在典型病例中，在黄体末期，乳腺实质的体积可增加 15%；继之乳腺小叶内腺上皮细胞增生，导管分支增多，腺泡增生并可有分泌现象，此类病变形态学上也称为"乳腺小叶增生"。如果卵巢功能失调恢复，则其组织学改变可完全恢复正常。

（二）进展期

进展期，乳腺小叶增生进一步发展，小叶内导管和腺泡以及纤维结缔组织呈中度或重度增生，腺小叶增多，甚至相互融合，导致小叶形态不规则、变形。部分腺小叶因纤维组织增生，原有结构紊乱；部分区域导管增多、密集、受压，并有纤维组织增生，呈现腺瘤样改变，其间可有多少不等的淋巴细胞浸润，因此又称之为纤维性乳腺病、乳腺结构不良症或乳腺腺病伴腺瘤样结构形成等。

由于间质纤维化及导管上皮细胞增生，腺泡分泌物滞留，导致末端导管、腺泡扩张，可形成大小不等的囊状改变；囊内液中含有蛋白质、葡萄糖、矿物质和胆固醇等，称之为囊性增生病或纤维性增生病。长期雌激素作用和分泌物滞留刺激可导致导管、腺泡上皮细胞增生，增生上皮细胞向管腔内生长呈乳头状、筛状或实性，部分可发生不典型增生或大汗腺样化生。

（三）慢性期

慢性期因纤维组织增生压迫血管，乳腺小叶呈退行性改变，导管 - 腺泡系统萎缩、硬化，间质透明变性，存留的导管或腺泡可能扩张。纤维组织包绕的扩张导管内上皮细胞增生常见。

综上所述，乳腺增生性病变的基本病理改变包括：①小叶增生；②导管增生；③囊腔形成；④纤维组织增生，乳腺小叶内特殊的纤维间质被普通的纤维组织取代直至透明性变；⑤大汗腺化生，扩张的囊腔内被覆大汗腺上皮；⑥炎细胞浸润；⑦纤维腺瘤样改变，增生的纤维组织呈结节状；⑧不典型增生和癌变，按导管和小叶上皮增生的不同程度分为轻、中和重度增生，不典型增生，以及癌变。由于乳腺组织的增生和复原过程失调，在病灶中可同时存在多种病理改变，从而呈现出组织学多样性。

二、临床表现

乳腺增生性病变的发病高峰年龄在 30 ～ 40 岁，初期病变可表现在一侧乳房，仅乳房外上象限受累，但常发展成多灶性，半数以上为双侧同时发病，主要表现为乳房疼痛、压痛，腺体局限性增厚或形成包块，40% ～ 60% 的患者伴有月经周期不规则、经期提前、痛经、月经过多或卵巢囊肿。

（一）乳房疼痛

乳房疼痛多为胀痛或针刺样痛，同时乳房的敏感性增强，触摸、压迫等均可加重疼痛，严重者疼痛可向腋下及患侧上肢放射，影响工作和生活。

（二）乳房包块

乳房包块可限于一侧或为双侧，常呈多发性。早期乳房外上象限最常受累，主要表现为乳腺组织增厚，触诊乳腺腺体可呈条索状、斑片状、结节状或团块状等不同改变。部分患者乳房张力增加，整个或部分腺体呈大盘状，腺体边缘清楚，表面有细颗粒感或触之质韧，压痛明显。在月经期后，乳房疼痛可缓解，乳房包块可缩小或消失。

（三）乳头溢液

部分乳腺囊性增生患者有乳头溢液，多为双侧多个乳腺导管溢液。溢液可为水样、黄色浆液样、乳样或呈浑浊状，需与乳腺癌或乳腺导管内乳头状瘤所致的乳头溢液鉴别，后两者多表现为一侧乳腺的单个乳管溢液，可伴有乳房包块。

三、MRI 表现

乳腺增生性病变可表现为片状异常信号，也可表现为结节状异常信号。在 T_1WI 上，增生的导管腺体组织表现为低或中等信号，与正常乳腺组织信号相似。在 T_2WI 上，信号强度主要依赖于增生组织内的含水量，含水量越高，信号强度也越高。动态增强检查，多数病变表现为多发或弥漫性斑片状或斑点状、轻至中度的渐进性强化，且随着强化时间的延长，强化程度和强化范围逐

渐增高和扩大。强化程度通常与增生的严重程度成正比，增生程度越重，强化就越明显，严重时强化表现可类似于乳腺恶性病变，正确诊断需结合其形态学表现。当导管腺泡扩张严重、分泌物潴留时；可形成大小不等的囊肿，T_1WI 呈低信号，T_2WI 呈高信号。少数囊肿因液体内蛋白质含量较高，T_1WI 上也呈高信号。囊肿一般不强化，当少数囊肿有破裂或感染时，其囊壁可有强化。

乳腺增生性病变的诊断要点是：①患者多为 30 ～ 40 岁，病变常为双侧，临床症状与月经周期有关，乳房胀痛和乳房内肿块在经前期明显；② MRI 平扫，增生的乳腺组织多表现为弥漫性片状或结节状异常信号；③动态增强 MRI 检查；病变多表现为缓慢渐进性强化，且随着强化时间的延长，强化程度和强化范围逐渐增高和扩大。

四、鉴别诊断

（一）表现为片状异常信号的乳腺增生性病变需与乳腺癌、非哺乳期乳腺炎鉴别

1. 乳腺癌　乳腺癌也可呈片状、不规则形，但病变区及其周围乳腺结构紊乱，纤维小梁增粗，局部皮肤增厚、内陷。

2. 非哺乳期乳腺炎　非哺乳期乳腺炎也可表现为片状异常信号，界限模糊，好发于乳晕后区或内下象限，局部皮肤水肿增厚，逐渐向周围的正常皮肤蔓延，乳房局部皮温升高。而乳腺增生性病变的片状异常信号无明显边界，散在分布于乳腺局部或整个乳腺，周围乳腺结构和皮肤无异常改变。

（二）表现为结节的乳腺增生性病变需与肿块型乳腺癌、乳腺纤维腺瘤鉴别

1. 肿块型乳腺癌　肿块型乳腺癌以单发多见，表现为致密的分叶形或不规则肿块，病灶边缘可见长短不一的毛刺样结构伸入周围正常组织，导致组织结构紊乱，皮肤、乳头可受牵内陷。

2. 乳腺纤维腺瘤　一般乳腺纤维腺瘤以圆形、类圆形为主，有包膜，边缘光滑锐利。而增生腺瘤样变结节多无包膜。

五、典型病例

病例 1

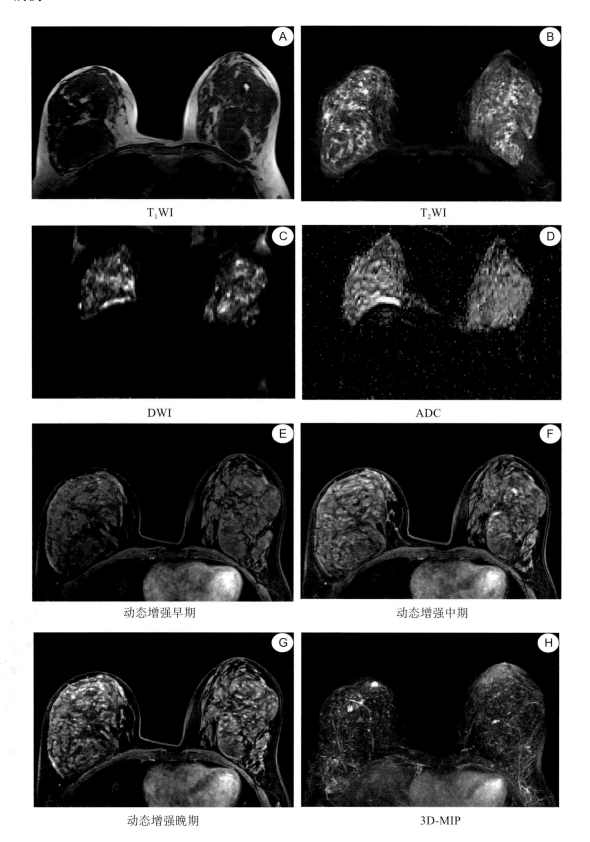

T₁WI   T₂WI

DWI   ADC

动态增强早期   动态增强中期

动态增强晚期   3D-MIP

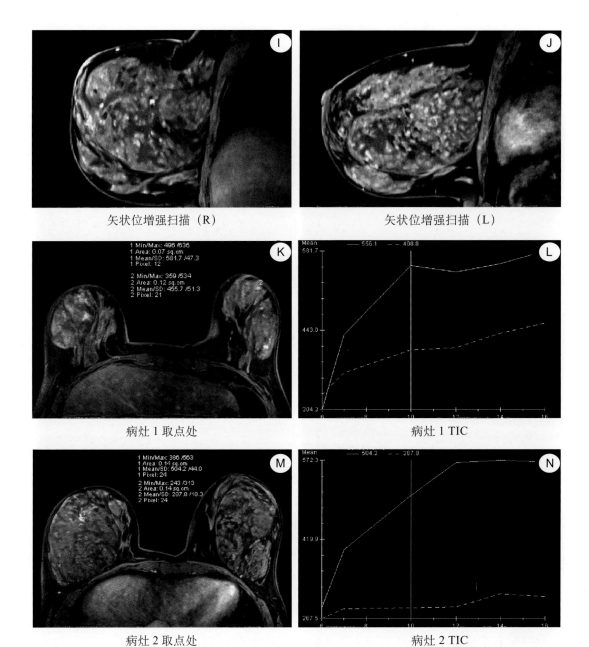

矢状位增强扫描（R）

矢状位增强扫描（L）

病灶 1 取点处

病灶 1 TIC

病灶 2 取点处

病灶 2 TIC

[病历摘要]　女性，49 岁。体检发现双侧乳房多发肿物 8 年余，双侧乳房外上象限触及不均质结节。

[影像表现]　图 A ～ D 为轴位 T_1WI、T_2WI 及弥散加权成像（DWI）、表观弥散系数（ADC）。T_1WI 和 T_2WI 显示双侧乳腺肿胀，体积增大，双侧乳腺内可见斑片状长 T_1 长 T_2 信号，双侧乳腺内也可见多个小圆形长 T_1 长 T_2 信号，边界清楚；左侧乳腺内可见小圆形短 T_1 长 T_2 信号；DWI 双侧乳腺内可见多个斑片状高信号；ADC 未见明显异常低信号。图 E ～ G 和 I、J 为动态增强早期、中期和晚期图像及矢状位增强扫描，显示早期双侧乳腺斑点状轻度强化信号，中期及延迟期双侧乳腺斑片状强化信号增强、增多。图 H 为三维最大强度投影（three-dimensional maximum intensity projection，3D-MIP），直观地显示了双侧乳腺内多个小结节状强化信号。图 K ～ N 为病灶的时间 - 信号强度曲线（TIC），显示病灶呈平台型或上升型。

[影像诊断]　双侧乳腺增生症伴导管扩张；双侧乳腺多发结节影，考虑增生结节，乳腺影像报告和数据系统（breast imaging reporting and data system，BI-RADS）3 级。

[病理诊断]　乳腺导管增生伴部分导管扩张。

病例 2

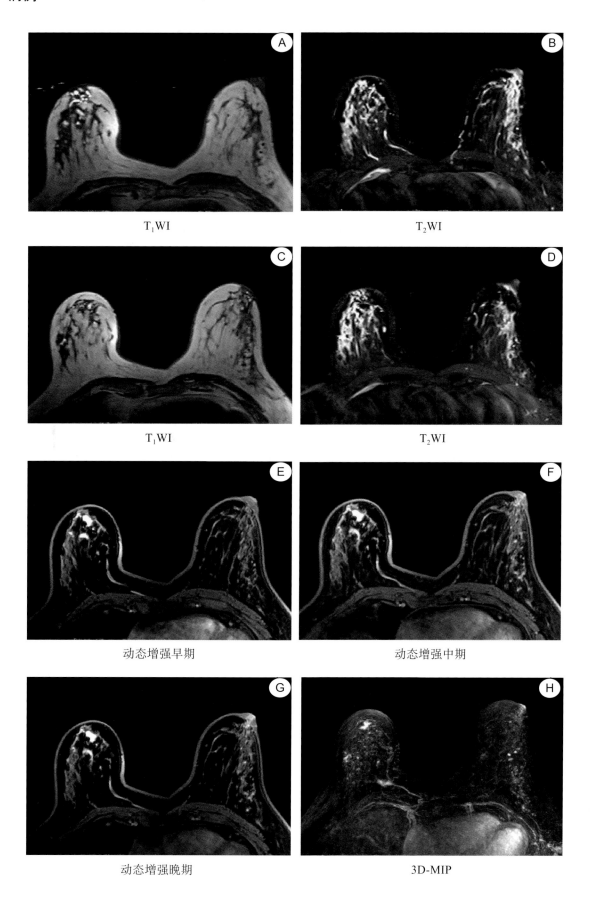

T₁WI	T₂WI
T₁WI	T₂WI
动态增强早期	动态增强中期
动态增强晚期	3D-MIP

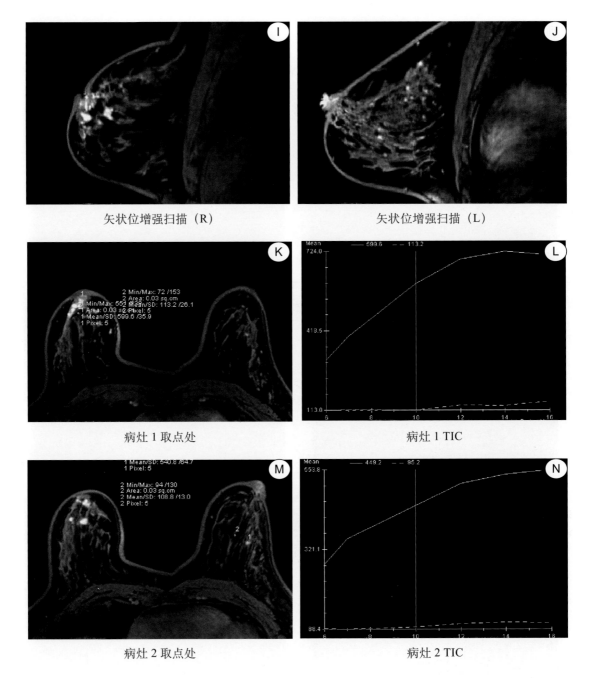

矢状位增强扫描（R）

矢状位增强扫描（L）

病灶 1 取点处

病灶 1 TIC

病灶 2 取点处

病灶 2 TIC

[病历摘要]　女性，43 岁。体检发现右侧乳房肿物 1 天，双侧乳房可触及不均质结节感。

[影像表现]　图 A ~ D 为轴位 T₁WI、T₂WI，显示双侧乳腺尚对称，双侧乳腺内斑片状、条索状长 T₁ 长 T₂ 信号，右侧乳腺内可见多个小圆形短 T₁ 长 T₂ 信号，边界清楚。图 E ~ G 及 I、J 为动态增强早期、中期和晚期图像及矢状位增强扫描，显示早期右侧乳腺近乳头处结节状强化信号，左侧乳腺斑点状轻度强化信号；中期及延迟期双侧乳腺可见斑片状强化信号增强、增多。图 H 为 3D-MIP，直观地显示了双侧乳腺内多个小结节状强化信号。图 K ~ N 为病灶的时间 - 信号强度曲线，显示病灶呈上升型。

[影像诊断]　双侧乳腺增生症；双侧乳腺多发结节影，考虑增生结节，BI-RADS 3 级。

[病理诊断]　右侧乳头后方 9 点位乳头旁乳腺增生伴个别导管扩张，右侧乳腺 4、5 点位乳腺增生症。

病例 3

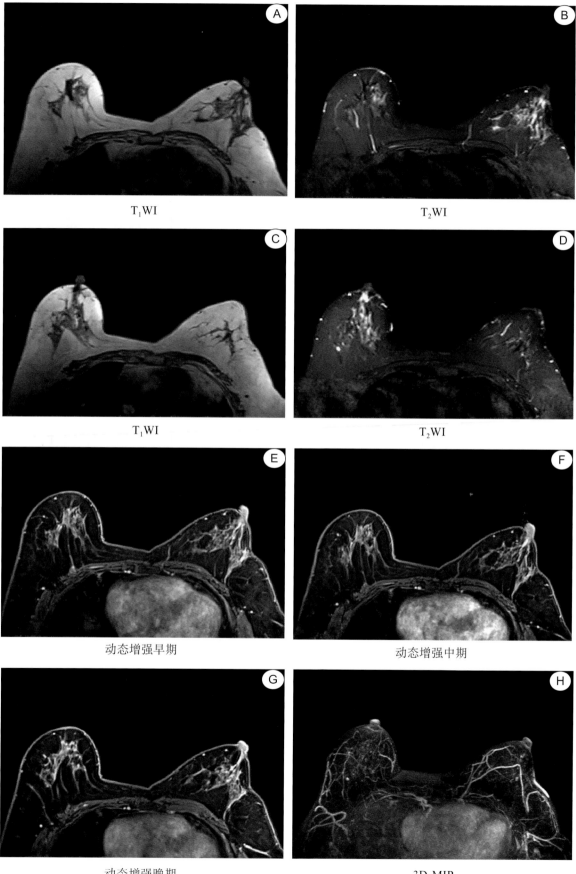

T₁WI

T₂WI

T₁WI

T₂WI

动态增强早期

动态增强中期

动态增强晚期

3D-MIP

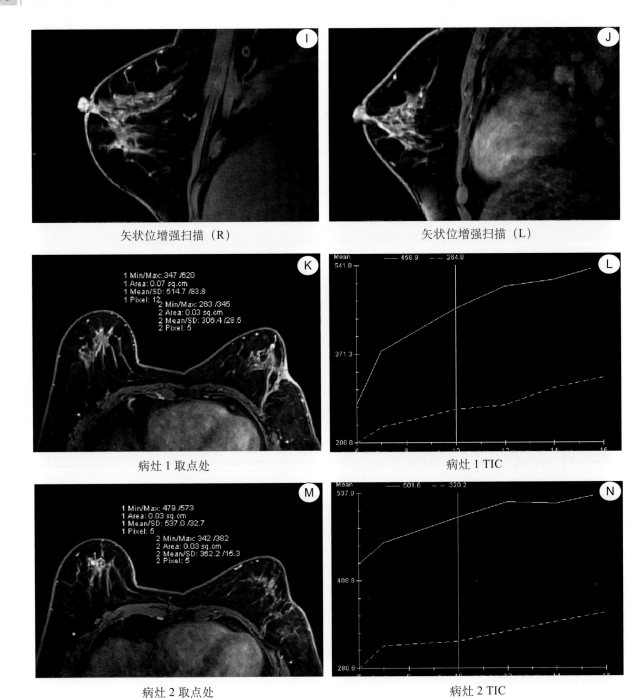

矢状位增强扫描（R）

矢状位增强扫描（L）

病灶 1 取点处

病灶 1 TIC

病灶 2 取点处

病灶 2 TIC

[病历摘要]　女性，53 岁。左侧乳腺癌术后复查。

[影像表现]　图 A ~ D 为轴位 T_1WI、T_2WI，显示双侧乳腺不对称，左侧乳腺外侧皮肤凹陷，双侧乳腺内斑片状长 T_1 长 T_2 信号。图 E ~ G 及 I、J 为动态增强早期、中期和晚期图像及矢状位增强扫描，显示早期双侧乳腺斑点状轻度强化信号；中期及延迟期双侧乳腺可见斑片状强化信号

增强、增多。图 H 为 3D-MIP，直观地显示了双侧乳腺内多个小结节状强化信号。图 K ~ N 为病灶的时间 - 信号强度曲线，显示病灶呈上升型。

[影像诊断]　双侧乳腺多发结节影，考虑增生结节，BI-RADS 3 级。

[病理诊断]　左侧乳腺肿物基底：乳腺增生症伴部分导管上皮增生，个别导管上皮不典型增生。

病例 4

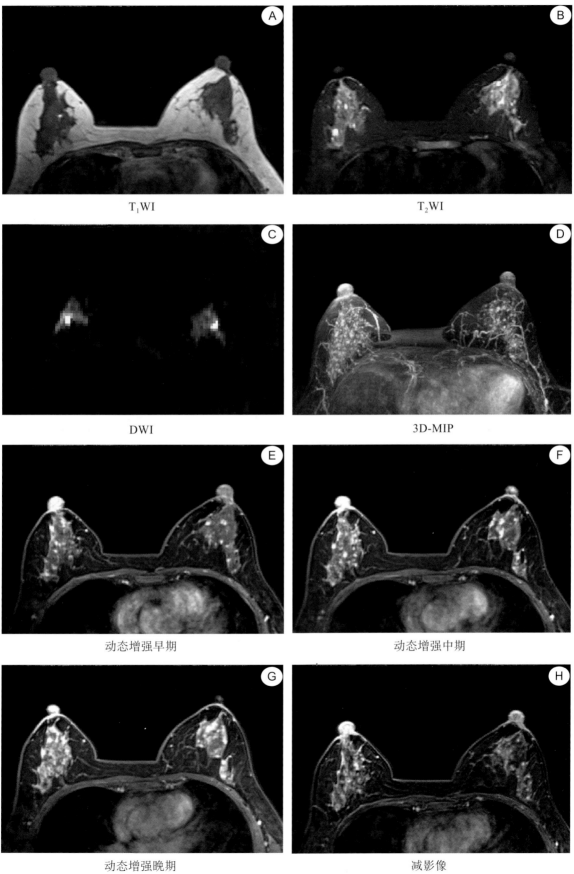

T_1WI

T_2WI

DWI

3D-MIP

动态增强早期

动态增强中期

动态增强晚期

减影像

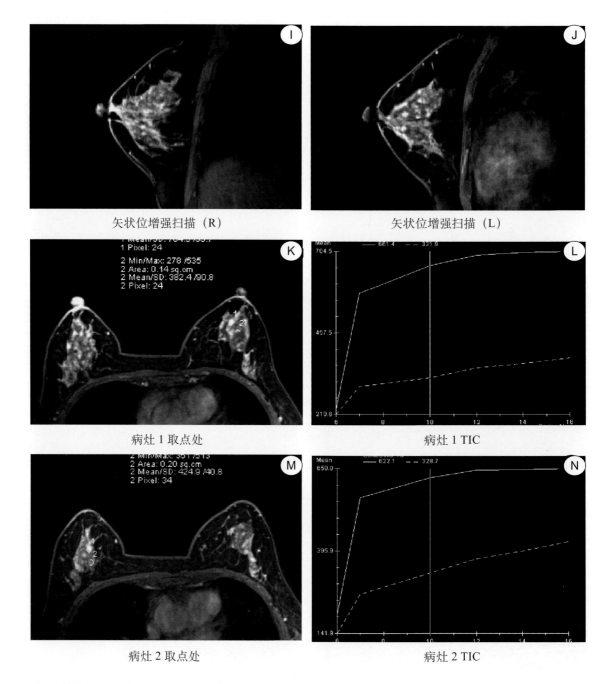

矢状位增强扫描（R）

矢状位增强扫描（L）

病灶 1 取点处

病灶 1 TIC

病灶 2 取点处

病灶 2 TIC

[病历摘要] 女性，48 岁。双侧乳房外上象限可触及结节，质地中等，边界清楚，活动度好。

[影像表现] 图 A～C 为轴位 T_1WI、T_2WI 及 DWI，显示双侧乳腺对称，双侧乳腺内斑片状长 T_1 长 T_2 信号，右侧乳腺内可见小圆形短 T_1 信号；DWI 双侧乳腺内可见多个斑片状高信号。图 D 为 3D-MIP，直观地显示了双侧乳腺呈片状强化信号，右侧乳腺范围较左侧大，双侧乳腺片状强化信号内可见多个小结节状强化信号。图 E～J 为动态增强早期、中期和晚期图像，数字减影血管造影（简称减影像），以及矢状位增强扫描，显示早期双侧乳腺结节状强化信号；中期及延迟期双侧乳腺可见斑片状强化信号增强、增多，晚期双侧乳腺可见片状强化信号。图 K～N 为病灶的时间 - 信号强度曲线，显示病灶呈缓慢上升型。

[影像诊断] 双侧乳腺增生症；双侧乳腺多发结节影，考虑增生结节，BI-RADS 3 级。

[病理诊断] 左侧乳腺、左侧乳头上方：乳腺增生症伴部分导管上皮增生及导管扩张。

病例 5

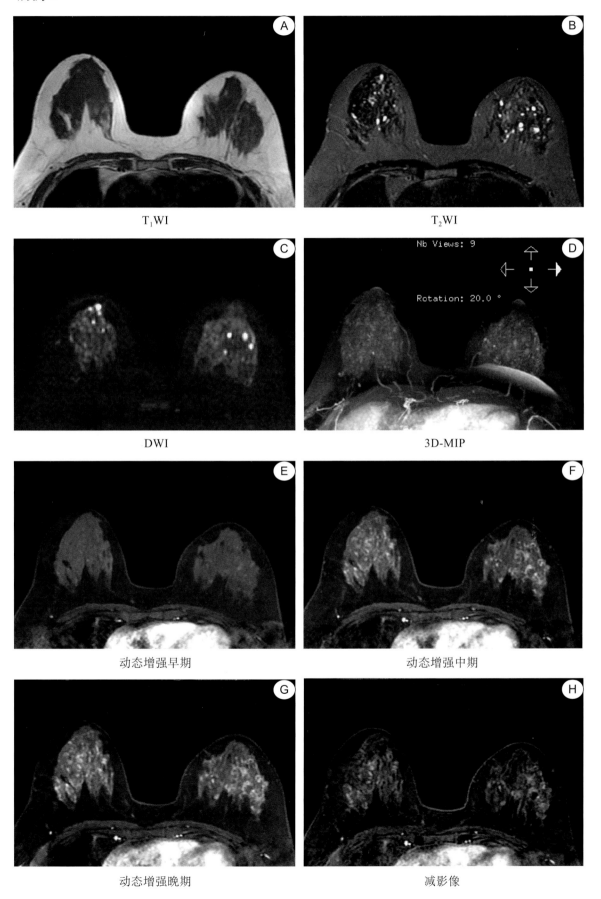

T₁WI

T₂WI

DWI

3D-MIP

动态增强早期

动态增强中期

动态增强晚期

减影像

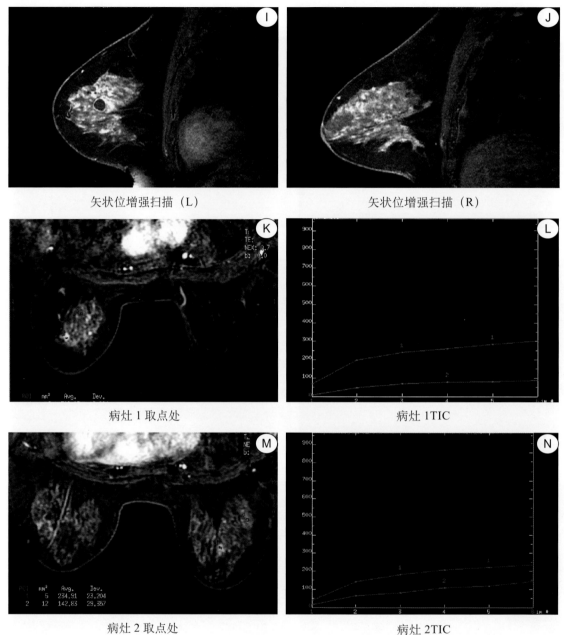

矢状位增强扫描（L）　　　　　　　矢状位增强扫描（R）

病灶 1 取点处　　　　　　　　　　病灶 1TIC

病灶 2 取点处　　　　　　　　　　病灶 2TIC

[病历摘要]　女性，51 岁。发现双侧乳房肿物 2 年。双侧乳房触及不均质结节感，左侧乳房外上象限及右侧乳房外侧可触及结节，边界欠清，活动度可，与皮肤无明显粘连。

[影像表现]　图 A ～ C 为轴位 T_1WI、T_2WI 及 DWI，显示双侧乳腺对称，双侧乳腺内可见斑片状长 T_1 长 T_2 信号，并可见多发小圆形长 T_1 长 T_2 信号，信号均匀，边界清楚；DWI 双侧乳腺内可见多个斑片状高信号。图 D 为 3D-MIP，直观地显示了双侧乳腺呈片状轻度强化信号，其内可见多个小结节状强化信号。图 E ～ J 为动态增强早期、中期和晚期图像，减影像，以及矢状位增强扫描，显示早期双侧乳腺仅见斑点状轻度强化信号，中期及延迟期双侧乳腺可见斑片状强化信号增强、增多，双侧乳腺内小圆形病灶未见强化信号。图 K ～ N 为病灶的时间 - 信号强度曲线，显示病灶呈上升型。

[影像诊断]　双侧乳腺增生症伴导管囊状扩张；双侧乳腺多发结节影，考虑增生结节，BI-RADS 3 级。

[病理诊断]　乳腺增生症伴部分导管扩张。

病例 6

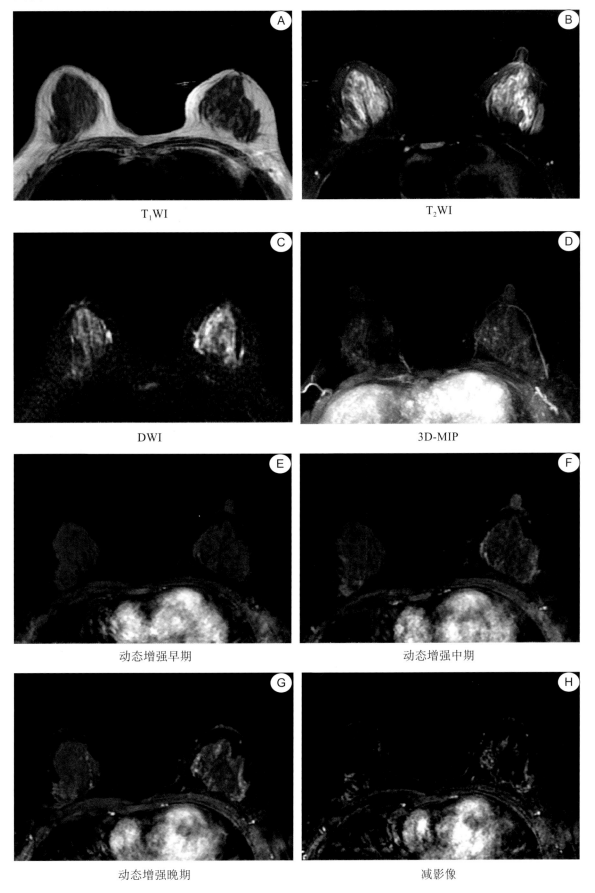

T₁WI

T₂WI

DWI

3D-MIP

动态增强早期

动态增强中期

动态增强晚期

减影像

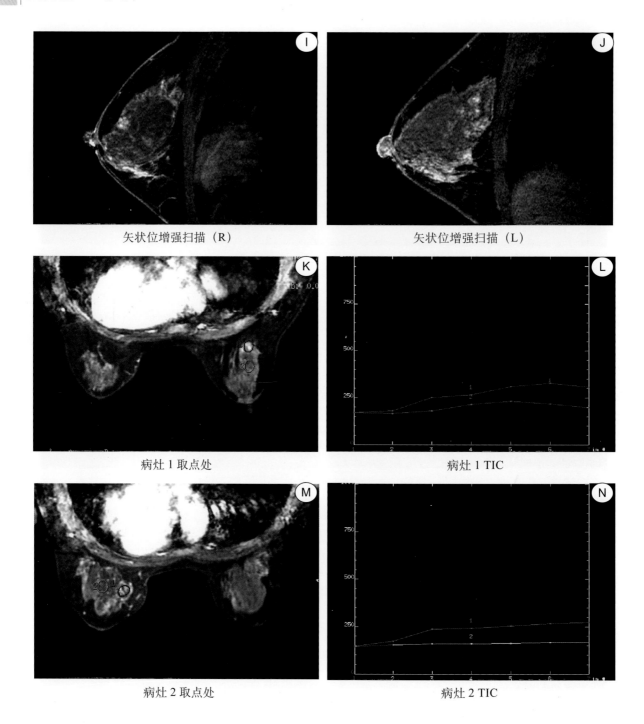

矢状位增强扫描（R）

矢状位增强扫描（L）

病灶 1 取点处

病灶 1 TIC

病灶 2 取点处

病灶 2 TIC

[病历摘要]　女性，49 岁。双侧乳房外上象限可触及结节，与皮肤无明显粘连。

[影像表现]　图 A ～ C 为轴位 T_1WI、T_2WI 及 DWI，显示双侧乳腺对称，双侧乳腺内可见斑片状长 T_1 长 T_2 信号；DWI 双侧乳腺内可见多个斑片状高信号。图 D 为 3D-MIP，直观地显示了双侧乳腺内多个小结节状强化信号。图 E ～ J 为动态增强早期、中期和晚期图像，减影像，以及矢状位增强扫描，显示早期左侧乳腺点状强化信号，中期及延迟期双侧乳腺可见斑片状强化信号增强、增多，双侧乳腺外侧缘可见片状强化信号。图 K ～ N 为病灶的时间 - 信号强度曲线，显示病灶呈上升型。

[影像诊断]　双侧乳腺增生症；双侧乳腺多发结节影，考虑增生结节，BI-RADS 3 级。

[病理诊断]　乳腺增生症伴部分导管扩张。

病例 7

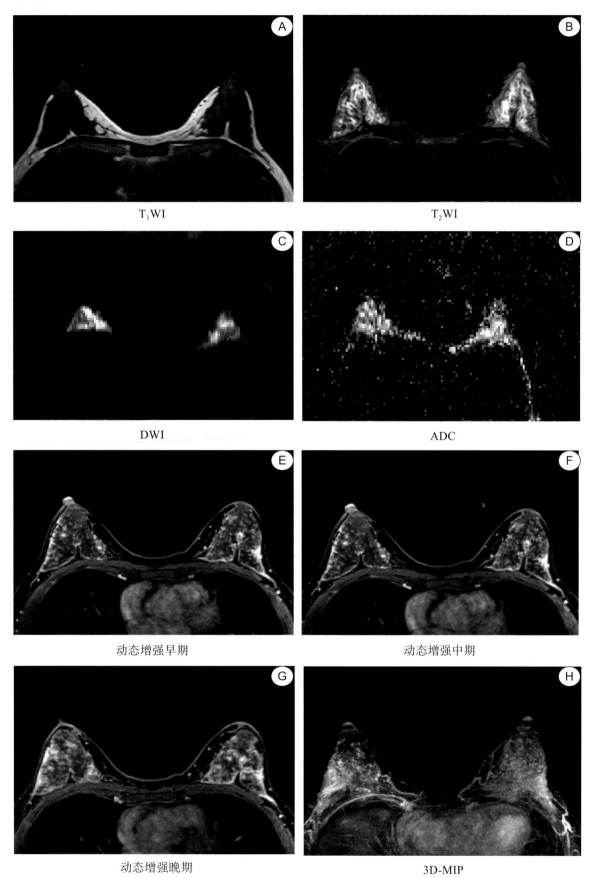

T$_1$WI

T$_2$WI

DWI

ADC

动态增强早期

动态增强中期

动态增强晚期

3D-MIP

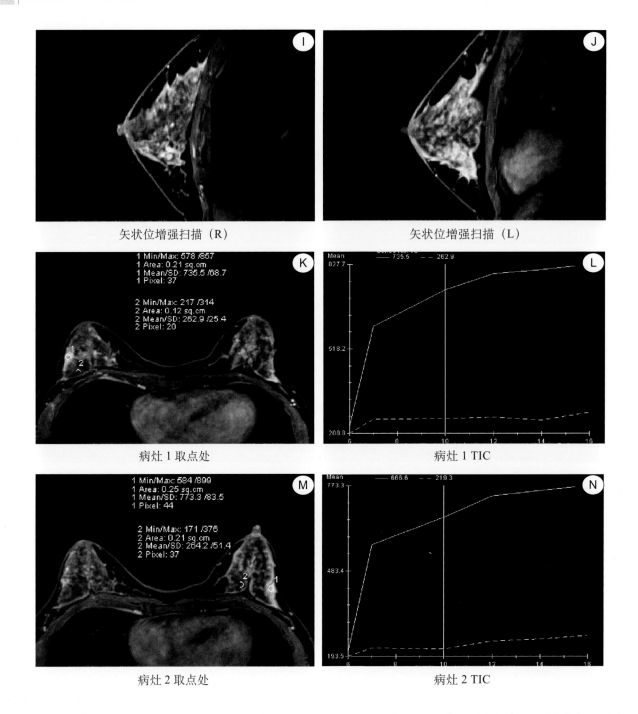

矢状位增强扫描（R）

矢状位增强扫描（L）

病灶 1 取点处

病灶 1 TIC

病灶 2 取点处

病灶 2 TIC

[病历摘要]　女性，45 岁，右侧乳房肿物 4 个月，右侧乳房外上象限触及肿物。

[影像表现]　图 A ~ D 为轴位 T_1WI、T_2WI 及 DWI、ADC。T_1WI 和 T_2WI 显示双侧乳腺对称，双侧乳腺内可见斑片状、片状长 T_1 长 T_2 信号；DWI 可见双侧乳腺内多个斑片状高信号；ADC 未见明显异常低信号。图 E ~ G 及 I、J 为动态增强早期、中期和晚期图像及矢状位增强扫描，显示早期双侧乳腺斑点状、结节状强化信号，中期及延迟期双侧乳腺可见结节状强化信号增多，且于乳腺边缘可见片状强化信号。图 H 为 3D-MIP，直观地显示了双侧乳腺内外侧近胸壁处片状强化信号，双侧乳腺内多个小结节状强化信号。图 K ~ N 为病灶的时间 - 信号强度曲线，显示病灶呈上升型。

[影像诊断]　双侧乳腺增生症；双侧乳腺多发结节影，考虑增生结节，BI-RADS 3 级。

[病理诊断]　乳腺增生症。

病例 8

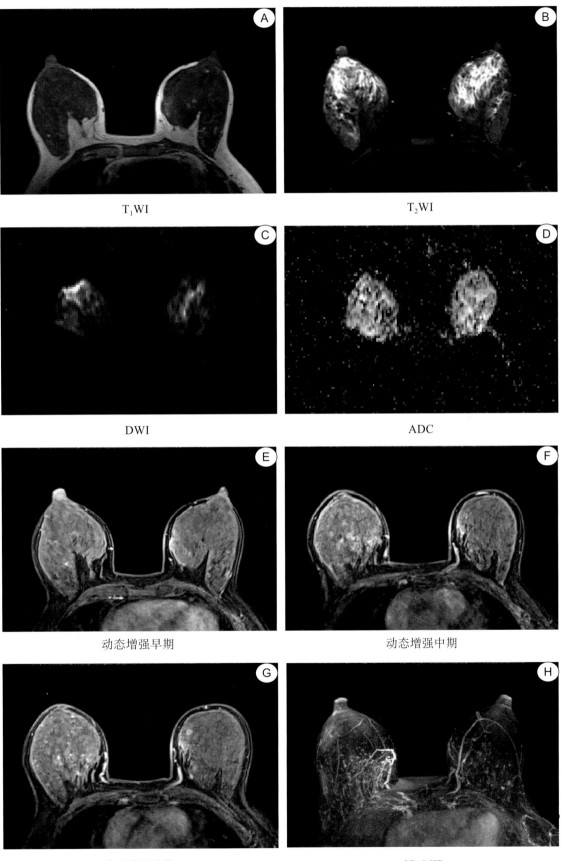

T₁WI

T₂WI

DWI

ADC

动态增强早期

动态增强中期

动态增强晚期

3D-MIP

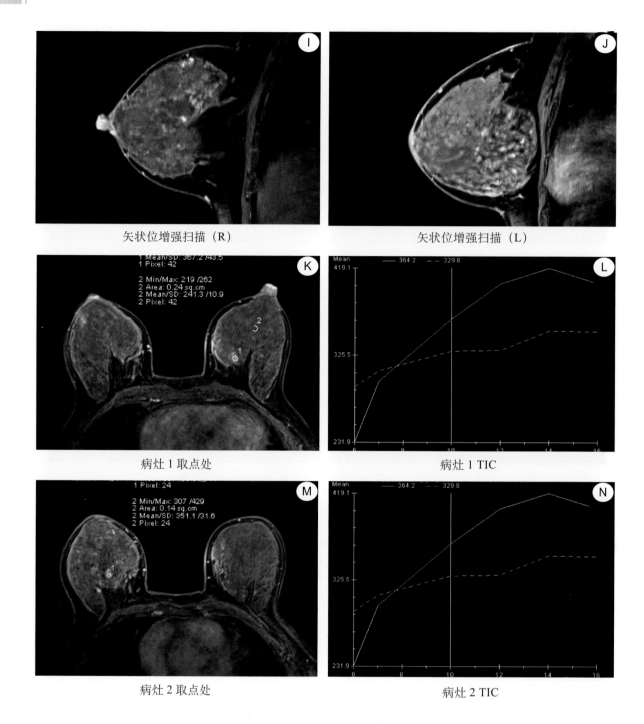

矢状位增强扫描（R）

矢状位增强扫描（L）

病灶 1 取点处

病灶 1 TIC

病灶 2 取点处

病灶 2 TIC

[病历摘要]　女性，49 岁。常规查体。

[影像表现]　图 A ～ D 为轴位 T_1WI、T_2WI 及 DWI、ADC。T_1WI 和 T_2WI 显示双侧乳腺肿胀，体积增大，双侧乳腺内可见斑片状长 T_1 长 T_2 信号，双侧乳腺内也可见多个小圆形长 T_1 长 T_2 信号，边界清楚；DWI 双侧乳腺内可见多个斑片状高信号。ADC 未见明显异常低信号。图 E ～ G 及 I、J 为动态增强早期、中期和晚期图像及矢状位增强扫描，显示早期双侧乳腺斑点状轻度强化信号，中期及延迟期双侧乳腺可见斑片状信号强化增强、增多。图 H 为 3D-MIP，直观地显示了双侧乳腺内多个小结节状强化信号。图 K ～ N 为病灶的时间 - 信号强度曲线，显示病灶呈上升型。

[影像诊断]　双侧乳腺增生症；双侧乳腺多发结节影，考虑增生结节，BI-RADS 3 级。

[病理诊断]　乳腺增生症。

病例 9

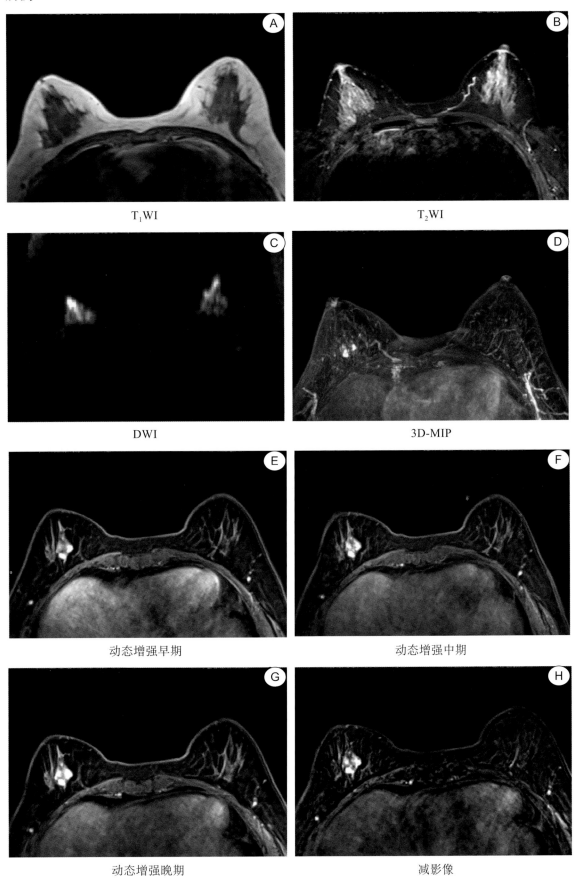

T₁WI

T₂WI

DWI

3D-MIP

动态增强早期

动态增强中期

动态增强晚期

减影像

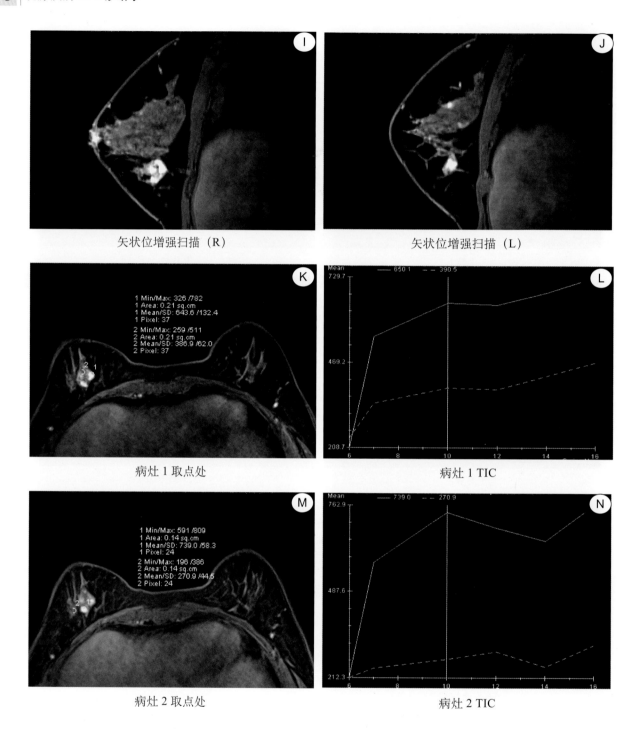

矢状位增强扫描（R）

矢状位增强扫描（L）

病灶 1 取点处

病灶 1 TIC

病灶 2 取点处

病灶 2 TIC

[病历摘要]　女性，49 岁。发现右侧乳房肿物 20 天，双侧乳房触及不均质结节感。

[影像表现]　图 A～C 为轴位 T_1WI、T_2WI 及 DWI，显示右侧乳头及双侧乳腺多发结节状长 T_1 长 T_2 信号影，病灶边界较清楚，DWI 病灶呈稍高信号。图 D 为 3D-MIP，直观地显示了双侧乳腺的多发小结节病变，右侧乳腺可见较大结节状病变。图 E～J 为动态增强早期、中期和晚期图像，减影像，以及矢状位增强扫描，显示右侧乳腺较大病灶在动脉早期至晚期病灶均呈明显强化。图 K～N 为病灶的时间 - 信号强度曲线，显示病灶呈上升型。

[影像诊断]　双侧乳腺多发结节影，考虑增生结节可能性大，BI-RADS 3 级。

[病理诊断]　乳腺增生症伴纤维腺瘤。

病例 10

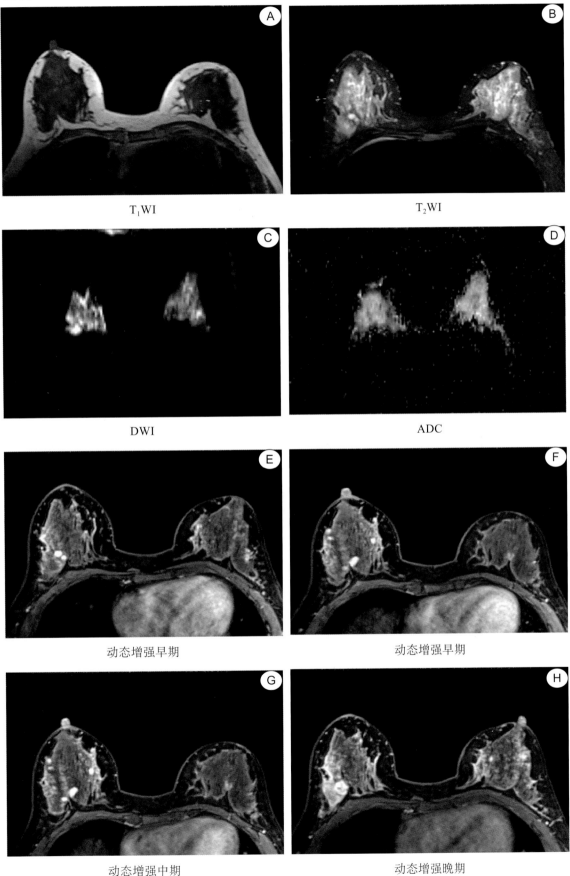

T₁WI

T₂WI

DWI

ADC

动态增强早期

动态增强早期

动态增强中期

动态增强晚期

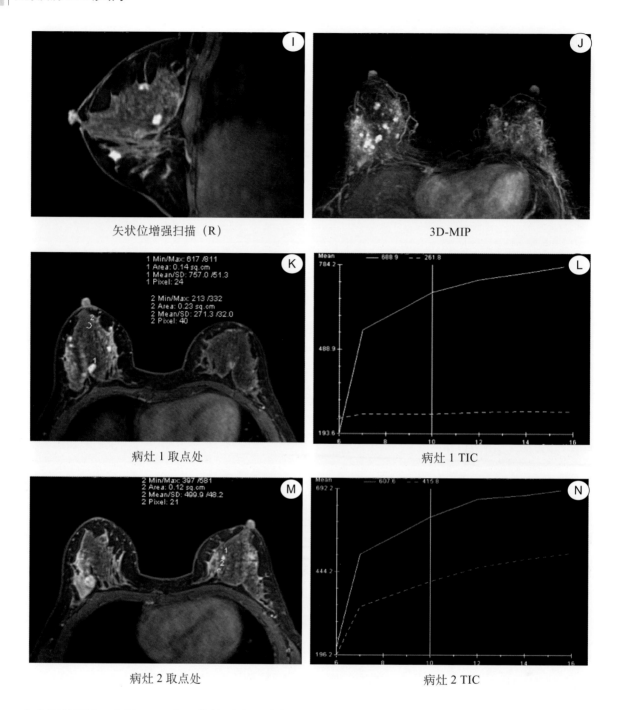

矢状位增强扫描（R）

3D-MIP

病灶 1 取点处

病灶 1 TIC

病灶 2 取点处

病灶 2 TIC

[病历摘要] 女性，28岁，体检时发现右侧乳房肿物1周，右侧外上象限可触及肿物，质软。

[影像表现] 图 A ～ D 为轴位 T_1WI、T_2WI 及 DWI、ADC。T_1WI 和 T_2WI 显示双侧乳腺多发、大小不等结节状长 T_1 长 T_2 信号影，边界较清楚；DWI 病灶呈稍高信号；ADC 未见明显低信号。图 E ～ I 为动态增强早期、中期和晚期图像及矢状位增强扫描，显示双侧乳腺内片状强化信号，其内可见多个结节状明显强化病变，结节

状病灶在动脉早期至晚期病灶均呈明显强化，片状病灶早期轻度强化，延迟期强化更为明显。图 J 为 3D-MIP，直观地显示了双侧乳腺片状强化区内可见的多发结节病变。图 K ～ N 为结节状病灶的时间 - 信号强度曲线，显示病灶呈上升型。

[影像诊断] 双侧乳腺增生症；双侧乳腺多发结节影，考虑增生结节可能性大，BI-RADS 3 级。

[病理诊断] 乳腺增生症伴纤维腺瘤。

病例 11

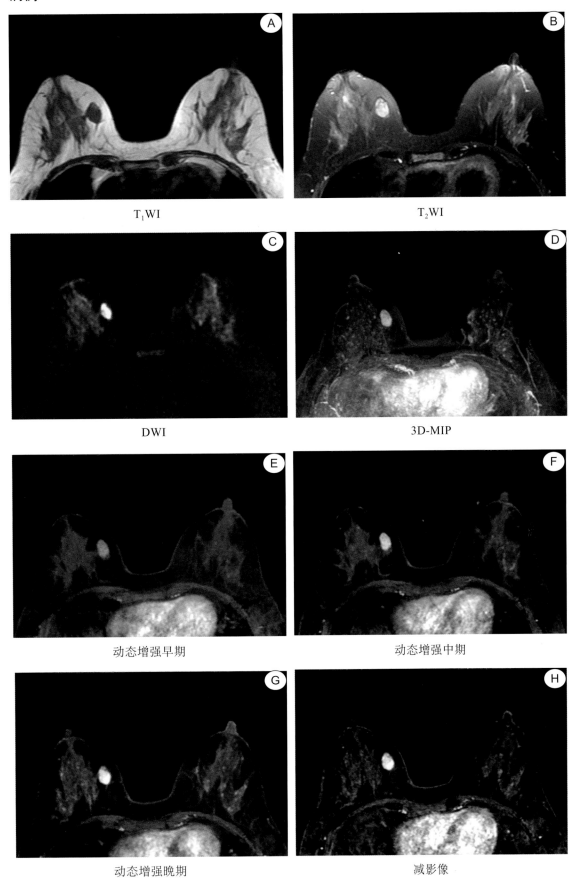

T₁WI

T₂WI

DWI

3D-MIP

动态增强早期

动态增强中期

动态增强晚期

减影像

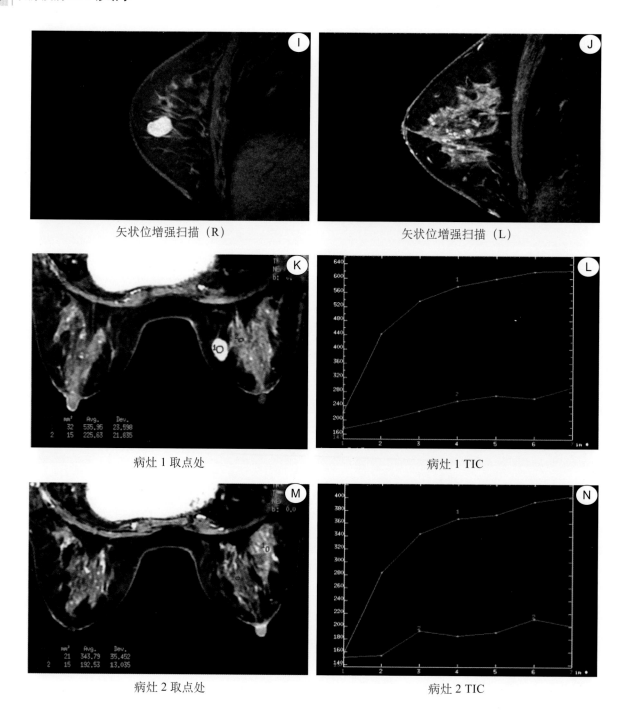

矢状位增强扫描（R）　　　　　　　矢状位增强扫描（L）

病灶 1 取点处　　　　　　　　　　病灶 1 TIC

病灶 2 取点处　　　　　　　　　　病灶 2 TIC

[病历摘要]　女性，41 岁。发现右侧乳房肿物 1 周。

[影像表现]　图 A～C 为轴位 T_1WI、T_2WI 及 DWI，显示双侧乳腺片状长 T_1 长 T_2 信号，右侧乳腺内侧可见类圆形长 T_1 长 T_2 信号，病灶边界清楚。图 D 为 3D-MIP，直观地显示了双侧乳腺的多发小结节病变，右侧乳腺内侧可见类圆形强化病变，边界清楚。图 E～J 为动态增强早期、中期和晚期图像，减影像，以及矢状位增强扫描，显示早期右侧乳腺内侧类圆形病变，可见均匀强化信号；中期和晚期动态增强，双侧乳腺可见多发结节状强化信号，右侧乳腺内侧病变强化信号增强。图 K～N 为病灶的时间 - 信号强度曲线，显示病灶呈上升型。

[影像诊断]　双侧乳腺增生症伴多发结节影，考虑增生结节可能性大，BI-RADS 3 级；右侧乳腺内侧良性占位性病变，考虑纤维腺瘤可能性大。

[病理诊断]　乳腺纤维腺瘤伴导管上皮增生。

病例 12

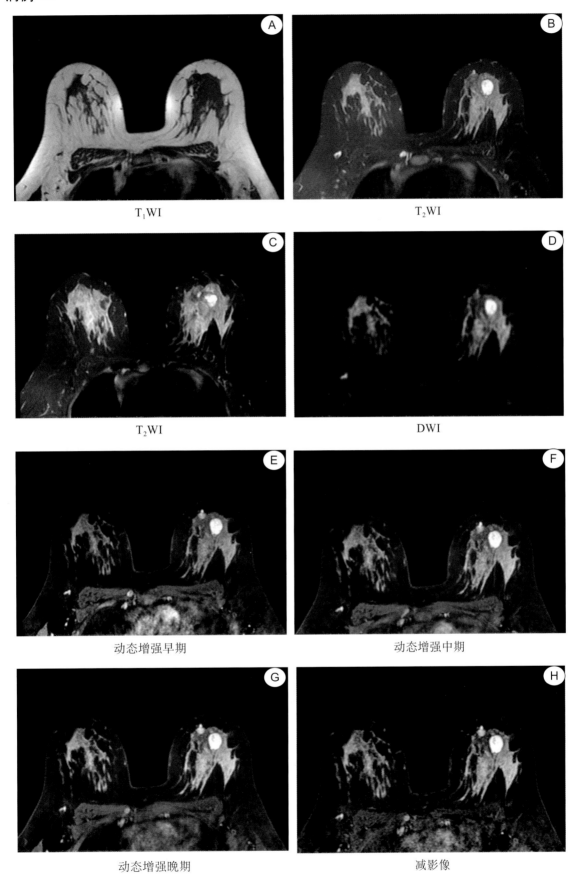

T₁WI

T₂WI

T₂WI

DWI

动态增强早期

动态增强中期

动态增强晚期

减影像

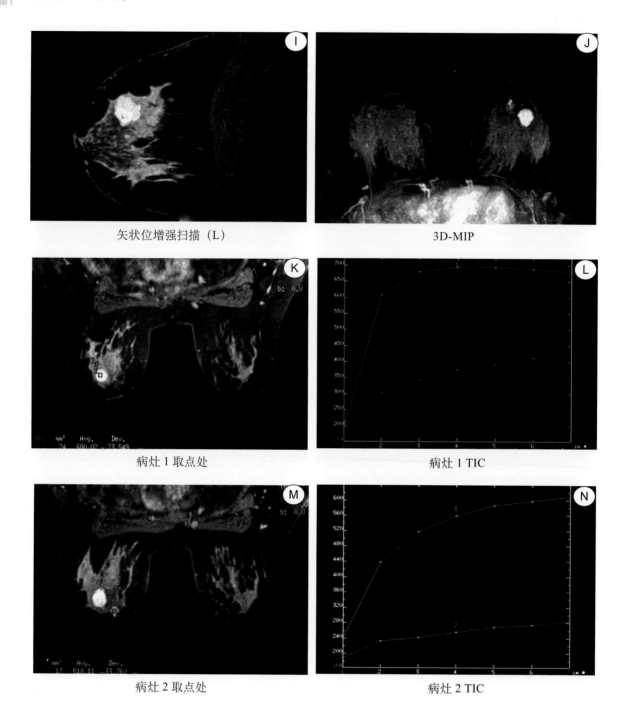

矢状位增强扫描（L）

3D-MIP

病灶 1 取点处

病灶 1 TIC

病灶 2 取点处

病灶 2 TIC

[病历摘要]　女性，26 岁。发现左侧乳房肿物 1 年余，右侧乳房肿物 4 天。

[影像表现]　图 A ～ D 为轴位 T_1WI、T_2WI 及 DWI，显示双侧乳腺片状长 T_1 长 T_2 信号，左侧乳腺可见多个类圆形长 T_1 长 T_2 信号，病灶边界清楚。图 E ～ I 为动态增强早期、中期和晚期图像，减影像，以及矢状位增强扫描，显示双侧乳腺内片状强化信号，早期至晚期动态增强，左侧乳腺内类圆形病灶均呈明显均匀强化信号，边界清楚。图 J 为 3D-MIP，直观地显示了双侧乳腺片状强化信号，左侧乳腺内也可见多个类圆形明显强化信号，边界清。图 K ～ N 为病灶的时间 - 信号强度曲线，显示病灶呈上升型。

[影像诊断]　双侧乳腺增生症；左侧乳腺内侧良性占位性病变，考虑纤维腺瘤可能性大，BI-RADS 3 级。

[病理诊断]　乳腺增生症伴纤维腺瘤。

病例 13

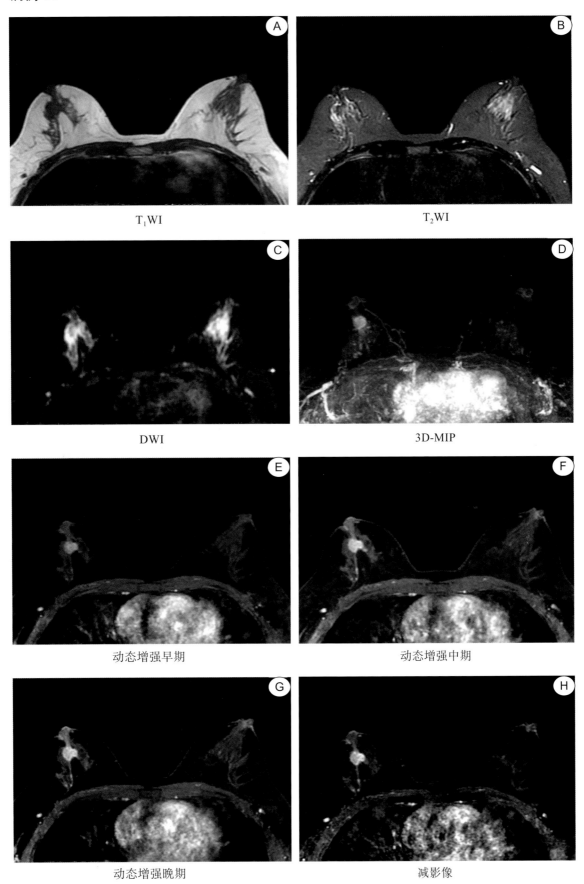

T₁WI

T₂WI

DWI

3D-MIP

动态增强早期

动态增强中期

动态增强晚期

减影像

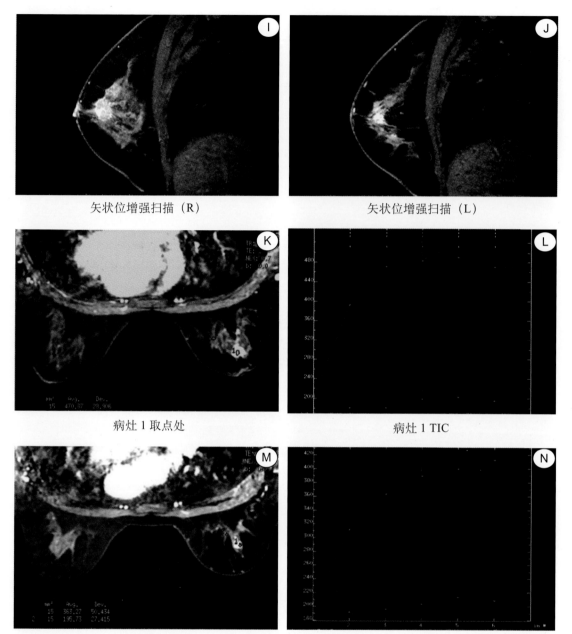

矢状位增强扫描（R）　　　　矢状位增强扫描（L）

病灶 1 取点处　　　　病灶 1 TIC

病灶 2 取点处　　　　病灶 2 TIC

[病历摘要]　女性，52 岁。发现右侧乳房肿物 5 年，左侧乳房肿物 2 年，右侧乳房外上象限乳晕旁可触及质硬肿物，形态欠规则，与皮肤无明显粘连。

[影像表现]　图 A ～ C 为轴位 T_1WI、T_2WI 及 DWI，显示双侧乳腺内片状长 T_1 长 T_2 信号，右侧乳腺乳头后方可见类圆形长 T_1 长 T_2 信号，病灶边界清楚；DWI 呈稍高信号。图 D 为 3D-MIP，直观地显示了双侧乳腺的多发小结节病变，右侧乳头后方可见类圆形强化病变，边界清楚。图 E ～ J 为动态增强早期、中期和晚期图像，减影像，以

及矢状位增强扫描，显示早期右侧乳头后方类圆形病变，可见均匀强化信号；中期和晚期增强，右侧乳腺类圆形病变强化信号增强，双侧乳腺另可见多发小结节状强化信号。图 K ～ N 为病灶的时间 - 信号强度曲线，显示病灶呈上升型。

[影像诊断]　双侧乳腺增生症伴多发结节影，考虑增生结节可能性大，BI-RADS 3 级；右侧乳腺乳头后方良性占位性病变，考虑纤维腺瘤可能性大。

[病理诊断]　乳腺增生症伴纤维腺瘤。

（王　宏　吴春楠　李　娜　吴　琼）

推荐阅读文献

[1] 边学海，赵吉生，张德恒，等 . 乳腺增生性病变诊疗进展 . 中国实用外科杂志, 2009, 29(3): 280-282.

[2] 杜红文，张毅力，张蕴，等 . 乳腺增生症的影像学诊断 . 中国医学影像学杂志, 2007, 15(4): 270-273.

[3] 辛智芳 . 乳腺增生症的分类和诊治 . 中华乳腺病杂志, 2008, 2(6):689-694.

[4] 贾晓娟 . 乳腺增生症的病理分型及 CT 诊断价值 . 中外医学研究, 2013, 11(6):67-70.

[5] Chen J-H, Liu H, Baek H-M, et al. MR Imaging Features of Fibrocystic Change of the Breast. Magn Reson Imaging, 2008, 26(9):1207-1214.

[6] Shannon J, King I B, Lampe J W, et al. Erythrocyte fatty acids and risk of proliferative and nonproliferative fibrocystic disease in women in Shanghai, China. Am J Clin Nutr, 2009, 89(1): 265-276.

[7] Chen J-H, Nalcioglu O, Su M-Y, et al. Fibrocystic Change of the Breast Presenting as a Focal Lesion Mimicking Breast Cancer in MR Imaging. J Magn Reson Imaging. 2008, 28(6):1499-1505.

第**4**章　乳腺炎症性疾病和其他良性病变

第一节　急性和慢性乳腺炎

　　急性和慢性乳腺炎是成年女性常见的乳腺疾病。急性乳腺炎是乳腺的急性化脓性感染，是产后哺乳期的常见疾病，可发生于哺乳期的任何时间，以产后 3～4 周最多见，病因多为乳汁堆积及细菌入侵。由于初产妇缺乏哺乳经验，容易造成乳汁堆积，故急性乳腺炎又以初产妇多见。入侵病原菌多数为金黄色葡萄球菌，少数为链球菌。感染途径主要是病原菌从乳头皲裂处逆导管入侵。慢性乳腺炎多为急性乳腺炎治疗不及时或治疗不当而迁延不愈导致；或为低毒性细菌感染的结果。慢性乳腺炎发病开始即为慢性过程，病史一般较长，持续性发展，不易痊愈。

一、病理改变

　　乳腺感染初期以渗出、组织水肿为主，病理学上可表现为腺体组织中大量中性粒细胞浸润。炎症可累及一个、几个乳腺小叶或整个乳腺组织。

二、临床表现

　　急性乳腺炎的临床表现比较典型，可分为急性炎症期及脓肿形成期。发病初期患侧乳房乳汁堆积，继而红肿、变硬、疼痛，乳房局部皮温增高。随着病情的进展，可伴有全身感染症状，如寒战、高热、脉搏加快、白细胞计数增高及患侧淋巴结增大。如果伴有脓肿形成，则乳房可出现搏动性疼痛，触之有波动感。

　　慢性乳腺炎的临床表现多不典型，特点是起病慢、病程长，多以肿块为主要表现。触诊肿块质地较硬，边界不清，有压痛，也可与皮肤粘连。乳腺局部可没有典型的红（鲜红）、肿、热、痛，也可没有发热、寒战等全身症状。慢性乳腺炎由于缺乏典型的临床症状，容易被误诊为乳腺癌。

三、MRI 表现

　　急性乳腺炎可累及乳腺的某一区段或全乳腺。病变腺体结构紊乱模糊，MRI 表现为片状异常信号影，T_1WI 呈不均匀低信号，T_2WI 呈不均匀高信号。病灶边界不清，相邻皮肤可增厚、水肿。增强扫描，病灶多为明显不均匀强化，以延迟强化多见。有些病变中可见单发或多发、大小不等脓肿形成。由于脓液成分不同，T_1WI 可表现为边界清楚或部分边界清楚的等或低信号，T_2WI 表现为中等或高信号。增强扫描，脓肿壁可见厚薄一致或不一致的环形强化。

　　慢性乳腺炎病史较长，病变多局限，皮肤增厚范围缩小，病灶较急性乳腺炎病灶致密，MRI 表现为乳腺内肿块或片状致密信号影，结构紊乱。T_1WI 呈低信号，T_2WI 呈等或稍高信号。病变边界较清晰，边缘可见长短不一的条索影。增强扫描，肿块可见明显强化，时间 - 信号强度曲线多为上升型。

四、鉴别诊断

　　急性乳腺炎主要应与炎性乳腺癌鉴别。炎性

乳腺癌大多发生在绝经后女性，但仍有约 20% 发生于哺乳期女性，而且两者具有相似的临床表现，但在炎性乳腺癌，皮肤改变更为广泛，往往累及整个乳房，皮色暗红或紫红，皮温增高，伴有疼痛或疼痛明显，腋下淋巴结受累常见；多无发热及白细胞计数升高；病程发展快，恶性程度高，抗生素治疗无效。在炎性乳腺癌，约 50% 的病灶内无明显肿块，影像上可表现为皮下脂肪层浑浊，腺体结构紊乱，腺体呈弥漫性片状浸润，MRI 呈长 T_1 长 T_2 信号影；另外 50% 的病灶内可见肿块，增强扫描肿块多快速明显强化，时间 - 信号强度曲线呈流出型。

慢性乳腺炎表现为肿块时应与乳腺癌鉴别。前者常伴有明显压痛，抗生素治疗后可有好转。后者多为乳腺内无痛性肿块，病灶边缘可见明显毛刺征象，时间 - 信号强度曲线多为平台型或流出型。

五、典型病例

病例：乳腺增生伴导管周围及小叶内炎细胞浸润

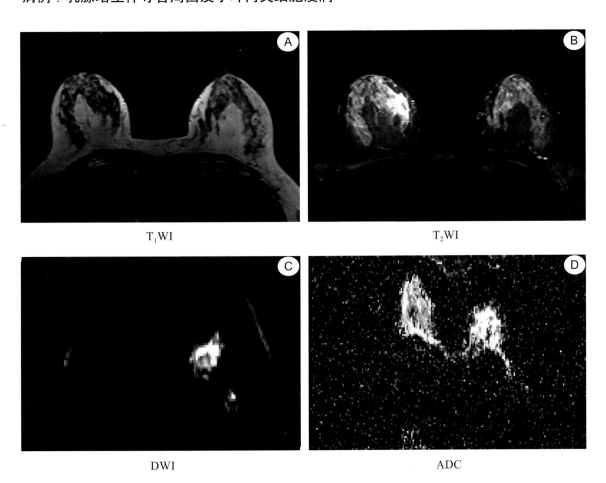

T₁WI

T₂WI

DWI

ADC

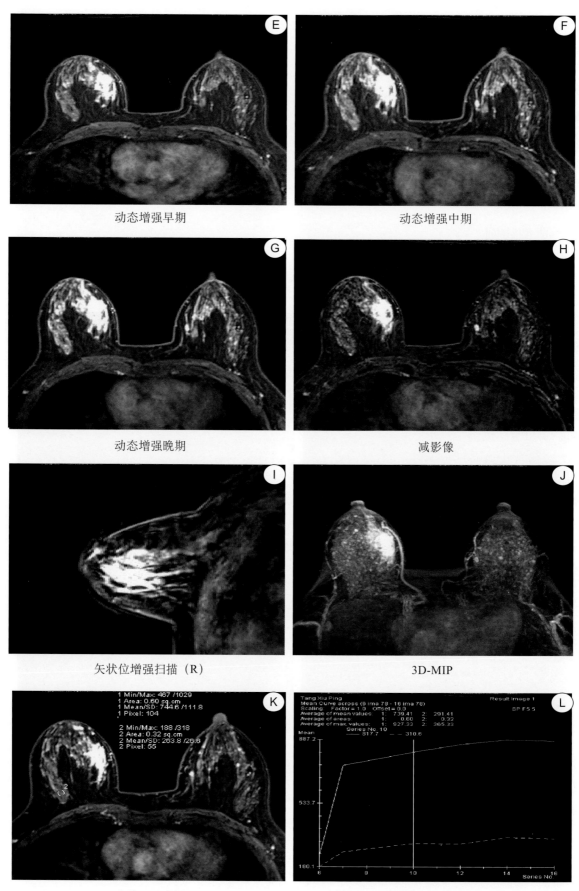

动态增强早期

动态增强中期

动态增强晚期

减影像

矢状位增强扫描（R）

3D-MIP

病灶 1 取点处

病灶 1 TIC

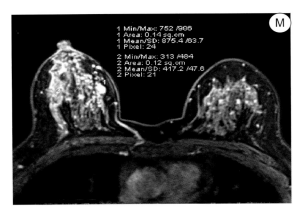

病灶 2 取点处

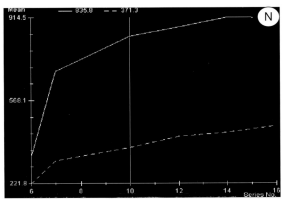

病灶 2 TIC

[病历摘要]　女性，45 岁。发现右侧乳房肿物 10 天，轻度压痛，边界欠清。

[影像表现]　图 A ～ D 为轴位 T_1WI、T_2WI 及弥散加权成像（DWI）、表观弥散系数（ADC）。T_1WI 和 T_2WI 显示右侧乳腺内下象限不规则片状长 T_1 长 T_2 信号，边界不清；DWI 病灶呈高信号；ADC 部分略呈低信号。图 E ～ I 为动态增强早期、中期和晚期图像，减影像，以及矢状位增强扫描，显示病灶呈散片状明显不均匀强化，病灶无明显边界。图 J 为三维最大强度投影（3D-MIP），直观地显示了右侧乳腺内下象限片状致密强化影，同时显示了双侧乳腺内多发小结节状异常强化灶。图 K ～ N 为异常强化病灶的时间 - 信号强度曲线（TIC），显示取点处病灶时间 - 信号强度曲线呈缓慢上升型。

[影像诊断]　右侧乳腺内下象限片状异常强化灶，考虑乳腺影像报告和数据系统（BI-RADS）3 级；双侧乳腺多发小结节状异常强化灶，考虑 BI-RADS 3 级。

[病理诊断]　乳腺增生症伴导管周围及小叶内炎细胞浸润。

（陆　静　吴春楠　尹媛媛　刘　腾）

第二节　浆细胞性乳腺炎

浆细胞性乳腺炎，又称为导管扩张症、导管周围乳腺炎，中医上又称为粉刺样乳痈，其发病率占乳房良性疾病的 4% ～ 5%。浆细胞性乳腺炎好发于非哺乳期或妊娠期，不是细菌感染所致，而是导管内脂肪性物质堆积、外溢引起的导管周围化学性刺激、炎性反应。病因主要包括：①先天性乳头内陷畸形或发育不良；②哺乳障碍或乳汁堆积；③外伤以及乳晕区手术累及乳管；④导管退行性病变引起的肌上皮细胞收缩无力、腺体萎缩退化导致的分泌物潴留；⑤吸烟等有害因素。

一、病理改变

浆细胞性乳腺炎的早期病理表现为：导管上皮不规则增生，导管扩张，管腔内大量脂质分泌物聚集导致乳腺组织纤维化，以及淋巴细胞浸润；后期可见导管壁增厚、纤维化，导管周围出现大小不等的灶性脂肪细胞浸润，其周围可见大量组织细胞、中性粒细胞、淋巴细胞浸润，其中以浆细胞为主。

二、临床表现

浆细胞性乳腺炎进展缓慢，病程多较长；好发年龄为 30 ～ 40 岁，多数患者伴有乳头的发育畸形或导管扩张。急性期表现类似非哺乳期乳腺炎，如患侧乳房肿胀，触之有压痛，皮肤颜色微红，皮温增高，可伴有轻度的发热。慢性期表现为：乳腺内出现质地稍硬的肿块，肿块可继发感染，再次出现红、肿、热、痛表现；长久不愈者可形成脓肿；如果脓肿位于乳晕区或皮肤下，破溃后不易愈合，则形成瘘管；患者腋下可出现炎性肿大淋巴结。

三、MRI 表现

根据 MRI 影像表现，浆细胞性乳腺炎分为炎症期、脓肿期、瘘管期以及混合期。①炎症期：病灶多数较局限，仅累及乳晕区或乳腺的一个象限，MRI 表现为散片状、不均匀长 T_1 稍长 T_2 信号影，与正常腺体界限不清；增强扫描可见病灶强化较正常腺体明显，这可能与病变组织炎性充血有关。②脓肿期：病灶累及腺体范围较大，MRI 表现为大片状不均匀长 T_1 长 T_2 信号区内散在多发、大小不等的类圆形、长圆形的长 T_1 长 T_2 信号影，部分脓肿 T_1WI 可呈等信号，这可能与脓液成分组成不同有关；脓肿较多时，可呈蜂窝状表现；增强扫描，病灶区域明显不均匀强化，脓腔壁均匀强化，脓腔不强化呈相对低信号；脓肿期为炎症期病灶未得到有效控制的进一步发展；此期患侧乳腺强化扫描多可见增多粗大的引流静脉影。③瘘管期：脓肿破溃并向皮肤表面延伸，形成瘘管；平扫时瘘管显示不佳，这可能与平扫时层间距过大而漏扫有关；增强薄层无间隔扫描可见细条线样强化影，达皮肤表面，即"双轨征"，相应皮肤瘘口处可见强化；瘘管期多数患者皮肤表面可见小破溃或渗液。④混合期：脓肿、瘘管同时存在。浆细胞性乳腺炎的时间 - 信号强度曲线（TIC）多以上升型（Ⅰ型）或平台型（Ⅱ型）为主。

四、鉴别诊断

浆细胞性乳腺炎急性期（炎症期）应与急性乳腺炎鉴别。急性乳腺炎常发生于哺乳期女性，临床上有发热、白细胞增多及乳房红、肿、热、痛等症状，病程一般较短。如果病变累及范围较大，表现为类肿块型浆细胞性乳腺炎，则应与乳腺癌鉴别。乳腺癌的肿块边缘多有毛刺，主要是因为癌灶沿导管向腺泡方向蔓延浸润而成，且病灶肿块比较密实；而浆细胞性乳腺炎的肿块边缘有时可见"假毛刺"征象，主要为乳腺小梁结构粘连或纤维条索形成所致，且病灶内多可见脓腔出现，结合患者多有乳头发育不良、凹陷、溢液等临床表现或征象，不难鉴别。

五、典型病例

病例 1

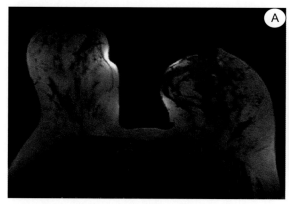
T_1WI

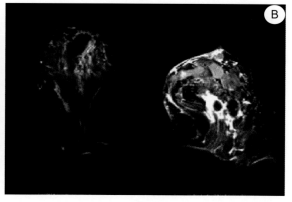
T_2WI

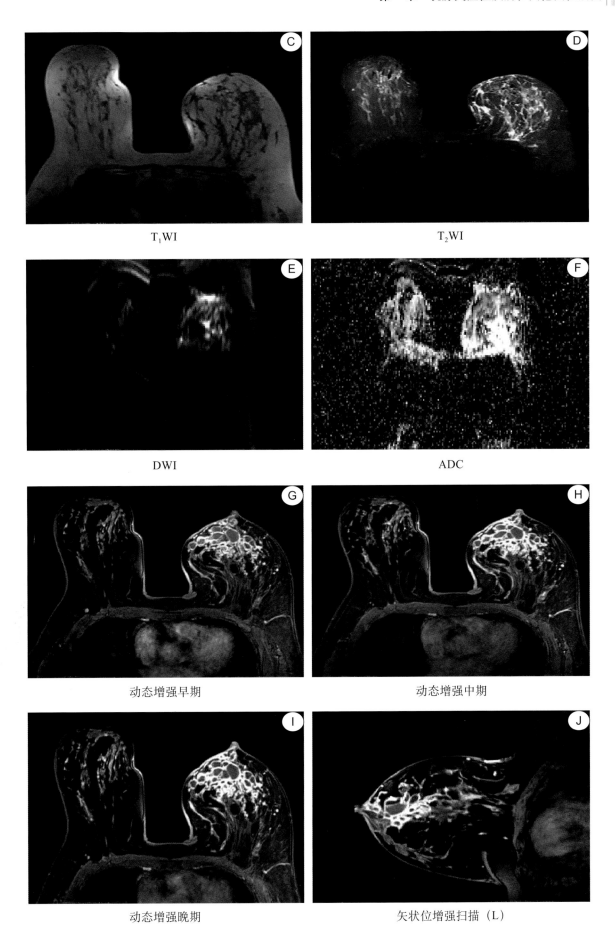

T_1WI

T_2WI

DWI

ADC

动态增强早期

动态增强中期

动态增强晚期

矢状位增强扫描（L）

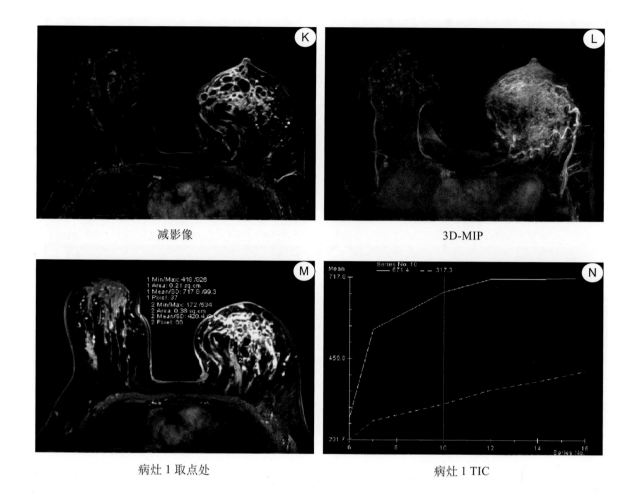

减影像

3D-MIP

病灶 1 取点处

病灶 1 TIC

[病历摘要] 女性，44 岁。发现左侧乳房肿物 20 天。查体发现左侧乳房可触及 8 cm×5 cm 大小的肿物。

[影像表现] 图 A ~ F 为轴位 T$_1$WI、T$_2$WI 及 DWI、ADC，显示左侧乳腺内上、内下及外上象限多发片状、大小不等囊状异常信号影，片状病灶以不均匀长 T$_1$ 长 T$_2$ 信号影为主。图 G ~ K 为动态增强早期、中期和晚期图像，矢状位增强扫描，以及减影像，增强扫描可见明显不均匀强化，其内可见多发大小不等、小圆形或类圆形未强化区，呈相对低信号。图 L 为 3D-MIP，直观地显示了左侧乳腺的多发病灶及腋窝多发肿大淋巴结。图 M ~ N 为病灶的时间 - 信号强度曲线，显示病灶呈缓慢上升型。

[影像诊断] 左侧乳腺内上、内下及外上象限多发囊实性病变，考虑浆细胞性乳腺炎可能性大；右侧乳腺多发结节影，考虑增生小结节；左侧腋窝区结节影，考虑为淋巴结并部分肿大。

[病理诊断] 浆液性乳腺炎。

病例 2

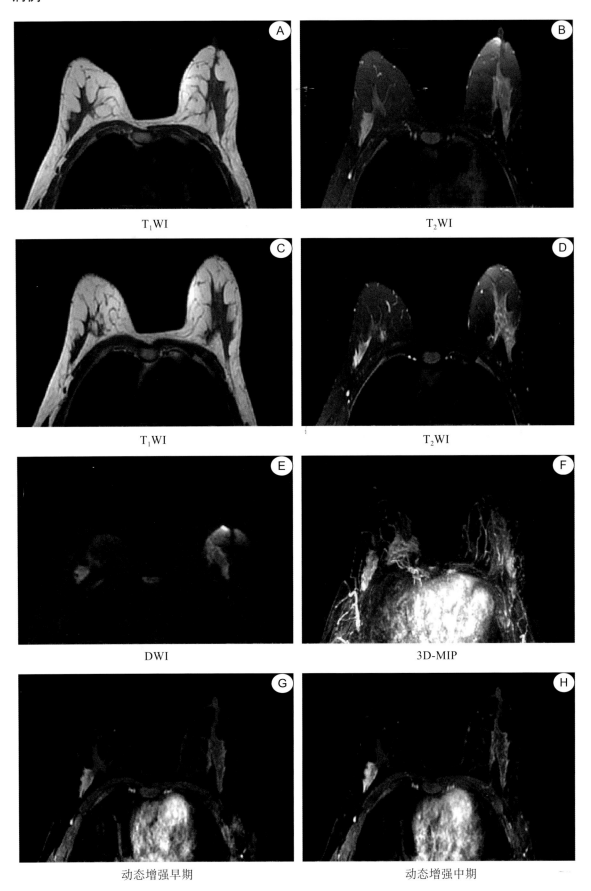

T₁WI

T₂WI

T₁WI

T₂WI

DWI

3D-MIP

动态增强早期

动态增强中期

动态增强晚期

矢状位增强扫描（L）

病灶 1 取点处

病灶 1 TIC

病灶 2 取点处

病灶 2 TIC

[病历摘要]　女性，28 岁。右侧乳房肿物，穿刺肉芽肿，双侧乳房对称，右侧乳房内下方可见刀口。

[影像表现]　图 A ～ F 为轴位 T_1WI、T_2WI 及 DWI、3D-MIP，显示双侧乳腺大小对称，乳头无凹陷，右侧乳腺外象限及左侧乳腺外象限腺体致密，腺体内可见片状长 T_1 长 T_2 信号影，DWI 呈高信号。图 G ～ J 为动态增强早期、中期和晚期图像及矢状位增强扫描，显示动脉期、静脉期及延迟期双侧乳腺内大片状结节影，其中左侧乳腺外上象限病变与胸壁边界清楚，右侧乳腺内下象限病变邻近胸壁也有斑片状强化。双侧腋窝未见明确增大的淋巴结。图 K ～ N 为病灶的时间 - 信号强度曲线，显示病灶呈上升型。

[影像诊断]　双侧乳腺多发致密斑片、结节影，BI-RADS 3 级，其中右侧乳腺内下象限病变侵犯胸壁，建议定期复查。

[病理诊断]　浆液性乳腺炎。

病例 3

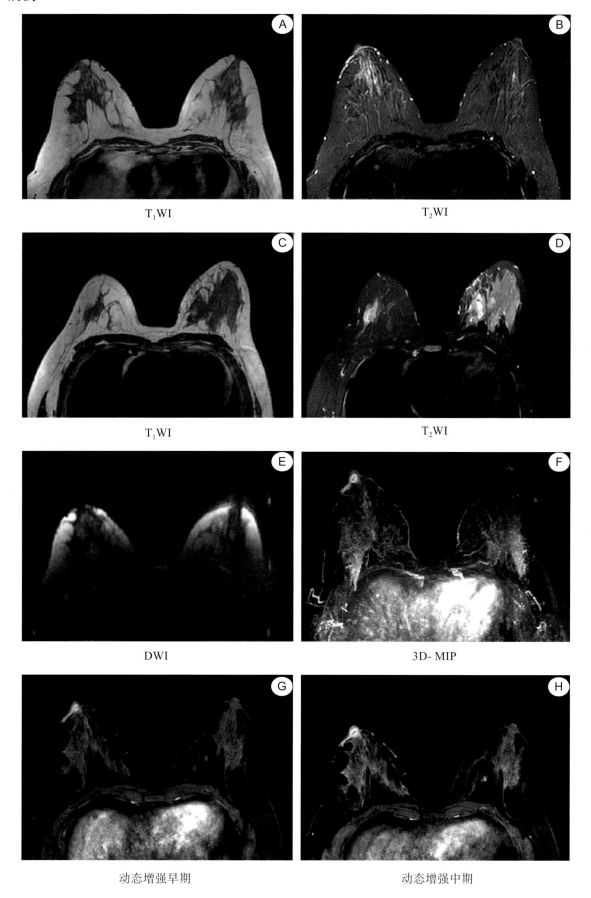

T$_1$WI	T$_2$WI
T$_1$WI	T$_2$WI
DWI	3D- MIP
动态增强早期	动态增强中期

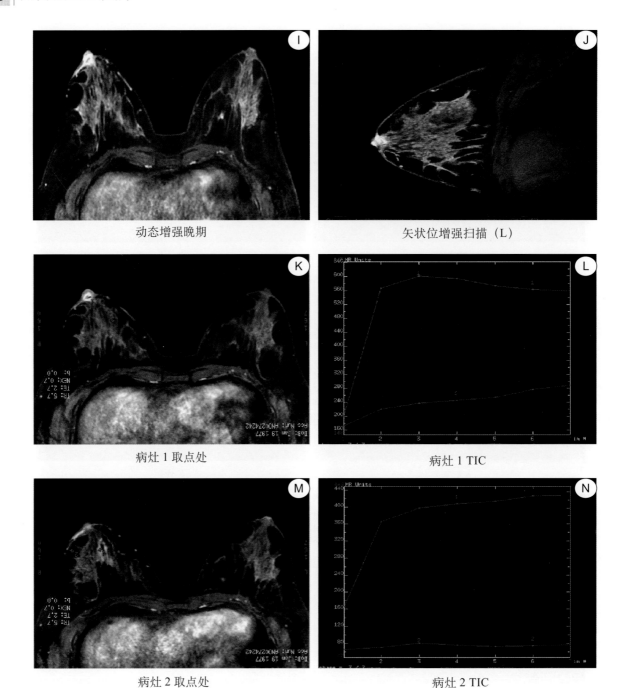

动态增强晚期

矢状位增强扫描（L）

病灶 1 取点处

病灶 1 TIC

病灶 2 取点处

病灶 2 TIC

[病历摘要]　女性，29 岁。主因发现左侧乳房肿物 2 个多月入院，拟行手术治疗。

[影像表现]　图 A ~ D 为轴位 T_1WI、T_2WI 及 DWI、3D-MIP，显示左侧乳腺内上、内下及外上象限多发片状、不均匀长 T_1 长 T_2 信号影，DWI 为高信号，3D-MIP 显示左侧乳腺大片状不均匀异常高信号影，左侧乳腺血管影增多增粗。图 E ~ J 为动态增强早期、中期和晚期图像，以及矢状位增强扫描，增强扫描可见明显不均匀强化，其内可见多发大小不等小圆形、类圆形未强化区,呈相对低信号。图 K ~ N 为病灶的时间 - 信号强度曲线，显示病灶呈上升型。

[影像诊断]　左侧乳腺内上、内下及外上象限多发囊实性病变，考虑浆细胞性乳腺炎；右侧乳腺多发结节影，考虑增生小结节；左侧腋窝区结节影，考虑为淋巴结并部分肿大。

[病理诊断]　浆液性乳腺炎。

病例 4

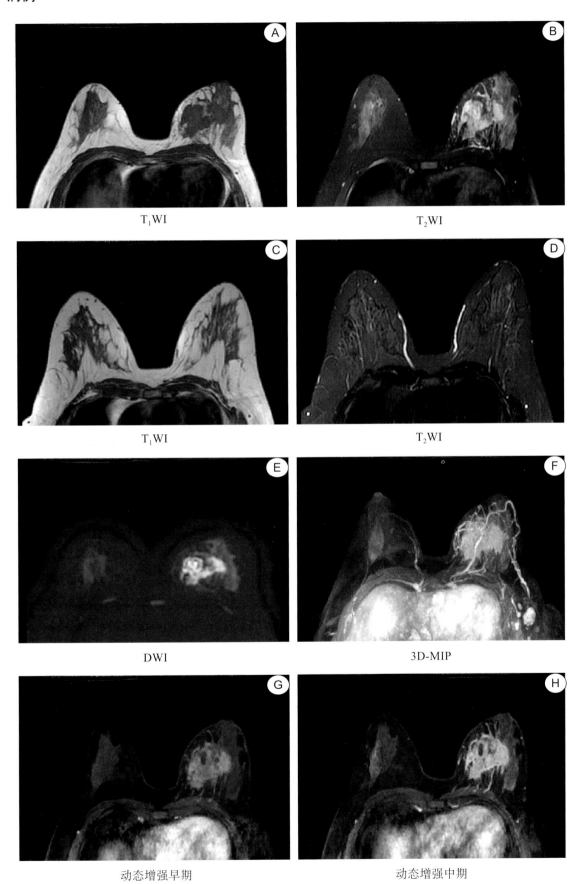

T₁WI

T₂WI

T₁WI

T₂WI

DWI

3D-MIP

动态增强早期

动态增强中期

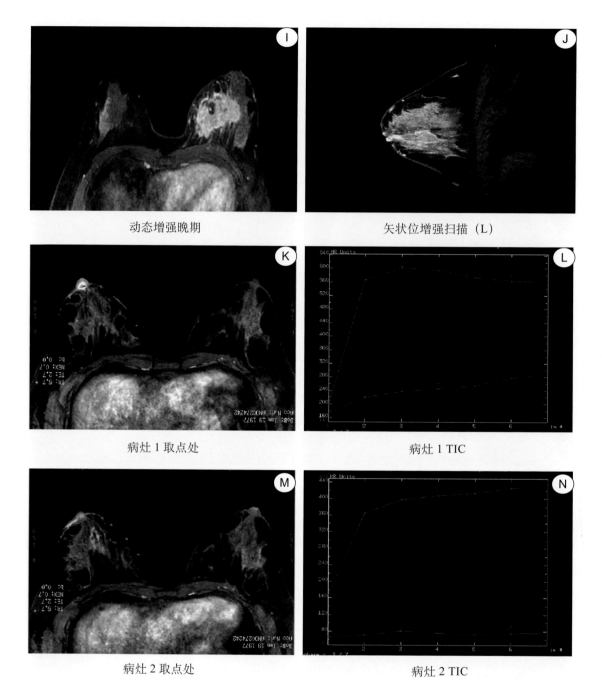

动态增强晚期

矢状位增强扫描（L）

病灶 1 取点处

病灶 1 TIC

病灶 2 取点处

病灶 2 TIC

[病历摘要]　女性，38 岁。左侧乳房内侧可触及肿块，质地中等，活动度差，局部无红肿，边界欠清，无触痛。

[影像表现]　图 A ～ F 为轴位 T_1WI、T_2WI 及 DWI、3D-MIP，显示左侧乳腺乳头内侧腺体内团片状长 T_1 长 T_2 信号，边界不清，右侧乳腺呈散片状不均匀长 T_1 长 T_2 信号影，DWI 呈高信号，3D-MIP 直观地显示了左侧乳腺的多发病灶及腋窝多发肿大淋巴结。图 G ～ J 为动态增强早期、中期和晚期图像及矢状位增强扫描，显示左侧乳腺病变明显强化，大小为 2.9 cm × 5.8 cm，右侧乳腺外上象限可见片状强化信号。图 K ～ N 为病灶的时间 - 信号强度曲线，显示右侧乳腺内病灶呈上升型。

[影像诊断]　左侧乳腺乳头内侧占位性病变，考虑 BI-RADS 5 级，建议穿刺活检以确诊；右侧乳腺片状异常强化影，考虑炎性病变，BI-RADS 3 级；左侧腋下结节影，考虑为肿大淋巴结。

[病理诊断]　浆液性乳腺炎。

病例 5

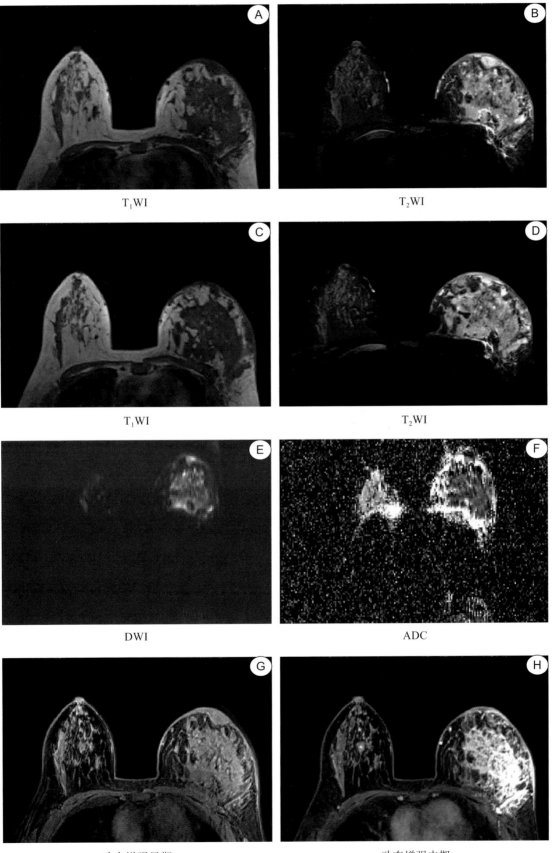

T₁WI

T₂WI

T₁WI

T₂WI

DWI

ADC

动态增强早期

动态增强中期

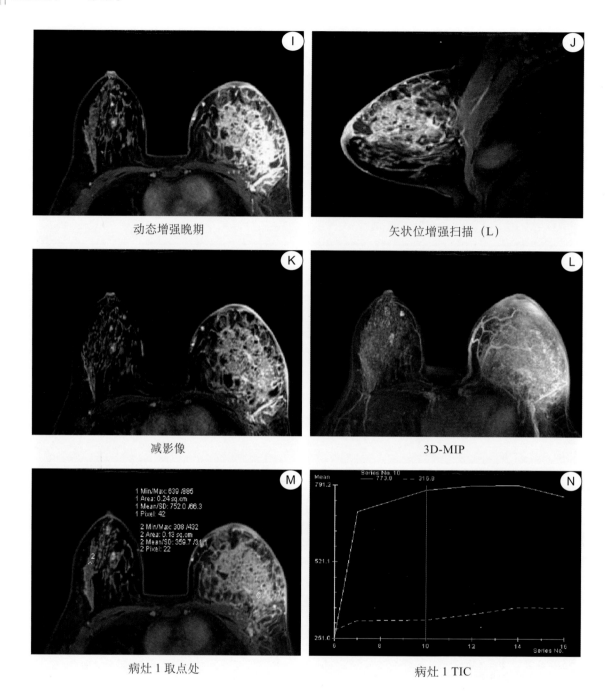

动态增强晚期

矢状位增强扫描（L）

减影像

3D-MIP

病灶 1 取点处

病灶 1 TIC

[病历摘要]　女性，31 岁。发现左侧乳房肿物 1 个多月。左侧乳房可触及肿块，质地稍硬，活动度差，局部皮肤光亮。

[影像表现]　图 A～F 为轴位 T_1WI、T_2WI 及 DWI、ADC，显示左侧乳腺呈散片状不均匀长 T_1 稍长 T_2 信号，可见多发大小不等类圆形长 T_1 长 T_2 信号，右侧乳腺内可见多发大小不等结节状长 T_1 长 T_2 信号，DWI 呈高信号。图 G～J 为动态增强早期、中期和晚期图像以及矢状位增强扫描，显示病灶边缘明显线样强化，左侧乳腺其余腺体可见片状不均匀强化。图 K 和 L 分别为减影像、3D-MIP，显示左侧乳腺的多发病灶。图 M～N 为病灶的时间-信号强度曲线，显示病灶呈缓慢上升型。

[影像诊断]　左侧乳腺弥漫性病变，考虑乳腺炎伴多发脓肿形成；左侧腋窝多发淋巴结肿大；右侧乳腺多发结节影，考虑为良性结节可能性大。

[病理诊断]　浆液性乳腺炎。

病例 6

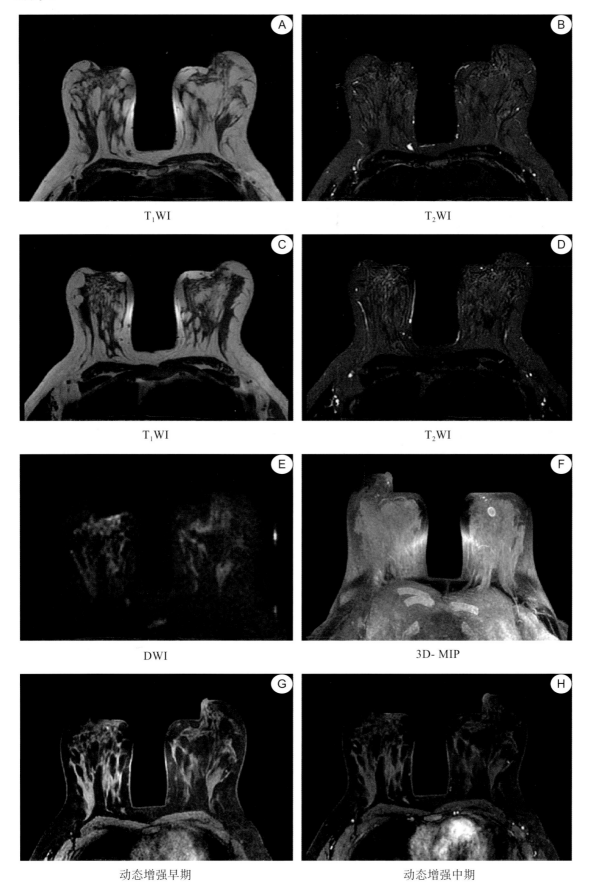

T₁WI

T₂WI

T₁WI

T₂WI

DWI

3D- MIP

动态增强早期

动态增强中期

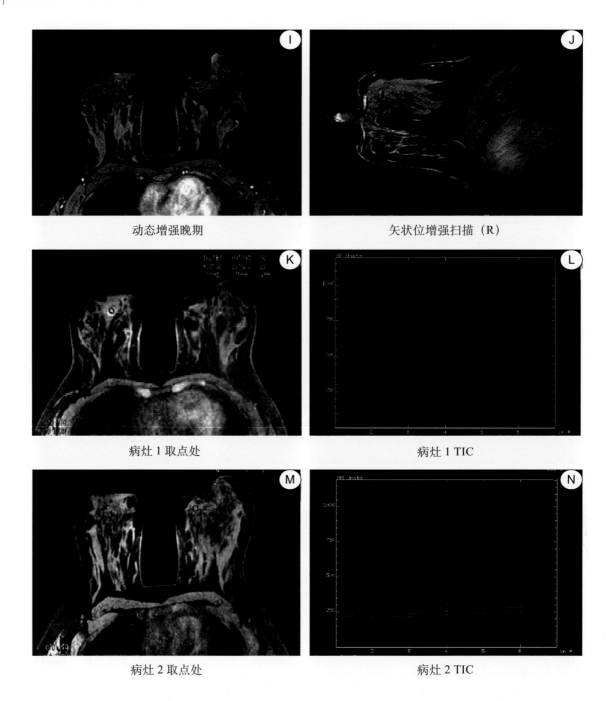

动态增强晚期

矢状位增强扫描（R）

病灶 1 取点处

病灶 1 TIC

病灶 2 取点处

病灶 2 TIC

[病历摘要] 女性，33 岁。体检发现右侧乳房肿物 20 余天。查体右侧乳头后方可触及一个 1.5 cm×1.0 cm 肿物。

[影像表现] 图 A～F 为轴位 T_1WI、T_2WI 及 DWI、3D-MIP，显示双侧乳腺腺体呈散片状不均匀长 T_1 长 T_2 信号影，双侧乳腺导管未见扩张，右侧乳头后方可见类圆形长 T_1 长 T_2 信号，3D-MIP 直观地显示了双侧乳腺的病灶。图 G～J 为动态增强早期、中期和晚期图像及矢状位增强扫描，动态早期，右侧乳腺乳头后方病灶可见明显均匀环状强化，边缘清楚，大小为 1.3 cm×1.1 cm。图 K～N 为病灶的时间 - 信号强度曲线，显示病灶呈平台型或缓慢上升型。

[影像诊断] 右侧乳腺乳头后方良性占位性病变，考虑纤维腺瘤可能性大，复杂囊肿不除外；双侧乳腺腺体增生。

[病理诊断] 浆液性乳腺炎。

病例 7

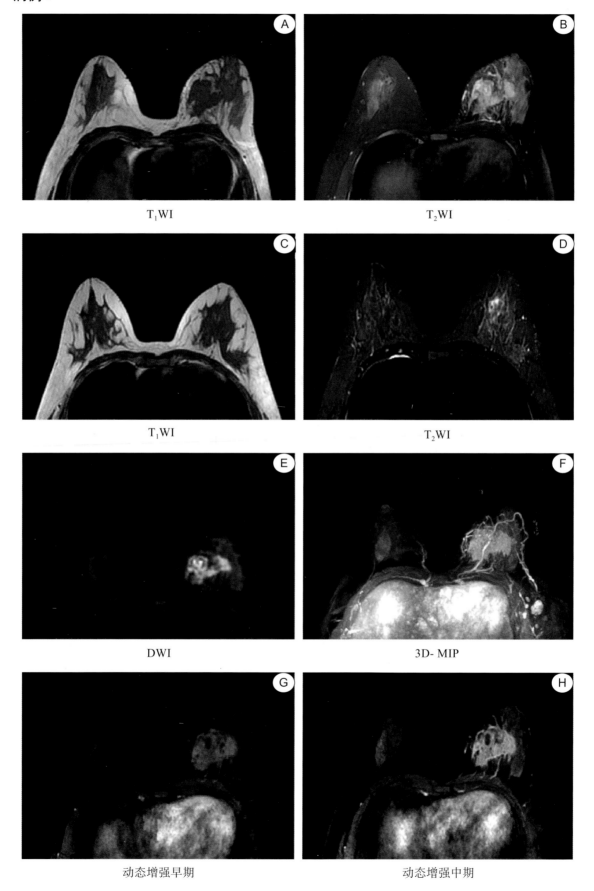

T₁WI

T₂WI

T₁WI

T₂WI

DWI

3D-MIP

动态增强早期

动态增强中期

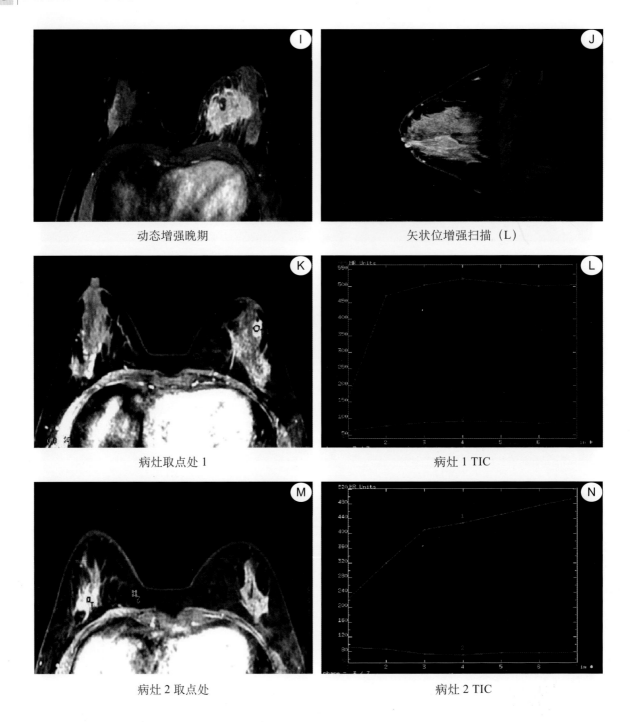

动态增强晚期

矢状位增强扫描（L）

病灶取点处 1

病灶 1 TIC

病灶 2 取点处

病灶 2 TIC

[病历摘要]　女性，42 岁。发现左侧乳房肿物 1 周入院，拟行手术治疗。

[影像表现]　图 A ～ F 为轴位 T_1WI、T_2WI 及 DWI、3D-MIP，左侧乳腺外侧象限可见一团块状稍长 T_1、长 T_2 信号影，信号不均匀；DWI 呈高信号，大小为 1.45 cm×1.24 cm ×1.41 cm；3D-MIP 直观地显示了左侧乳腺的多发病灶及腋窝多发肿大淋巴结。图 G ～ J 为动态增强早期、中期和晚期图像及矢状位增强扫描，显示明显不均匀强化，其内可见斑点状未强化区，边缘毛糙，可见毛刺。图 K ～ N 为病灶的时间 - 信号强度曲线，显示病灶呈上升型。

[影像诊断]　左侧乳腺外象限占位性病变，BI-RADS 4 级，建议穿刺活检；双侧乳腺多发结节影，BI-RADS 3 级，考虑为增生结节。

[病理诊断]　浆液性乳腺炎。

病例 8

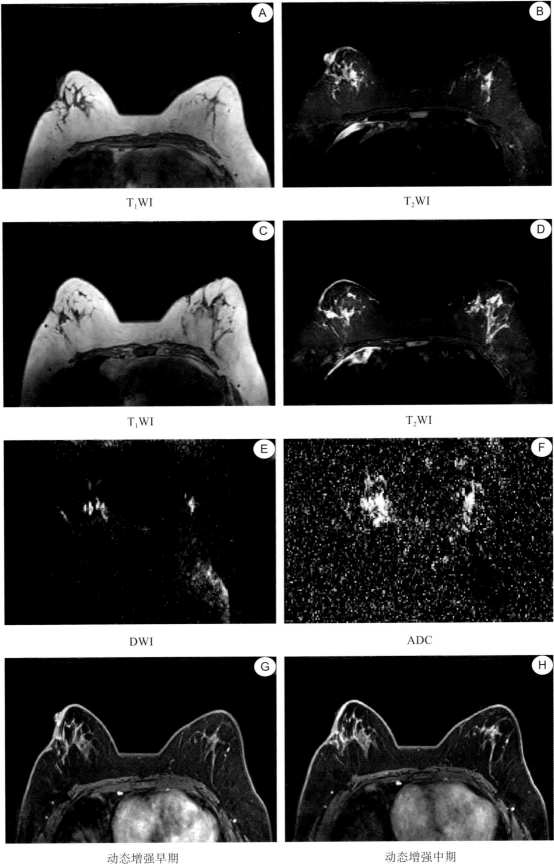

T₁WI

T₂WI

T₁WI

T₂WI

DWI

ADC

动态增强早期

动态增强中期

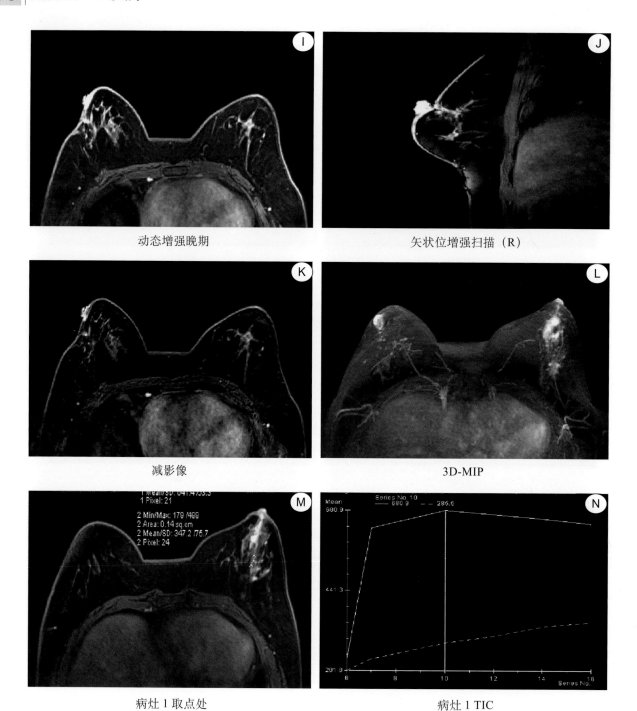

动态增强晚期

矢状位增强扫描（R）

减影像

3D-MIP

病灶 1 取点处

病灶 1 TIC

[病历摘要] 女性，34 岁。乳头间断性流出白色脓液 1 年。查体双侧乳房可触及不均质感结节。

[影像表现] 图 A ~ F 为轴位 T_1WI、T_2WI 及 DWI、ADC，显示双侧乳头后方多发斑片状长 T_1、长 T_2 信号，DWI 呈高信号，边缘欠光整。图 G ~ J 为动态增强早期、中期和晚期图像及矢状位增强扫描，病灶区可见明显强化，双侧乳腺内可见散在点状强化灶，双侧腋前可见多个结节影。图 K ~ L 为减影像、3D-MIP，显示左侧乳腺病灶及腋窝多发肿大淋巴结。图 M ~ N 为病灶的 TIC 曲线，显示病灶呈缓慢下降型。

[影像诊断] 双侧乳腺异常强化结节影，考虑浆液性乳腺炎；双侧腋前淋巴结并部分肿大；双侧乳腺结节样增生。

[病理诊断] 浆液性乳腺炎。

病例 9

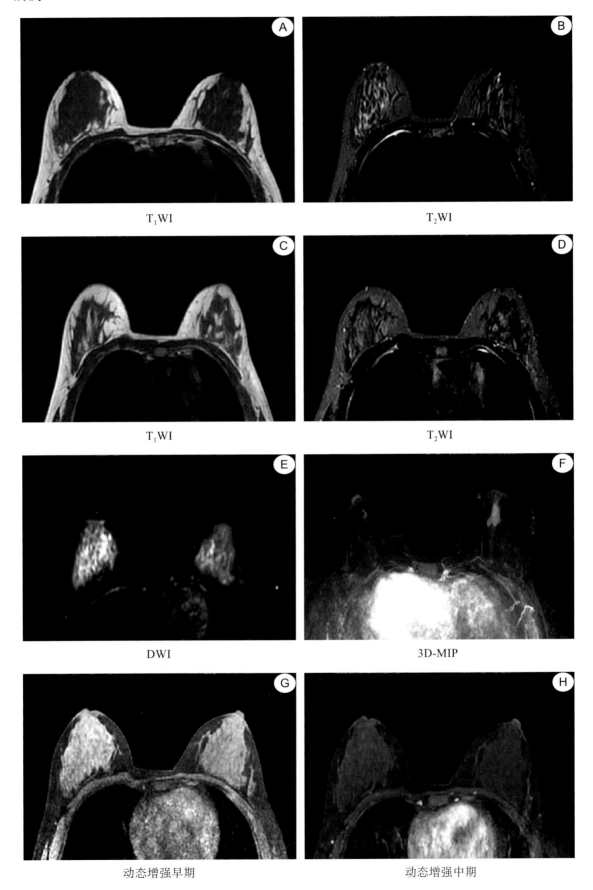

T₁WI

T₂WI

T₁WI

T₂WI

DWI

3D-MIP

动态增强早期

动态增强中期

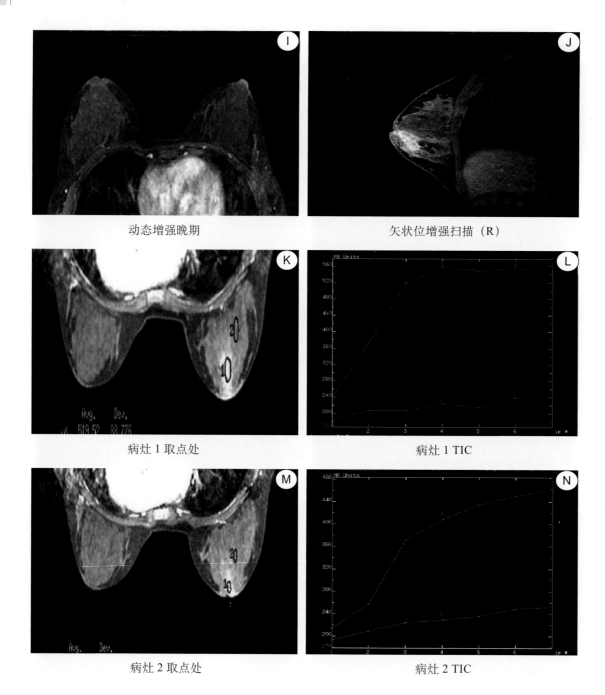

动态增强晚期

矢状位增强扫描（R）

病灶 1 取点处

病灶 1 TIC

病灶 2 取点处

病灶 2 TIC

[病历摘要] 女性，29 岁。患者主因发现右侧乳房肿物伴疼痛 1 个多月入院，拟行手术治疗。

[影像表现] 图 A ～ F 为轴位 T_1WI、T_2WI 及 DWI、3D-MIP，显示右侧乳腺信号欠均匀，可见片状长 T_2 信号影，右侧乳头后下方可见团块状长 T_1、长 T_2 信号，DWI 呈高信号；3D-MIP 直观地显示了右侧乳腺的多发病灶及腋窝多发肿大淋巴结。图 G ～ J 为动态增强早期、中期和晚期图像及矢状位增强扫描，增强扫描病灶可见明显强化，边界欠光整，病灶向前达乳头。图 K ～ N 为病灶的时间 - 信号强度曲线，显示病灶呈平台型或上升型。

[影像诊断] 右侧乳头后下方异常信号，BI-RADS 3 级，考虑为炎性病变可能性大；左侧乳头后方异常强化影，BI-RADS 3 级，考虑为炎性病变可能性大；双侧乳腺多发结节影，BI-RADS 3 级，考虑为增生结节可能性大。

[病理诊断] 浆液性乳腺炎。

病例 10

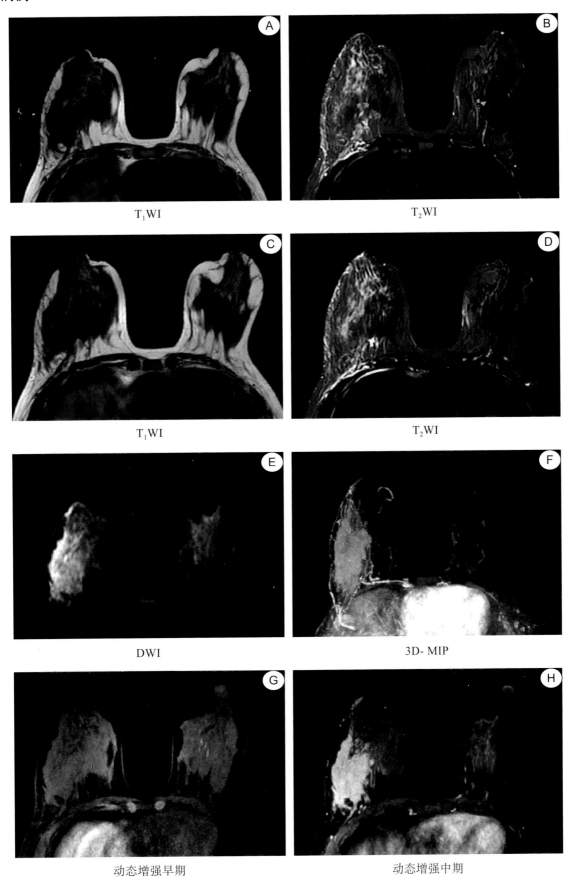

T₁WI

T₂WI

T₁WI

T₂WI

DWI

3D- MIP

动态增强早期

动态增强中期

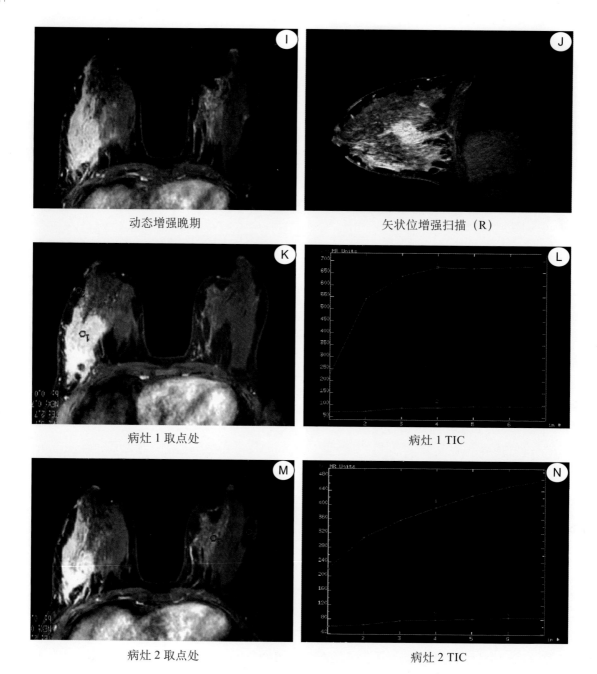

动态增强晚期

矢状位增强扫描（R）

病灶 1 取点处

病灶 1 TIC

病灶 2 取点处

病灶 2 TIC

[病历摘要]　女性，32 岁。发现右侧乳房肿物半个月，明显增大 1 周。查体右侧乳房外上象限触及肿物，质硬。

[影像表现]　图 A ～ F 为轴位 T_1WI、T_2WI、DWI、3D-MIP，显示左侧乳腺内侧、右侧乳腺腺体呈散片状、等或稍长 T_1 长 T_2 信号影；右侧乳腺外侧可见团块状、等 T_1 稍长 T_2 信号，DWI 呈稍高信号，3D-MIP 显示双侧乳腺的多发病灶及腋窝多发肿大淋巴结。图 G ～ J 为动态增强早期、中期和晚期图像及矢状位增强扫描，增强扫描可见左侧乳腺内侧片状、结节状强化影；右侧腋窝可见多个大小不等结节状等 T_1 长 T_2 信号，边界尚清楚，信号均匀，较大者大小为 1.3 cm × 1.1 cm。图 K ～ N 为病灶的时间 - 信号强度曲线，显示右侧乳腺外侧病灶多呈平台型，左侧乳腺呈上升型。

[影像诊断]　右侧乳腺外侧异常信号，炎性病变可能性大，不除外肿瘤性病变，建议进一步检查；双侧乳腺多发结节影，考虑为 BI-RADS 3 级；右侧腋窝多发肿大淋巴结。

[病理诊断]　浆液性乳腺炎。

（王　宏　陆　静　虎玉龙　尹媛媛）

第三节　乳腺脓肿

一、常见的乳腺脓肿

当致病菌经乳头侵入乳房使腺管发生感染形成一个化脓的组织感染区、脓液局限性聚集在乳腺内的一个空腔内时，即形成乳腺脓肿，由发生感染崩解后的组织构成。

（一）病理改变

乳腺脓肿的分类为：①Ⅰ型（致密型），囊壁为纤维组织，内衬扁平上皮，囊内容物为红染的无定形物质、初乳样细胞、泡沫细胞和少许炎性细胞；②Ⅱ型（透亮型），囊壁增厚，多数有玻璃样变，由肉芽组织组成，囊内容物中可见初乳样细胞；③Ⅲ型（混合型），囊壁为纤维组织透明性变，内衬单层上皮，囊内容物大部分由肉芽组织组成，囊壁周围间质中常有淋巴细胞浸润。

（二）临床表现

乳腺脓肿好发于 40 岁以下曾哺乳女性，多在产后 1～5 年内发现，偶尔在 10 年后才发现，是妊娠、哺乳妇女常发生的乳腺良性疾病。乳腺脓肿最常发生在泌乳期，由于一支或数支输乳管排出不畅或发生阻塞导致乳汁淤积、导管扩张、继发乳腺炎，进而形成脓肿。随着致病菌的增殖，在乳房内会形成一个有触痛的肿块，同侧乳房皮肤发红，腋窝腺体及锁骨上肿大的淋巴结也可有触痛、发热症状。少部分脓肿是囊肿内囊液渗出感染引起的，致病菌常为金黄色葡萄球菌，少数为链球菌。脓肿可见于乳房任何部位，以深部居多。

乳腺脓肿的形成一般经过三个阶段：乳汁淤积期、炎症和浸润发展期以及脓肿形成期。如果急性乳腺炎治疗不及时或治疗不当发生液化、坏死，则多数转为慢性乳腺炎或乳腺脓肿。急性患病期间，患侧乳房肿胀、疼痛，出现压痛性硬块，患处表面皮肤红热，同时可出现发热等全身症状。如果上述症状继续加重，则疼痛变为搏动性疼痛，

患者可有寒战、高热、脉搏加快等症状。表浅的脓肿可触及波动，深部的脓肿需穿刺才能确定。脓肿可向外溃破，穿破皮肤，也可向深部穿至乳房及胸肌间的疏松组织中，形成乳房后脓肿。乳腺脓肿可以是单房性脓肿，也可以因未及时引流而扩展为多房性脓肿；脓肿破溃入乳管可形成乳头溢脓；病情严重者可导致乳腺组织大块坏死，甚至并发败血症。

（三）MRI 表现

乳腺脓肿一般呈圆形或椭圆形，多边形少见；病变 T_1WI 呈低信号，T_2WI 呈中或高信号（图 4-1A），表现为液体信号特征，边界清晰或部分边界清晰，脓肿外周可见一厚度大致均匀的壁，壁较厚，内壁光滑整齐；低信号囊肿也是起病的征象。抑脂像信号稍减低，反相位信号明显减低。由于囊液黏稠，含大量蛋白质及炎性细胞，DWI 呈明显高信号，ADC 值减小。如果囊壁为纤维肉芽组织，则增强扫描显明显环状强化（图 4-1B），时间 - 信号强度曲线（TIC）呈上升型，此表现与其他恶性肿瘤明显不同。

（四）鉴别诊断

1. 复杂性囊肿　复杂性囊肿病变的 T_1WI 呈边界清楚的低信号，位于脂肪组织内的囊肿边界清楚，囊肿与乳腺实质之间的分界清晰。增强扫描，囊肿壁强化，囊肿内成分无强化。

2. 肿块型乳腺癌　肿块型乳腺癌病灶边界不清，有分叶或毛刺，临床上以无痛性肿块为主要表现。MRI 动态增强扫描，动脉早期呈快速明显强化，之后呈快速减低表现；强化方式多由边缘向中心渗透，呈向心样强化，而脓肿呈环状强化，壁较厚，中心为无强化的低信号区。

二、乳腺乳晕下脓肿（Zuska 病）

乳晕下脓肿（subareolar abscess），又称为

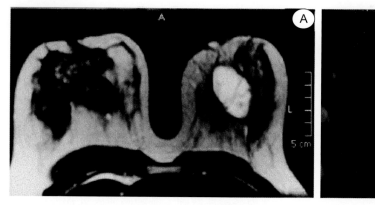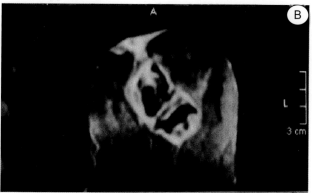

图 4-1

女性，25 岁。T₂WI 左侧乳腺可见团块状高信号影（A）；增强扫描（B），左侧乳腺病变内可见两个脓洞，脓壁厚且明显强化，内可见分隔无强化（引自：Karccaltincaba M, Demirkazik F B. Breast abscess mimicking malignant mass due ti retained penrose drain, diagnosis by mammography and MRI. Clinical Imaging, 2004(28): 278-279.）

Zuska 病，是一种与哺乳无关的特殊型慢性低度感染——发生在乳晕部位乳腺大导管的局部感染性病变。男女均可发病。其临床特征为乳晕区复发性瘘管，又被称为非泌乳乳晕周围脓肿、慢性乳晕下脓肿、乳腺瘘等。乳晕区有丰富的皮脂腺、汗腺及乳晕腺，当它们发生阻塞引致感染时，病灶内的细菌极易向周围扩散，侵袭附近的大乳管，使皮下病灶与乳管串通并形成瘘管。Zuska 等根据该病的组织学变化将其命名为乳管瘘。

（一）病理改变

大多数乳腺瘘病例的瘘管管壁是由慢性炎性肉芽组织构成，仅个别病例的瘘管管壁被覆分化良好的复层鳞状上皮，病灶及其周围组织、导管上皮、腺上皮、肌上皮细胞可有增生。随着病程延长，增生的细胞体积与胞质比例增大，细胞数量与层次增多，核染色变深，细胞核由小圆形变为大圆形、杆状，核仁显著；其中，导管上皮及肌上皮细胞反应明显，并有形成导管内乳头状瘤及管内癌的倾向。因此，有学者认为，如果乳腺瘘得不到及时治疗，在长期炎症的刺激下有恶变的可能。

（二）临床表现

本病好发于绝经前中年女性的非哺乳期，平均发病年龄为 40 岁。本病病程漫长，一般为 2～3 年，有的长达数十年，但对全身影响小。本病2/3 的病例为双侧乳腺发病，发病部位为乳管开口处（输乳管、乳窦处）；多伴有乳头畸形或内陷，乳头中央一般都能找到扩张乳管开口；探针探查，此开口为一个与瘘管或肿块相通的管道；临床表现为三联征：乳晕处瘘管、乳头黏稠分泌物以及反复发作的乳腺脓肿。给予抗生素治疗后，炎症常不完全吸收而形成小脓肿。往往肿脓自行破溃后炎症即自行消退，但短期又会复发；或小脓肿破溃后形成瘘管，瘘管口封闭时炎症又会复发。乳晕下肿胀、肿物形成或产生脓肿、输乳管瘘及反复发作、迁延不愈是本病的重要特点，也是诊断本病的重要依据。

（三）MRI 表现

本病变常发生在乳晕区，位置表浅，肿块可以边界清楚，也可以边界不清楚，常伴有乳头凹陷或破溃；患侧腺体一般相对增厚，MRI 信号不均匀，乳晕周围可见一个或多个脓腔形成；T₁WI 呈低信号影，T₂WI 呈高信号影；脓肿壁较厚，增强扫描可见病变边缘明显强化且较均匀；DWI 呈明显高信号，ADC 值减小。部分病例可见乳晕下扩张的瘘管和轻度强化，此瘘管可以是与肿块相通的通道（图 4-2 和 4-3）。

（四）鉴别诊断

1. 乳腺结核　乳腺结核和本病患者多有低热，但乳腺结核病变多远离乳晕及输乳大导管，故乳头内陷甚为罕见；而本病大部分病例伴有乳

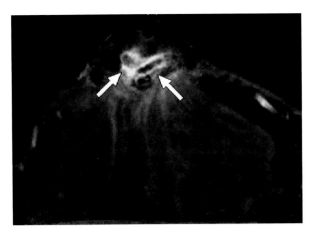

图 4-2

男性，25 岁。T₁WI 增强扫描示乳晕下复杂瘘管形成，可见多个脓腔。病变边缘均匀强化信号（引自：Fu P, Kurihara Y. High-resolution MRI in detecting subareolar breast abscess. Am J Roentgenol, 2007, 188(6):1568-1572.）

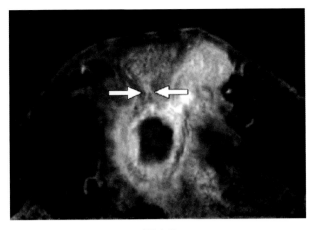

图 4-3

男性，28 岁。乳晕下脓肿，T₁WI 增强扫描可见病灶边缘明显强化。箭头指向位置为乳晕下扩张的瘘管，呈轻度强化（引自：Fu P, Kurihara Y. High-resolution MRI in detecting subareolar breast abscess. Am J Roentgenol, 2007, 188(6):1568-1572.）

头内陷，且抗结核治疗无效。

2.乳腺癌　乳腺癌病灶边界不清，有分叶或毛刺，肿块活动度差，可伴有乳头凹陷，一般无红、肿、热、痛等炎性症状，穿刺后有无脓液也可用于鉴别。

（王　宏　梁　莹　徐婷婷　李文军）

第四节　乳腺结核

乳腺结核，又称为结核性乳腺炎，是由结核杆菌感染导致的慢性特异性感染性疾病。乳腺结核是一种罕见的乳腺疾病，分为原发性和继发性两类。在世界范围内，乳腺结核的发病率仅占乳腺外科疾病的 0.1%～3%。乳腺结核多见于欠发达地区，20～40 岁的育龄期女性好发。乳腺结核的发病率与年龄、多产、哺乳期、乳腺外伤及既往患有化脓性乳腺炎等多种因素密切相关。近年来，随着耐药结核分枝杆菌的蔓延、肺结核发病率的回升、HIV 感染及 AIDS 的全球性蔓延，乳腺结核的发病率有上升趋势，但其临床表现复杂多样，病例较少，极易被误诊为乳腺癌、乳腺炎症和其他乳腺疾病。

一、临床表现

乳腺结核患者虽可伴有发热、乏力、盗汗、消瘦等全身结核中毒症状，但这些全身症状不典型，且有这些症状者不足 20%。伴有肺结核者可有咳嗽、咳痰等肺结核症状。乳腺结核患者多有肺结核、肺外结核或结核接触病史，多因乳房局部肿块就诊。乳腺结核的临床表现主要为单侧乳腺的单个肿块，多位于乳腺中央区及外上象限；肿块质硬、不规则，与周围组织界限不清，活动度差，可与皮肤或肌肉甚至胸壁相固定；肿块可痛或不痛，可伴有或不伴有瘘管。患处局部可表现为皮肤炎症，如皮肤水肿、粘连、乳头凹陷等症状。肿块破溃后如有脓液流出，则易出现瘘管；如果与乳管相通，则形成乳头溢液。乳腺结核病程长、病情反复，经常规抗炎对症治疗不见明显好转。

二、病理改变

乳腺结核病变大体上多呈乳白色干酪样、脓样，显微镜下可见大量坏死组织及破碎细胞，上皮细胞及多核巨细胞较多，间质有大量淋巴细胞浸润；乳腺腺上皮细胞和组织细胞继发感染时，可见大量中性粒细胞浸润。

三、MRI 表现

乳腺结核多进行临床分类，目前尚无统一标准，结合病理、乳腺 MRI 表现可分为以下几型。

（一）结节型

结节型表现为致密圆形或椭圆形结节影，单发或多发。MRI 平扫为类圆形等 T_1 等 T_2 信号影，边界清楚，邻近皮肤增厚水肿，邻近腺体及胸壁改变相对轻微。如果结节型病灶形成脓肿，导致脓肿周围水肿或瘢痕化，则可表现为轮廓不规则；如果病灶为结核性肉芽肿，则病灶轮廓清晰而规则，结节影稍致密，并可见片状钙化影；钙化在 T_1WI 为信号不定，在 T_2WI 多为低信号。

病灶增强扫描多表现为均匀一致的明显强化结节影，其中结核性肉芽肿结节早期强化明显，其内可见无强化的钙化灶；结节形成脓肿者病灶 MRI 表现多样，脓肿壁呈环形均匀或不均匀明显强化，周围腺体呈斑片状均匀强化。患侧乳房血供增多、增粗，病灶邻近皮肤增厚，境界清楚，MRI 表现明显强化，可见腋窝肿大淋巴结影（图 4-4）。

（二）播散型或溃疡型

此型单侧乳腺弥漫性体积增大，腺体结构紊乱，MRI 呈混杂稍长 T_1 稍长 T_2 信号影，病灶常为多个边缘模糊的病灶影相连或融合成片，病灶中心发生液化、坏死，表现为多发性、大小不一、形态不规则的囊性病灶；囊壁较厚，MRI 呈等 T_1 等或长 T_2 信号，其内壁光整，外壁境界不清；病灶周边腺体、胸壁及皮肤水肿明显，皮肤增厚。

病灶增强扫描表现为囊壁环形均匀明显强化，周围腺体也明显强化，邻近皮肤弥漫性增厚而明显强化，同侧腋窝常可见肿大淋巴结影（图 4-5）。

四、鉴别诊断

1. 乳腺癌　一般来说，乳腺癌的发病年龄较乳腺结核稍大；其肿块质地较硬，边界不清，且肿块固定；可有乳头凹陷、皮肤"橘皮征"等典型乳腺癌体征。乳腺癌破溃时可出现恶臭，但乳腺结核即使出现大面积破溃也无恶臭。术前穿刺病理检查或术中快速病理检查可明确诊断。此外，脓液结核分枝杆菌涂片及结核杆菌培养也有助于鉴别诊断。

2. 浆细胞性乳腺炎　浆细胞性乳腺炎的临床表现与乳腺结核极为相似，不易区分，诊断主要依靠溃疡边缘组织的病理学检查、瘘管分泌物查找抗酸杆菌及结核分枝杆菌培养。

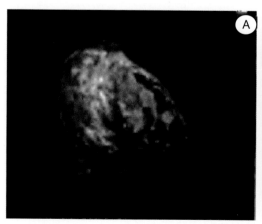
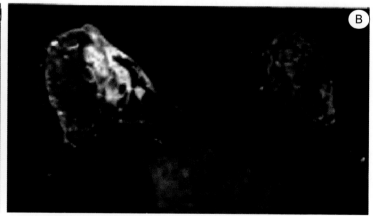

图 4-4

A. T_2WI 平扫显示右侧乳腺内侧多发小结节影，呈均匀稍长 T_2 信号，边界清楚，邻近皮肤增厚；B. 增强扫描显示上述小结节及邻近皮肤呈明显均匀强化，边界清楚（引自：曾献军，段文峰，方磊，等 . 乳腺结核的临床及 MRI 特点 . 中华放射学杂志，2011, 45(12): 1220-1222.）

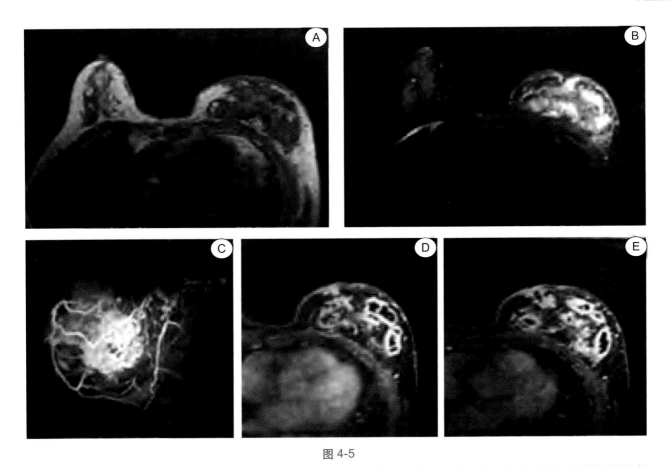

图 4-5

A 和 B.平扫显示左侧乳腺弥漫性增大，腺体结构紊乱，呈混杂性稍长 T_1 稍长 T_2 信号影，其内可见多个不规则液化坏死囊腔，囊壁呈等 T_1 等 T_2 信号；皮肤水肿增厚，乳房后脂肪间隙水肿。C.增强后 MIP 图像显示左侧乳腺内团块状明显强化影。D 和 E.增强扫描，显示左侧乳腺不规则结节、环状明显强化（引自：曾献军，段文峰，方磊等.乳腺结核的临床及 MRI 特点.中华放射学杂志，2011, 45(12): 1220-1222.）

（王 宏 张步环 徐 红 宋 浩）

第五节 乳腺囊肿

一、乳腺单纯囊肿

乳腺单纯囊肿在乳腺囊肿中较为常见，是由于内分泌失调导致雌激素增多、孕激素降低，使乳管内细胞增多、导管上皮细胞增生、导管伸长迂曲、折叠处管壁循环障碍导致管壁细胞停止增殖和管壁细胞坏死，从而导致导管扩张后囊肿形成。

（一）病理改变

乳腺单纯囊肿呈圆形或椭圆形，大小不一，其内充满液体。显微镜下，囊肿内壁上皮组织通常包含两层：内层上皮层和外层肌上皮层；有时出现细微的囊内分隔。囊肿可以多发或单发，并可出现纤维囊性化典型成分。

（二）临床表现

1. 乳房肿块 临床上以双侧乳房多发囊肿为常见，多发囊肿与单发囊肿之比为 3 : 1。孤立性大囊肿多呈圆形，直径为数厘米；小而多发的囊肿多呈椭圆形，直径为数毫米。囊肿边缘光整，境界清楚，活动度好；囊肿可逐渐增大、增多。单发囊肿多含有浆液性或淡黄色液体，也可因发生囊内坏死而有棕褐色血性液体。如果有血性液体，则有囊内肿瘤的可能。

2. 乳房肿块随月经周期变化　乳腺囊肿随月经周期变化表现为逐渐增大。如果囊肿内液体增加量少，则其张力不高。由于某些原因，有时短期内囊肿可分泌较多的液体，则其张力明显升高。绝经后，囊肿往往自行缩小，偶尔可消失。

3. 乳房胀痛　月经来潮前乳房胀痛，而乳房大小无变化。

4. 生长迅速　乳腺单发囊肿生长迅速，有患者主诉一夜之间发现有乳房肿块，可与生长缓慢的实质性纤维腺瘤进行鉴别。

（三）MRI 表现

乳腺单纯囊肿的 MRI 表现为：T_1WI 低信号，T_2WI 高信号，呈圆形或椭圆形，边界清楚。增强扫描显示，囊肿和周围脂肪组织之间的信号强度差别没有显著变化；实质内的囊性病变由于周围的乳腺组织摄取了对比剂而使其边界变得更为清晰，单纯性乳腺囊肿不摄取对比剂。

（四）鉴别诊断

1. 乳腺脓肿　乳腺脓肿的临床表现类似于感染的囊肿或乳腺囊肿，但脓肿通常伴有剧烈的疼痛、明显的触痛和全身发热。应该强调的是，乳腺囊肿可因继发感染而导致乳腺脓肿，经皮抽吸病灶内容物有助于诊断及选择合适的治疗方法。

2. 乳腺囊内癌　乳腺囊内癌主要表现为囊性肿物，囊壁上可出现包含碎片的壁小结。

3. 较大的乳腺导管内乳头状癌　此病变多位于乳房中央或乳晕深处，往往伴有乳头血性溢液，影像学表现近似于一个复杂囊肿，大多可见导管与病灶相通，增强扫描实性部分强化。

二、乳腺积乳囊肿

乳腺积乳囊肿，又名乳汁淤积症、乳汁潴留样囊肿，与乳腺单纯囊肿相比较为少见。乳腺积乳囊肿多发于年轻妇女，通常出现在哺乳期，可有患侧乳腺炎病史，也可发生在副乳腺。本病国外少见，国内较多见。哺乳期乳腺急性和慢性炎症病史及不良的哺乳习惯可能是我国妇女发病的主要病因。

（一）病理改变

乳汁淤积在初产妇哺乳困难中常见，也是发生急性乳腺炎的主要原因。乳汁淤积发生与多种因素有关，包括：原发性乳腺结构不良、畸形，乳腺手术导致正常乳腺结构紊乱，哺乳习惯不良，乳腺炎症导致乳管狭窄或堵塞，乳房寄生虫病等。如果上述各种原因引起乳腺导管堵塞导致乳汁排出不畅、在乳腺内潴留淤积，则可发生局部导管扩张而形成囊肿。累及多个导管时可发生多发囊肿或形成多房囊肿。

本病早期，囊内可见稀薄或黏稠的白色乳汁及少许稀薄脓液。显微镜下，可见囊壁为纤维组织，内衬扁平上皮，伴部分脱落；囊内为红染的无定形物质、初乳样细胞、泡沫细胞和少许炎症细胞。随着病程延长，囊壁可见纤维组织或纤维组织增生及玻璃样变；囊内可见脱屑上皮、初乳样细胞。本病晚期，囊壁增厚，多数发生玻璃样变和肉芽组织形成；囊内可见初乳样细胞。

（二）临床表现

本病患者以 25 ～ 40 岁女性多见，多因乳房包块就诊。触诊肿块边界尚清，活动度可。早期有囊感；中晚期因水分被吸收可变硬，易被误诊为其他良性和恶性肿瘤；继发感染后病情恶化可导致乳腺脓肿。病程在 10 年以上者并不罕见。

（三）MRI 表现

乳腺积乳囊肿的典型 MRI 表现为：多呈圆形或椭圆形，边界清楚，可见包膜；早期囊肿内乳汁稀薄，水分较多，呈长 T_1 长 T_2 信号，且信号均匀；随着病程延长，囊内水分逐渐被吸收而减少，乳汁逐渐变稠，表现为均匀的稍短 T_1 长 T_2 信号，部分可见脂 - 液分层，液平面以上为脂肪，呈短 T_1 长 T_2 信号，液平面以下为液体，呈长 T_1 长 T_2 信号；后期囊内水分大部分或完全被吸收，囊壁增厚，囊内容物呈牙膏或乳酪样块状物，MRI 表现为短 T_1 长 T_2 信号，增强扫描囊壁不强化（图 4-6 和 4-7）。

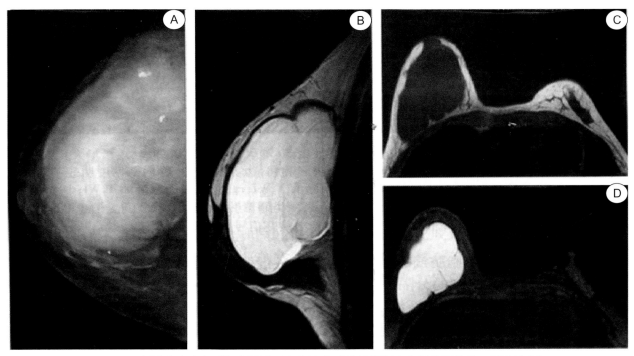

图 4-6　右侧乳腺致密型积乳囊肿（患者停止哺乳后发现有右侧乳房肿物，逐渐增大）

A. 右侧乳腺头尾位 X 线片，显示右侧乳腺内肿块，边界清楚，轻度分叶，密度与腺体接近；肿块内可见不规则粗颗粒状钙化；B 至 D. MRI 平扫矢状位 T$_2$WI、轴位 T$_1$WI、轴位脂肪抑制 T$_2$WI 显示，右侧乳腺内肿块，边界清楚，轻度分叶，T$_1$WI 呈低信号，T$_2$WI 呈高信号，T$_2$WI 脂肪抑制后仍呈高信号，肿块内可见少数分隔

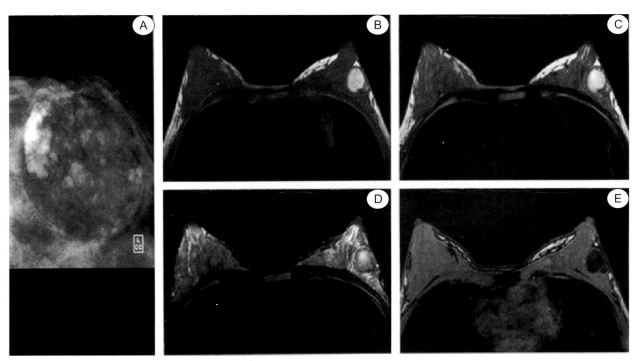

图 4-7　左侧乳腺透亮型积乳囊肿伴慢性炎症（哺乳时发现左侧乳房肿物，逐渐增大）

A. 左侧乳腺头尾位病变局部放大 X 线片，显示左侧乳腺外侧卵圆形肿物，边界清晰，肿物内部密度明显不均匀，部分呈脂肪样低密度，部分呈斑片状较高密度；B 至 E. MRI 平扫轴位 T$_1$WI、轴位 T$_2$WI、轴位脂肪抑制 T$_2$WI、轴位反相位显示，左侧乳腺外侧类圆形肿块，边界清晰，T$_1$WI 和 T$_2$WI 均呈高信号，脂肪抑制后病变信号略有降低，而反相位 MRI 上病变信号明显减低

（四）鉴别诊断

1. 乳腺单纯囊肿继发感染　乳腺单纯囊肿 T_1WI 呈低信号，T_2WI 呈高信号，呈圆形或椭圆形，边界清楚。增强扫描病变不强化。如果有合并感染，则囊壁及其周围组织轻度强化。

2. 乳腺导管内良性乳头状病变　该病变临床表现常见血性、血性浆液性或浆液性乳头溢液。MRI 平扫可见扩张的导管及肿瘤，增强扫描可见强化。

3. 乳腺脓肿　乳腺脓肿常发生于产后哺乳期，临床上最初表现为乳房红肿及疼痛，严重者有全身发热。MRI 平扫表现为圆形、类圆形长 T_1 长 T_2 信号影，边界清晰；脓肿壁成熟后表现为规则或不规则的 T_1 略高或等信号，T_2 高或等信号的环影；中心坏死组织或脓液呈明显长 T_1 长 T_2 信号；水肿可呈片状影或呈围绕脓肿壁的晕环影。T_1WI 上信号较脓肿壁更低，T_2WI 上信号则更高。脓肿未成熟时囊壁呈厚薄均匀或不均匀的环形强化影；脓肿完全成熟后，增强后囊壁呈厚薄均匀的环形强化影；中心坏死及周围水肿不强化。乳腺积乳囊肿继发感染也可形成乳腺脓肿，诊断时需

结合临床综合考虑或行针吸细胞学检查。

4. 乳腺纤维腺瘤、乳腺脂肪瘤和乳腺癌　中晚期乳腺积乳囊肿，尤其是停止哺乳后，因囊腔内水分逐渐被吸收、乳汁凝结成块而近似于实性，应与乳腺纤维腺瘤、脂肪瘤及乳腺癌鉴别。①乳腺纤维腺瘤：好发于 15～30 岁年轻女性，多数无明显症状，常位于乳腺外上象限，呈圆形或椭圆形，轮廓清晰，MRI 信号强度与瘤内成分有关，多表现为 T_1WI 低或等信号，T_2WI 低或高信号，钙化区无信号，增强扫描可早期强化或后期强化，也可不强化。②乳腺脂肪瘤：常见于乳房皮下脂肪层内，可根据 MRI 信号鉴别。③乳腺癌：发病高峰年龄为 45～50 岁，临床上可触及质硬、边界不清的肿块，表面凹凸不平，活动度差，可有腋窝淋巴结肿大。MRI 平扫表现为不规则的星芒状、蟹足状肿块，边缘不规则，有毛刺，信号不均匀，可有液化、坏死或出血。增强扫描呈中度以上均匀或不均匀强化，早期呈快速强化或强化后迅速减退。但是，有 3% 的乳腺癌肿块规则，边界清楚，增强扫描呈均匀延迟强化，鉴别困难，行活检才能确诊。

（五）典型病例

病例 1

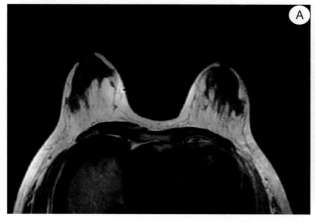

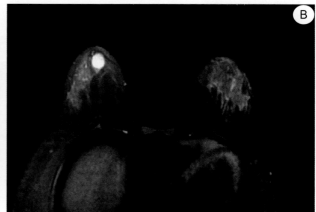

T_1WI　　　　　　　　　　　　　　　　T_2WI

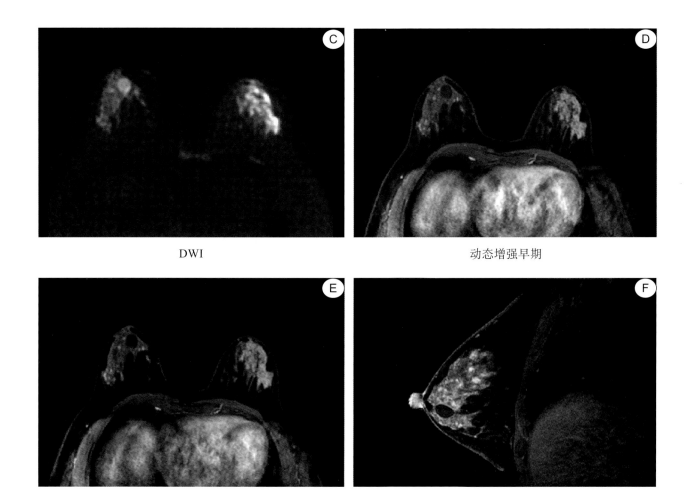

DWI　　　　　　　　　　　动态增强早期

动态增强晚期　　　　　　　　矢状位增强扫描（R）

[病历摘要]　女性，45 岁，自查发现右侧乳头旁肿物 2 年余。

[影像表现]　图 A ~ B 为轴位 T_1WI、T_2WI，显示右侧乳头旁类椭圆形长 T_1 长 T_2 信号，边界清楚，信号均匀。图 C 为 DWI，显示病灶呈稍高信号。图 D ~ F 为动态增强早期和晚期图像及矢状位增强扫描，病灶未见强化，周围实质的对比增强，与周围组织分界更加清晰。

[影像诊断]　右侧乳头旁良性病变，BI-RADS 2 级，考虑为乳腺囊肿可能性大。

病例 2

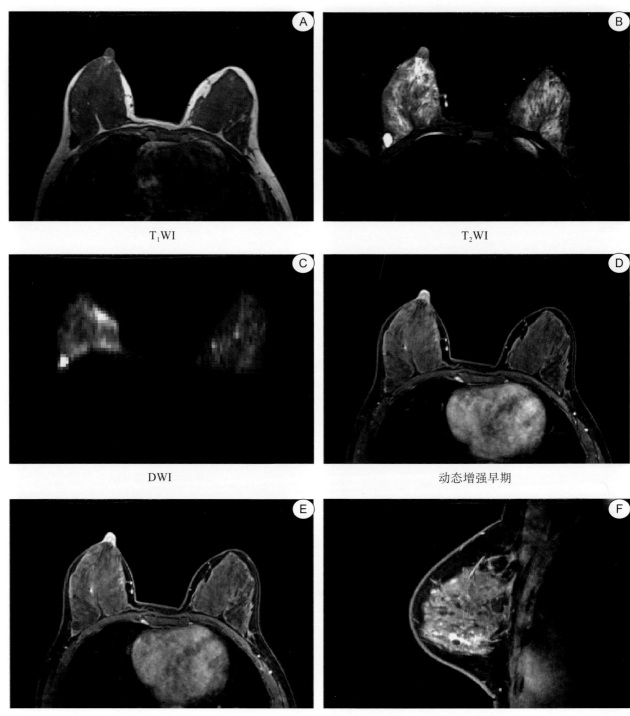

T₁WI	T₂WI
DWI	动态增强早期
动态增强晚期	矢状位增强扫描（R）

[病历摘要]　女性，42 岁。常规体检。

[影像表现]　图 A ~ B 为轴位 T₁WI、T₂WI，显示右侧乳腺外象限类椭圆形长 T₁ 长 T₂ 信号，边界清楚，信号均匀。图 C 为 DWI，显示病灶呈稍高信号。图 D ~ F 为动态增强早期和晚期图像及矢状位增强扫描，病灶未见强化，周围实质的对比增强，与周围组织分界更加清晰。

[影像诊断]　右侧乳腺外象限良性病变，考虑 BI-RADS 2 级，考虑为乳腺囊肿可能性大。

病例 3

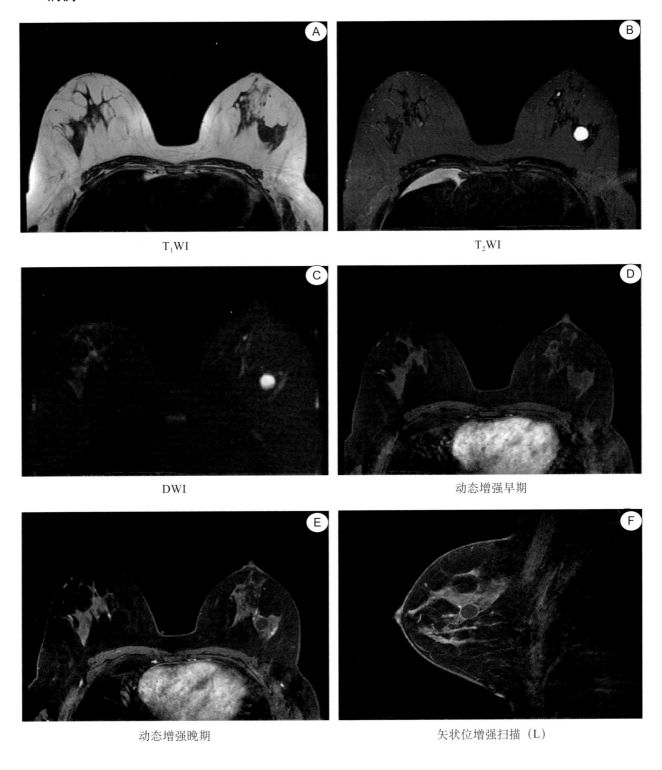

T₁WI

T₂WI

DWI

动态增强早期

动态增强晚期

矢状位增强扫描（L）

[病历摘要]　女性，48 岁。常规体检。

[影像表现]　图 A ~ B 为轴位 T₁WI、T₂WI，显示左侧乳腺外侧象限类椭圆形长 T₁ 长 T₂ 信号，边界清楚，信号均匀。图 C 为 DWI，显示病灶呈高信号。图 D ~ F 为动态增强早期和晚期图像及矢状位增强扫描，病灶未见强化，周围实质的对比增强，与周围组织分界更加清晰。

[影像诊断]　左侧乳腺外象限良性病变，BI-RADS 2 级，考虑为乳腺囊肿可能性大。

病例 4

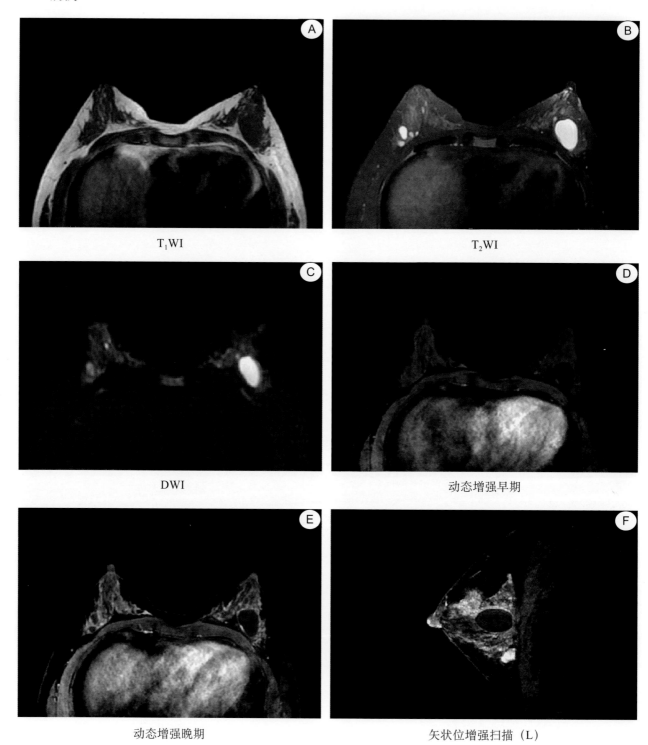

T₁WI

T₂WI

DWI

动态增强早期

动态增强晚期

矢状位增强扫描（L）

[病历摘要] 女性，51 岁。自查发现左侧乳房肿物 20 余天。

[影像表现] 图 A ~ B 为轴位 T₁WI、T₂WI，显示左侧乳腺近胸壁类椭圆形长 T₁ 长 T₂ 信号，边界清楚，信号均匀。图 C 为 DWI，显示病灶呈稍高信号。图 D ~ F 为动态增强早期和晚期图像及矢状位增强扫描，病灶未见强化，周围实质的对比增强，与周围组织分界更加清晰。

[影像诊断] 左侧乳腺近胸壁良性病变，BI-RADS 2 级，考虑为乳腺囊肿可能性大。

病例 5

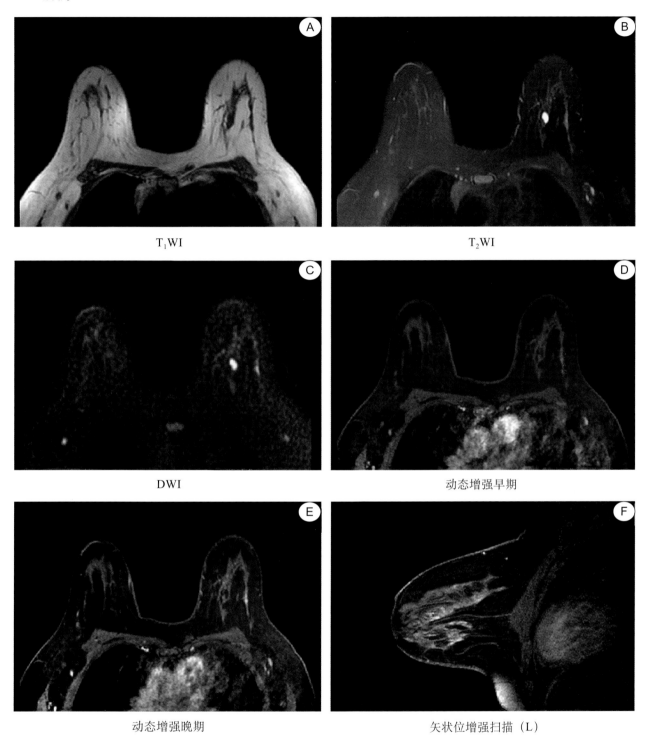

T₁WI $\quad$ T₂WI

DWI $\quad$ 动态增强早期

动态增强晚期 $\quad$ 矢状位增强扫描（L）

[病历摘要]　女性，46 岁。常规体检。

[影像表现]　图 A ～ B 为轴位 T_1WI、T_2WI，显示左侧乳腺上象限一类椭圆形长 T_1 长 T_2 信号，边界清楚，信号均匀。图 C 为 DWI，显示病灶呈高信号。图 D ～ F 为动态增强扫描轴位早期和晚期图像及矢状位增强扫描，显示周围乳腺实质强化，病灶未见强化，与周围组织分界更加清晰。

[影像诊断]　左侧乳腺上象限良性病变，BI-RADS 2 级，考虑为乳腺囊肿可能性大。

病例 6

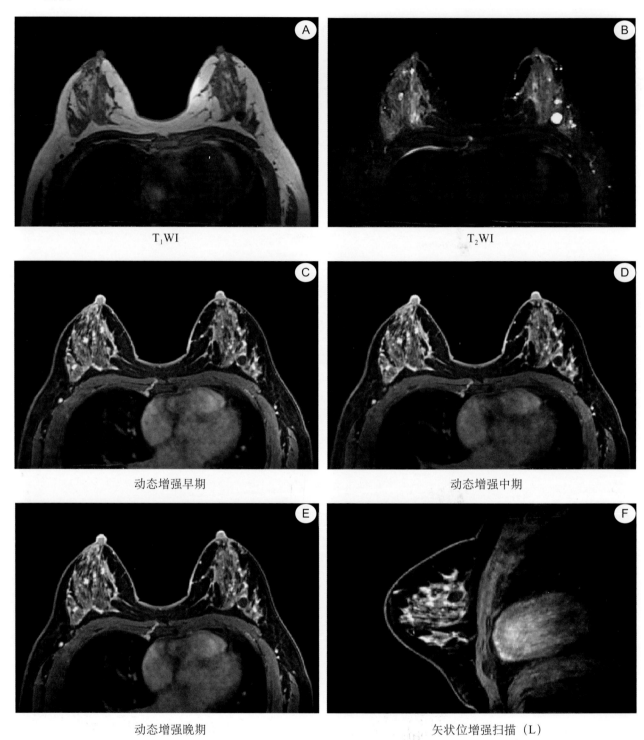

T₁WI

T₂WI

动态增强早期

动态增强中期

动态增强晚期

矢状位增强扫描（L）

[病历摘要] 女性，39 岁。垂体瘤双侧乳头溢液 13 年，复诊。

[影像表现] 图 A ~ B 为轴位 T₁WI、T₂WI，显示双侧乳腺多发类椭圆形长 T₁ 长 T₂ 信号，边界清楚，信号均匀，最大者位于左侧乳腺外上象限。图 C ~ F 为动态增强轴位早、中、晚期及矢状位增强扫描，病灶未见强化，周围乳腺实质强化，病灶与周围组织分界更加清晰。

[影像诊断] 双侧乳腺良性病变，BI-RADS 2 级，考虑为乳腺囊肿可能性大。

病例 7

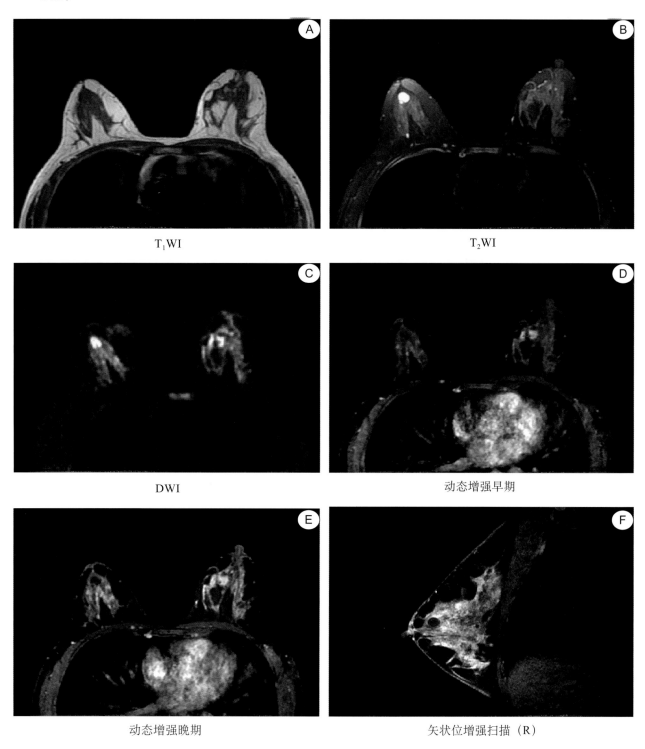

T₁WI

T₂WI

DWI

动态增强早期

动态增强晚期

矢状位增强扫描（R）

[病历摘要]　女性，49 岁。常规体检。

[影像表现]　图 A ～ B 为轴位 T₁WI、T₂WI，显示右侧乳腺近乳头处一类椭圆形长 T₁ 长 T₂ 信号，边界清楚，信号均匀。图 C 为 DWI，显示病灶呈高信号。图 D ～ F 为动态增强扫描轴位早期和晚期图像及矢状位增强扫描，显示周围乳腺实质强化，病灶未见强化，与周围组织分界更加清晰。

[影像诊断]　右侧乳腺近乳头处良性病变，BI-RADS 2 级，考虑为乳腺囊肿可能性大。

病例 8

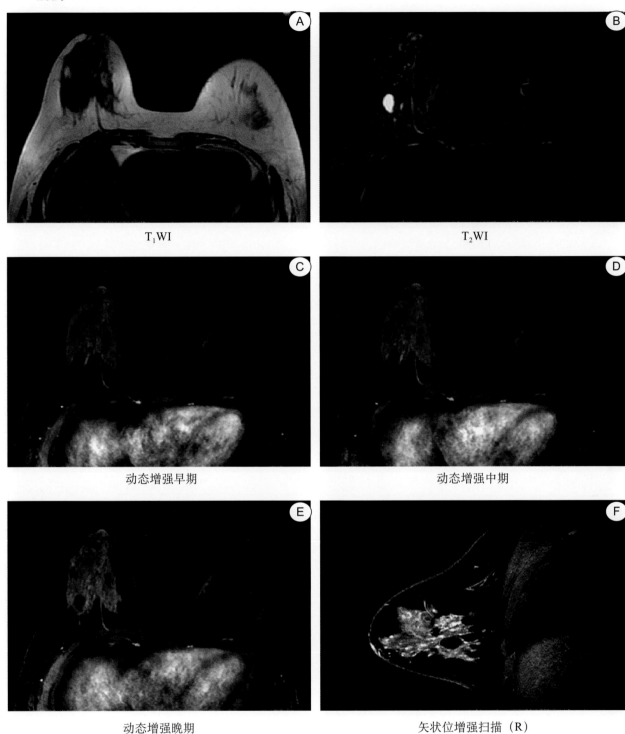

[病历摘要]　女性，51 岁。右侧乳房可触及一个肿物，质韧，活动度可。

[影像表现]　图 A ～ B 为轴位 T$_1$WI、T$_2$WI，显示右侧乳腺外下象限类椭圆形长 T$_1$ 长 T$_2$ 信号，边界清楚，信号均匀。图 D ～ F 为动态增强轴位早期、中期和晚期图像及矢状位增强扫描，显示周围腺体强化，病灶未见强化，与周围组织分界更加清晰。

[影像诊断]　右侧乳腺良性病变，BI-RADS 2 级，考虑为乳腺囊肿可能性大。

病例 9

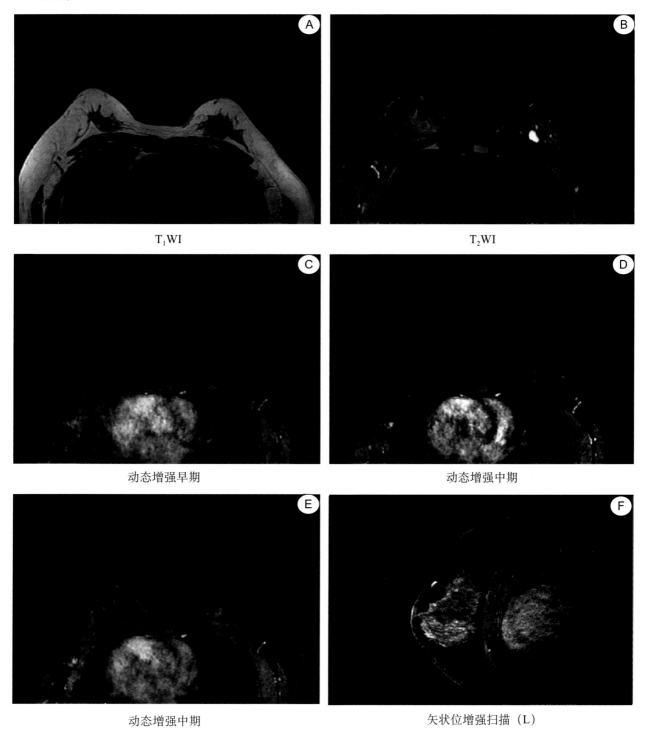

T₁WI

T₂WI

动态增强早期

动态增强中期

动态增强中期

矢状位增强扫描（L）

[病历摘要]　女性，37 岁。常规体检。

[影像表现]　图 A ~ B 为轴位 T₁WI、T₂WI，显示左侧乳腺上象限一囊性长 T₁ 长 T₂ 信号，边界清楚，信号均匀。图 C ~ D 为动态增强轴位早期、中期和晚期图像及矢状位增强扫描，显示周围腺体强化，病灶未见强化，与周围组织分界更加清晰。

[影像诊断]　左侧乳腺良性病变，BI-RADS 2 级，考虑为乳腺囊肿可能性大。

（王　宏　张　雨　杨斯娇　张惠卿）

推荐阅读文献

[1] 林毅，唐汉钧. 现代中医乳房病学. 北京：人民卫生出版社，2003：138-142.

[2] 石美鑫. 实用外科学. 2 版. 北京：人民卫生出版社，2002：641-649.

[3] Higgins J P T, Green S. Cochrane handbook for systematic reviews of interventions. Chichester: Wiley-Blackwell, 2008.

[4] Liu H, Peng W. Morphological manifestations of non-puerperal mastitis oil magnetic resonance imaging. J Magn Reson Imaging, 2011, 2(33): 1369-1374.

[5] Uwe Fischer. 实用磁共振乳腺成像. 陈军，俞杨，俞仑燕，等，译. 北京：中国医药科技出版社，2010：88-91.

[6] 谭红娜，彭卫军，李瑞敏，等. 乳腺炎的影像特征. 中华放射学杂志，2013，47(8)：690-694.

[7] 王丽君，汪登斌，费晓春，等. 非哺乳期乳腺炎性病变的 MRI 表现及其与病理的对照研究. 中华放射学杂志，2014，48(10)：836-840.

[8] 赵宏，杜牧，刘炳光，等. 炎性乳腺癌的 MRI 表现及鉴别诊断. 医学影像学杂志，2012，2(22)：922-925.

[9] 唐汉均. 乳腺病研究新进展. 上海：上海中医药大学出版社，2004：202-204.

[10] 孔令伟，马祥春，高海凤. 浆细胞性乳腺炎与肉芽肿性乳腺炎的鉴别和诊治. 中国乳腺病杂志，2008，2(1)：103-106.

[11] 罗志琴. 浆细胞性乳腺炎钼钯 X 线诊断. 放射学实践，2006，21(4)：356-357.

[12] 吴祥德，董守义. 乳腺疾病的诊治. 北京：人民出版社，2009：141-143.

[13] 胡康，徐珂，孙素红. 等. 男性浆细胞性乳腺炎 3 例临床报道并文献复习. 中国普通外科杂志，2013，22(5)：649-651.

[14] 唐文，何山，郑柯，等. 浆细胞乳腺炎的临床研究. 中国实用诊断和治疗杂志，2008，22(11)：810-811.

[15] Rahal R M, de Freitas-Júnior R, Paulinelli R R. Risk factors for duct ectasia. Breast J, 2005, 11(4): 262-265.

[16] 林毅，唐汉钧. 现代中医乳房病学. 北京：人民卫生出版社，2003：182-183.

[17] 陆孟莹，黄学菁，等. 浆细胞乳腺炎的 MRI 征象分析. 放射学实践，2010，25（16）：639.

[18] 刘佩芳. 浆细胞性乳腺炎和肉芽肿性乳腺炎的影像诊断及鉴别诊断. 国际医学放射学杂志，2009，

32(3): 268.

[19] 姜军，邵志敏，任国胜，等. 现代乳腺外科学. 北京：人民卫生出版社，2014：218-219.

[20] Karccaltincaba M, Demirkazik F B. Breast abscess mimicking malignant mass due to retained penrose drain: diagnosis by mammography and MRI. Clin Imaging, 2004, 28(4): 278-279.

[21] Fu P, Kurihara Y. High-Resolution MRI in detecting subareolar breast abscess. Am J Roentgenol 2007, 188(6): 1568-1572.

[22] Wiberg M K, Aspelin P, Sylvan M, et al. Comparison of lesion size estimated by dynamic MR imaging, mammography and histopathology in breast neoplasms. Eur Radiol, 2003, 13(6): 1207-1212.

[23] Takeda Y, Yoshikawa K. Contrast-enhanced dynamic MR imaging parameters and histological types of invasive ductal carcinoma of breast. Biomed Parmacother, 2005, 59(3): 115-121.

[24] Kitagawa K, Sakuma H, Ishida N, et al. Contrast-enhanced high-resolution MRI of invasive breast cancer: correlation with histopathology subtypes. AJR, 2004, 183(6): 1805-1809.

[25] Liberman L, Morris E A, Dershaw D D, et al. Ductal-enhancement on MR imaging of the breast. AJR, 2003, 181(2): 519-525.

[26] Orel S G, Schnall M D. MR imaging of the breast for the detection, diagnosis, and staging of breast cancer. Radiology, 2001, 220(1): 13-30.

[27] Jalali U, Rasul S, Khan A, et al. Tuberculosis mastitis. J Coll Physicians Surg Pak, 2005, 15(4): 234-237.

[28] Lin T L, Chi S Y, Liu J W, et al. Tuberculosis of the breast: 10 years' experience in one institution. Int J Tuberc Lung Dis, 2010, 14(6): 758-763.

[29] Tewari M. Shukla H S. Breast tuberculosis: diagnosis, clinical features and management. Indian J Med Res, 2005, 122(2):103-110.

[30] Sakr A A, Fawzy P K, Fadaly G, el al. Mammographic and sonographic features of tuberculous mastitis. Euro Radiol, 2004, 51(1): 54-60.

[31] Romero C, Carreira C, Cereceda C, et al. Mammary tuberculosis: percutaneous treatment of a mammary tuberculous abscess. Eur Radiol, 2000, 10(3): 531-533.

[32] 李云英，只向成. 炎性乳腺癌. 国外医学肿瘤学分册，1998，25(2)：227-229.

[33]　王钟富 . 现代实用乳房疾病诊疗学 . 郑州 : 河南科学技术出版社 , 2000: 344.

[34]　杨维良 , 张好刚 . 乳房积乳囊肿的病因、病理、诊断及治疗 . 临床外科杂志 . 2007, 15(6): 367.

[35]　Ghosh K, Morton M J, Whaley D H, et al. Infected galactocele: a perplexing problem. Breast J, 2004, 10(2): 159.

[36]　王长霞 , 赵紫荣 , 张立春 , 等 . 积乳脓肿的 MRI 表现及病理表现的相关性研究 . 包头医学院学报 ,

2014, 30(3): 59-60.

[37]　陈宁宁 , 姚炜 , 赵玉华 , 等 . 不同生理阶段乳腺乳汁淤积囊肿的声像图特点 . 第二军医大学学报 , 2008, 29(9): 1081-1085.

[38]　刘伟 , 叶春涛 , 嵇鸣 , 等 . 乳腺纤维腺瘤的 3.0T MRI 表现 . 放射学实践 , 2011, 03(28): 02-05.

[39]　张仁和 , 周纯武 , 欧阳汉 , 等 .94 例不同病理类型乳腺癌的 3.0T MRI 表现 . 中国医学影像技术 , 2010, 26(6): 1092-1095.

第5章　乳腺良性肿瘤

第一节　乳腺纤维瘤

乳腺纤维瘤是乳腺良性肿瘤中最常见的一种，约占乳腺良性肿瘤的 3/4。乳腺纤维瘤可发生于青春期后的任何年龄的女性，以 18～25 岁的年轻女性多见。

一、病理改变

乳腺纤维瘤是发生于乳腺小叶内纤维组织和腺上皮的混合性瘤，瘤内含有大量结缔组织间质，病理上被分为两大类：管周型纤维瘤和管内型纤维瘤。在乳腺末端小导管和腺泡间质上皮细胞下有两层纤维组织，由外层纤维组织过度增生而发生的纤维瘤围绕腺管排列，称为管周型纤维瘤；由内层纤维组织过度增生而发生的纤维瘤从各方面向着腺管内突进，使腺管形成分枝状狭窄间隙，称为管内型纤维瘤。乳腺纤维瘤的发生与乳腺组织对雌激素的反应过强有关。

二、临床表现

乳腺纤维瘤临床表现为乳房肿块，好发于乳房外上象限，多单发，少数为多发。除肿块外，患者常无明显自觉症状。肿块增大缓慢，呈圆形或椭圆形，边界清楚，表面光滑，质韧，活动良好，与表皮和胸肌无粘连。月经周期对肿块大小并无影响。

三、MRI 表现

1. 平扫　乳腺纤维瘤单发或多发，形状多规则，呈边界清楚的圆形、类圆形，或呈分叶状，可见包膜。T_1WI 显示病变与乳腺实质信号相等或稍低。T_2WI 上随瘤内细胞、纤维成分不同而表现为不同的信号强度；上皮组织成分含量较高时，通常呈高信号，内部结构均匀，信号一致；而纤维成分含量高时（常见于年龄较大女性），即为纤维性纤维瘤，通常信号强度低，与周围实质信号相等或稍低。

2. 增强扫描　在乳腺纤维瘤中注入对比剂后，其增强信号强度随其组织学成分不同也不同。上皮成分含量较高时，表现为显著的对比增强，多呈离心型强化，可有不强化分隔，时间 - 信号强度曲线（TIC）呈上升型；而纤维成分含量较高时强化较弱，表现为注入对比剂后肿块不出现强化或仅出现轻微强化。

四、鉴别诊断

1. 乳腺囊性增生　乳腺囊性增生双侧多发者多见，病变呈结节状、片状或串珠状，质地略韧，肿块常有触痛且可随月经周期而发生变化。在 T_1WI 上，乳腺内可见散在分布的、数量不等的低于脂肪组织信号的低信号囊肿。带有纤维囊性变化的乳腺实质的 T_2WI 通常表现为信号强度弥漫性升高，可见大量大小不等的高信号囊肿。

2. 分叶状肿瘤　分叶状肿瘤是由乳腺纤维结缔组织和上皮组织组成的纤维上皮性肿瘤。肿瘤较小时多表现为边缘光滑的结节，呈圆形或卵圆形，信号均匀，与纤维腺瘤难以区别。肿瘤较大时表现为分叶状、边缘光滑锐利的肿块，在 T_1WI 上可见斑片状高信号影，病理检查显示为肿瘤内局灶性小出血灶；T_2WI 抑脂像上以不均匀高信号为主。

　　3. 乳腺癌　乳腺癌病灶多呈分叶状、星芒状或毛刺状，边界不规则，与周围组织界限不清，内部信号不均匀，T_1WI 呈低或等信号，T_2WI 呈高或等信号，增强扫描呈不规则或毛刺状结节强化、环状强化、导管状强化，时间 - 信号强度曲线呈下降型或平台型。

五、典型病例

病例 1

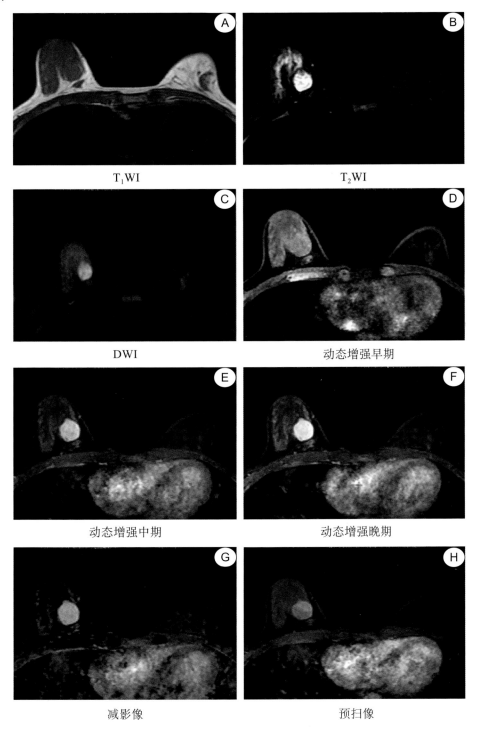

T₁WI

T₂WI

DWI

动态增强早期

动态增强中期

动态增强晚期

减影像

预扫像

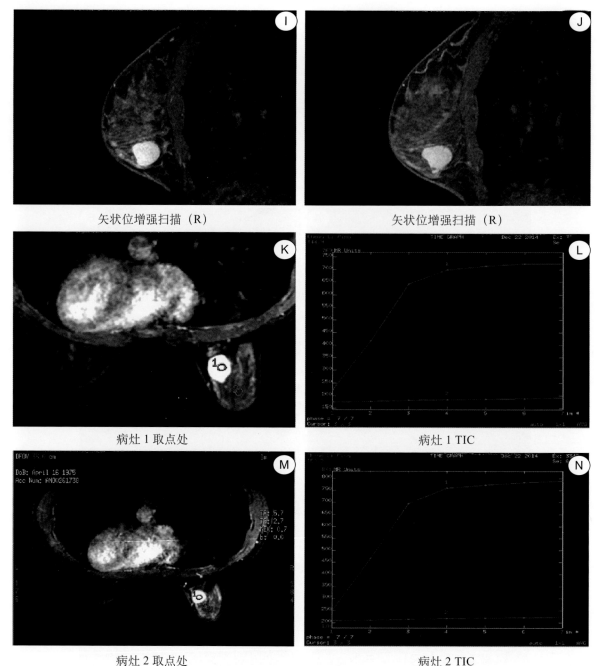

矢状位增强扫描（R）

矢状位增强扫描（R）

病灶 1 取点处

病灶 1 TIC

病灶 2 取点处

病灶 2 TIC

[病历摘要]　女性，39 岁。自查发现右侧乳房肿物 1 年余。触诊右侧乳房 5 点距乳头 4 cm 可触及肿物。

[影像表现]　图 A～C 为 T_1WI、T_2WI 及弥散加权成像（DWI）图像，显示双侧乳腺大小相仿，乳头未见凹陷回缩，右侧乳腺内侧可见类圆形等 T_1 长 T_2 信号影，DWI 呈高信号，病灶边界光整，信号尚均匀，病灶大小为 2.5 cm×2.0 cm。图 D～J 为动态增强早期、中期和晚期图像，减影像，预扫像，以及矢状位增强扫描，显示病变明显强化，边缘未见毛刺。图 K～N 为时间 - 信号强度曲线，显示病灶呈平台型，双侧乳腺内可见多发小结节状长 T_1 长 T_2 信号，增强后可见明显强化，双侧腋下未见明显肿大淋巴结信号影。

[影像诊断]　右侧乳腺内下象限富血供肿瘤性病变，乳腺影像报告和数据系统（BI-RADS）3 级，考虑乳腺纤维腺瘤可能性大。双侧乳腺多发散在小结节状强化灶，BI-RADS 3 级，考虑乳腺增生可能性大。

[病理诊断]　（右侧乳腺 5 点）乳腺纤维腺瘤。

病例 2

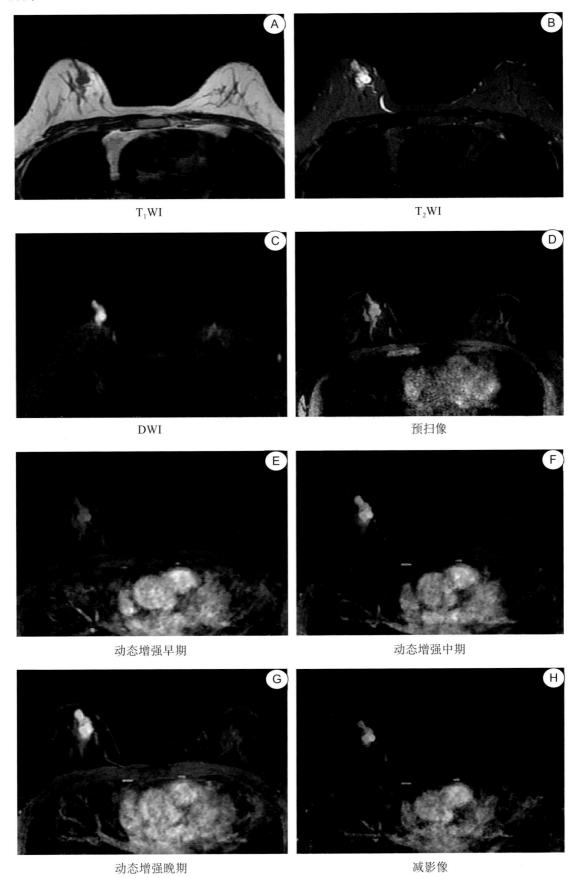

T₁WI

T₂WI

DWI

预扫像

动态增强早期

动态增强中期

动态增强晚期

减影像

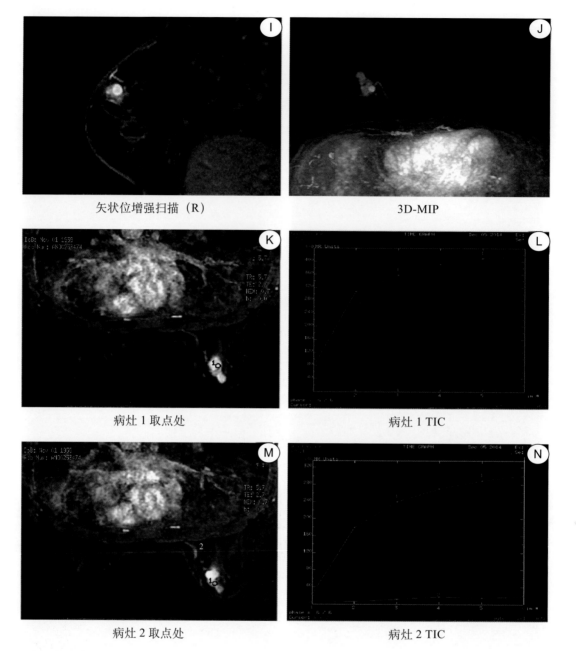

矢状位增强扫描（R）

3D-MIP

病灶 1 取点处

病灶 1 TIC

病灶 2 取点处

病灶 2 TIC

[病历摘要] 女性，55 岁。自查发现右侧乳房肿物 2 年。触诊右侧乳房 2 点距乳头 3 cm 可触及肿物。

[影像表现] 图 A ~ C 为 T_1WI、T_2WI、DWI，显示双侧乳房外形光整、左右对称，双侧乳腺导管扩张，双侧乳腺腺体呈片状不均匀长 T_1 长 T_2 信号影，右侧乳房内上象限可见一团块状长 T_1 长 T_2 异常信号影；DWI 呈高信号，边界尚清晰，部分边缘可见毛刺征，信号不均匀，大小为 2.5 cm × 1.4 cm。图 D ~ I 为预扫像，动态增强早期、中期和晚期图像，减影像，以及矢状位增强扫描，显示病灶呈明显强化，腺体内可见多个小结节状异常强化灶。图 J 为三维最大强度投影(3D-MIP)，直观地显示了右侧乳腺团块状病灶。图 K ~ N 为时间 - 信号强度曲线，显示病灶呈上升型，双侧腋下可见多发淋巴结，最大为 9.0 mm × 5.7 mm。

[影像诊断] 右侧乳腺内上象限占位，考虑为乳头状瘤复发可能性大。双侧乳腺多发小结节状异常强化灶，考虑为增生结节，BI-RADS 3 级。双侧乳腺导管轻度扩张。双侧腋下多发淋巴结。

[病理诊断] 右侧乳腺增生症伴纤维腺瘤，部分导管上皮增生明显，局部细胞生长活跃。

病例 3

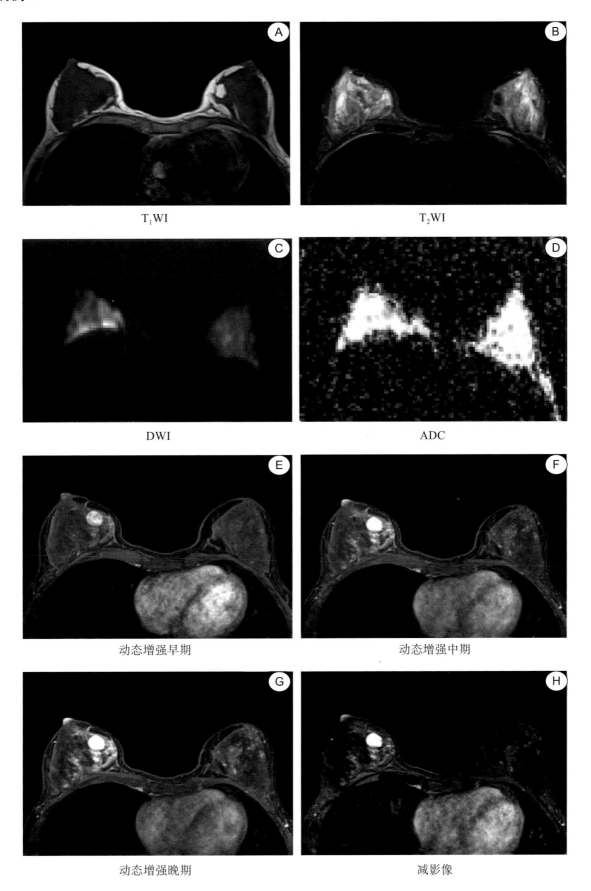

T₁WI

T₂WI

DWI

ADC

动态增强早期

动态增强中期

动态增强晚期

减影像

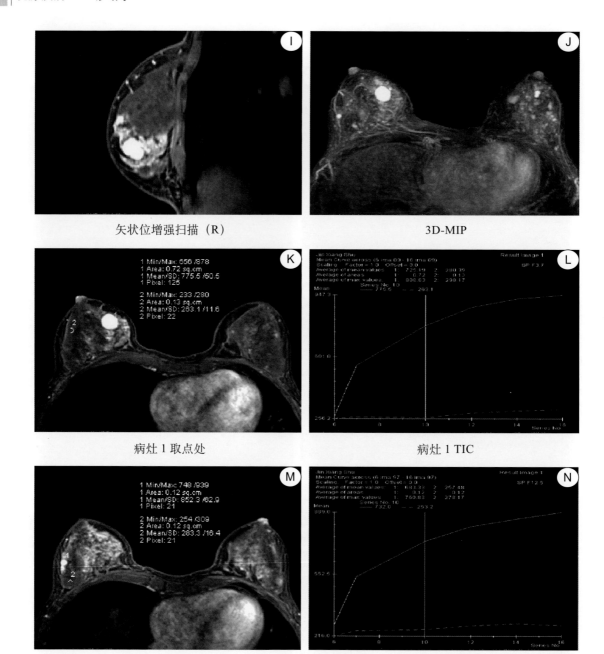

矢状位增强扫描（R）

3D-MIP

病灶 1 取点处

病灶 1 TIC

病灶 2 取点处

病灶 2 TIC

[病历摘要] 女性，40岁。左侧乳房内下象限距乳头2cm可触及肿物，质韧，无触痛，表面光滑，活动度尚可，边界清，与皮肤胸壁无粘连。

[影像表现] 图A～D为T₁WI、T₂WI、DWI、表观弥散系数（ADC），显示双侧乳房呈致密腺体型，外形光整，双侧乳房基本对称；双侧乳房腺体呈片状不均匀长T₁稍长T₂信号影，右侧乳房内上象限及外下象限、左侧乳头后上方可见多个类圆形等T₁等T₂异常信号影；DWI信号不高，较大者位于右侧乳房内上象限，大小为

1.6 cm×1.4 cm。图E～I为动态增强早期、中期和晚期图像，减影像，以及矢状位增强扫描，显示病灶呈明显均匀强化信号，边界清楚。图J为3D-MIP，直观地显示了右侧乳腺类圆形病灶。图K～N为时间-信号强度曲线，显示右乳病灶呈上升型，双侧腋下未见明显肿大淋巴结。

[影像诊断] 双侧乳腺多发异常强化灶，BI-RADS 4级；左侧乳腺内下象限良性占位性病变，考虑为脂肪瘤。

[病理诊断] 乳腺增生症伴纤维腺瘤。

病例 4

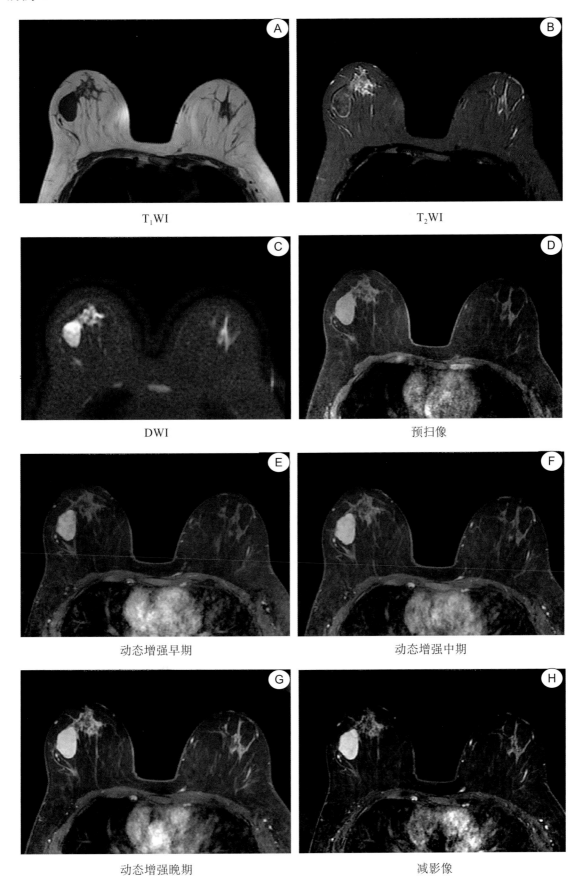

T₁WI

T₂WI

DWI

预扫像

动态增强早期

动态增强中期

动态增强晚期

减影像

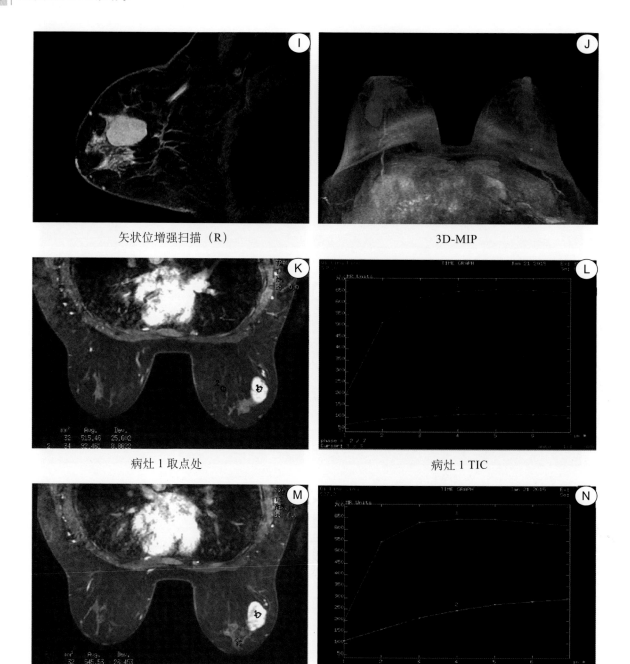

矢状位增强扫描（R）

3D-MIP

病灶 1 取点处

病灶 1 TIC

病灶 2 取点处

病灶 2 TIC

[病历摘要] 女性，29 岁。自查发现右侧乳房肿物 7 月余。触诊右侧乳房 10 点距乳头 3 cm 可触及肿物，质韧，活动度可。

[影像表现] 图 A ~ C 为 T₁WI、T₂WI、DWI，显示双侧乳房外形光整，左右对称；右侧乳房外上象限可见一类圆形长 T₁ 稍长 T₂ 信号影，大小为 3.5 cm×2.5 cm×2.3 cm。图 D ~ I 为预扫像，动态增强早期、中期和晚期图像，减影像，以及矢状位增强扫描，显示右侧乳腺病灶明显均匀强化，边界清楚。图 J 为 3D-MIP，直观地显示了右侧乳腺团块状病灶。图 K ~ N 为时间 - 信号强度曲线，显示右侧乳腺病灶呈平台型。

[影像诊断] 右侧乳腺外上象限良性占位，考虑纤维腺瘤可能性大；双侧乳腺增生可能性大。

[病理诊断]（右）乳腺纤维腺瘤，肿物大小为 4.3 cm×3.2 cm×1.4 cm，部分导管上皮增生，部分细胞生长活跃。

病例 5

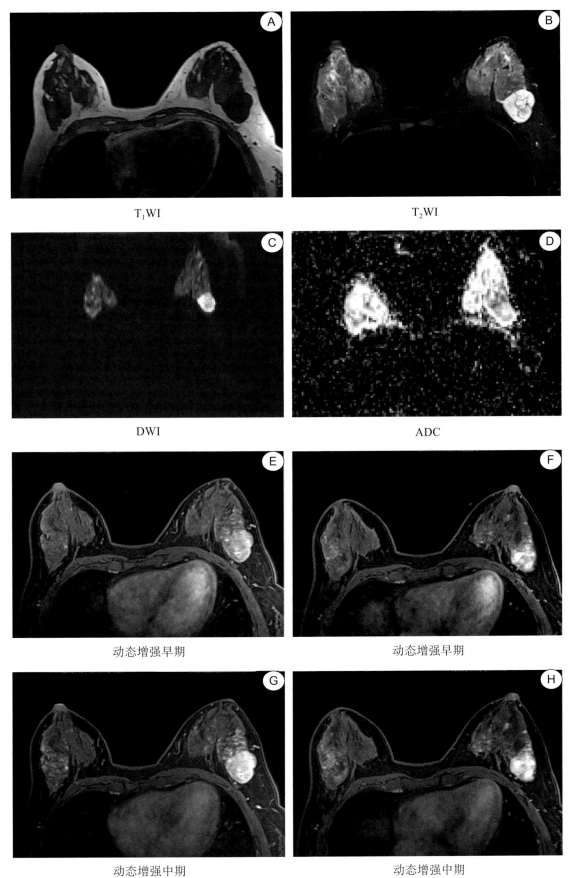

T$_1$WI

T$_2$WI

DWI

ADC

动态增强早期

动态增强早期

动态增强中期

动态增强中期

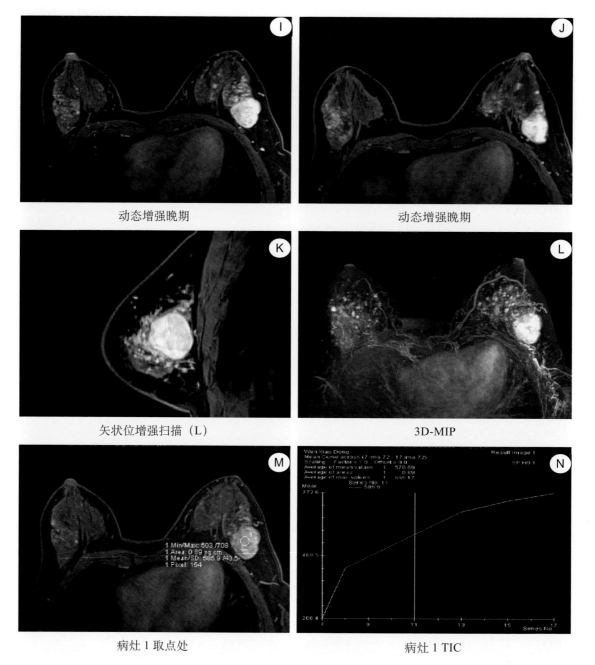

动态增强晚期

动态增强晚期

矢状位增强扫描（L）

3D-MIP

病灶 1 取点处

病灶 1 TIC

[病历摘要]　女性，40岁。自查发现左侧乳房肿物 7 个月。触诊左侧乳房外上象限可触及 5 cm×6 cm 大小肿物，质中等，表面光滑，活动度可。

[影像表现]　图 A ～ D 为 T_1WI、T_2WI、DWI 及 ADC，显示双侧乳房外形光整，左右对称；双侧乳房呈腺体型，腺体致密，双侧乳腺导管部分轻度扩张；左侧乳房外上象限可见一团块状长 T_1 长 T_2 异常信号影，DWI 为明显高信号，T_2WI 病灶信号欠均匀，可见条状低信号，病灶边界清楚，呈轻度分叶状，大小为 3.4 cm×3.3 cm。图 E ～ K 为动态增强早期、中期和晚期图像及矢状位增强扫描，显示病灶呈明显强化，信号较均匀，边界清楚。图 L 为 3D-MIP，直观地显示了左侧乳腺团块状病灶。图 M ～ N 为时间 - 信号强度曲线，显示病灶呈上升型。

[影像诊断]　左侧乳腺外上象限占位性病变，考虑为乳腺癌可能性大，BI-RADS 4C 级；双侧乳腺内多发结节影，考虑为增生结节可能性大，BI-RADS 3 级。

[病理诊断]　乳腺纤维腺瘤伴部分导管上皮增生。

病例 6

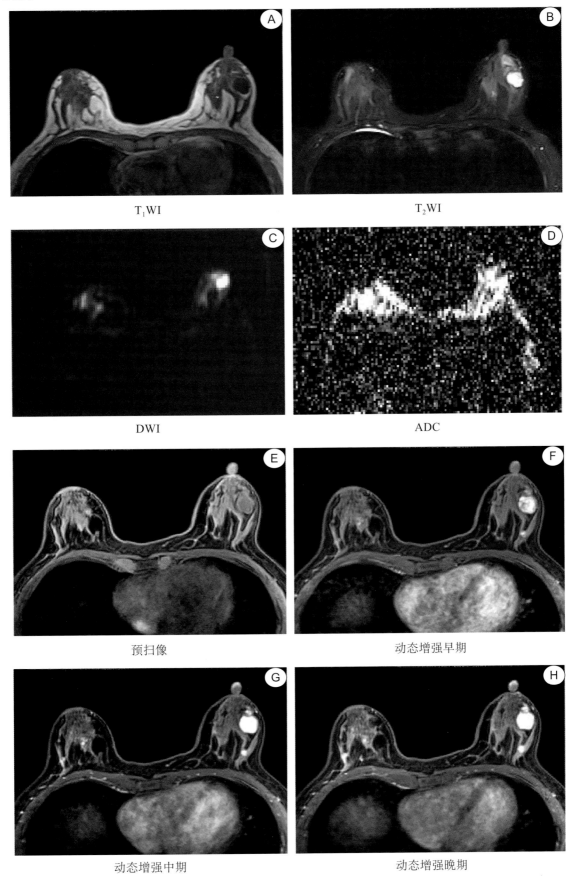

T₁WI

T₂WI

DWI

ADC

预扫像

动态增强早期

动态增强中期

动态增强晚期

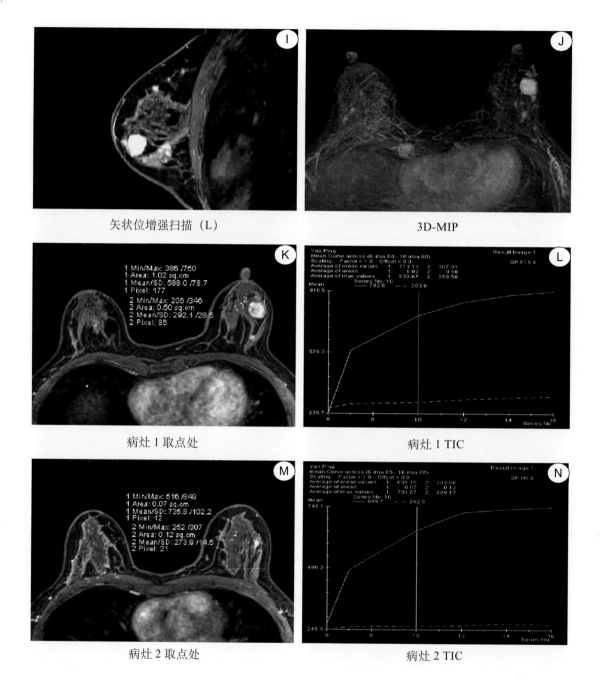

矢状位增强扫描（L）

3D-MIP

病灶 1 取点处

病灶 1 TIC

病灶 2 取点处

病灶 2 TIC

[病历摘要]　女性，37 岁。自查发现左侧乳房肿物 1 月余。触诊左侧乳房 12 点距乳头 2 cm 可触及肿物，质韧、活动度可。

[影像表现]　图 A ~ D 为 T₁WI、T₂WI、DWI 及 ADC，显示双侧乳房外形光整、左右对称，双侧乳腺腺体呈片状不均匀长 T₁ 长 T₂ 信号影；左侧乳腺外下象限可见一团块状长 T₁ 长 T₂ 异常信号影，DWI 呈高信号，边界清楚，大小为 1.7 cm × 1.5 cm × 1.7 cm。图 E ~ I 为预扫像、动态增强早期、中期和晚期图像，以及矢状位增强扫描，显示右侧乳腺病灶呈明显均匀强化信号，边界清楚。图 J 为 3D-MIP，直观地显示了左侧乳腺团块状病灶。图 K ~ N 为时间 - 信号强度曲线，显示左侧乳腺病灶呈上升型。

[影像诊断]　左侧乳腺外象限良性占位性病变，BI-RADS 4 级，不除外乳腺癌；双侧乳腺多发小结节状异常强化灶，BI-RADS 3 级，考虑为增生结节可能性大。

[病理诊断]　（左侧乳腺）纤维腺瘤，部分导管上皮增生。

病例 7

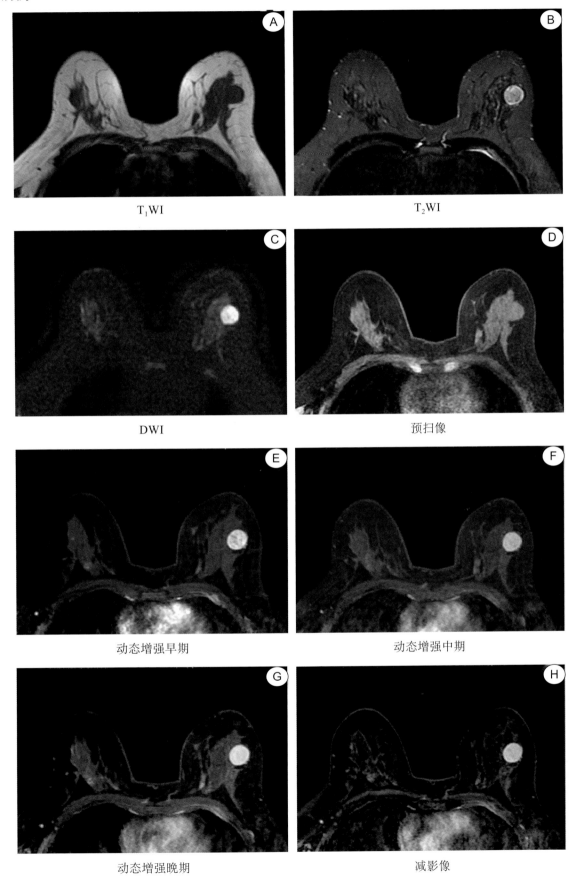

T₁WI

T₂WI

DWI

预扫像

动态增强早期

动态增强中期

动态增强晚期

减影像

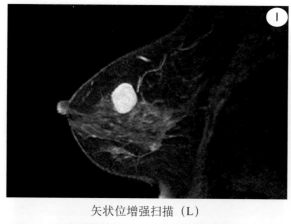

矢状位增强扫描（L）

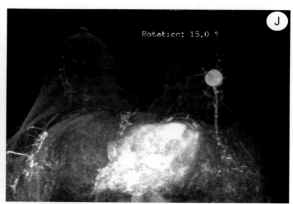

3D-MIP

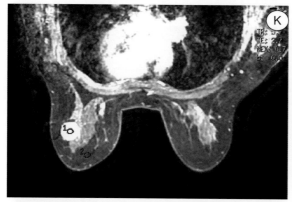

病灶 1 取点处

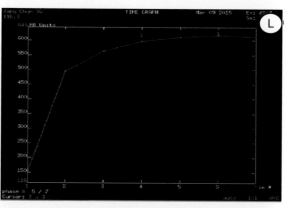

病灶 1 TIC

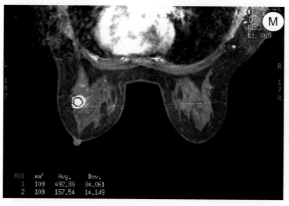

病灶 2 取点处

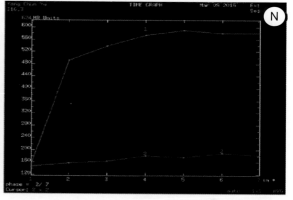

病灶 2 TIC

[病历摘要]　女性，36 岁。自查发现左侧乳房肿物半年余。触诊左侧乳房外上象限可触及一质韧肿物。

[影像表现]　图 A～C 为 T_1WI、T_2WI、DWI 及 ADC，显示双侧乳房对称，外形光整；左侧乳腺外上象限可见一团块状长 T_1 长 T_2 信号影，DWI 呈高信号，边缘光滑，边界清楚，信号尚均匀，大小为 2.31 cm×2.07 cm×2.07 cm。图 D～I 为预扫像，动态增强早期、中期和晚期图像，减影像，以及矢状位增强扫描，显示左侧乳腺病灶呈明显均匀强化信号，边界清楚。图 J 为 3D-MIP，直观地显示了左侧乳腺团块状病灶。图 K～N 为时间 - 信号强度曲线，显示病灶呈缓慢上升型。

[影像诊断]　左侧乳腺外上象限占位病变，BI-RADS 3 级，考虑为良性病变；双侧乳腺多发结节影，BI-RADS 3 级，考虑为增生结节。

[病理诊断]（左侧）乳腺纤维腺瘤，大小 2.2cm×1.5cm×1.5cm。

病例 8

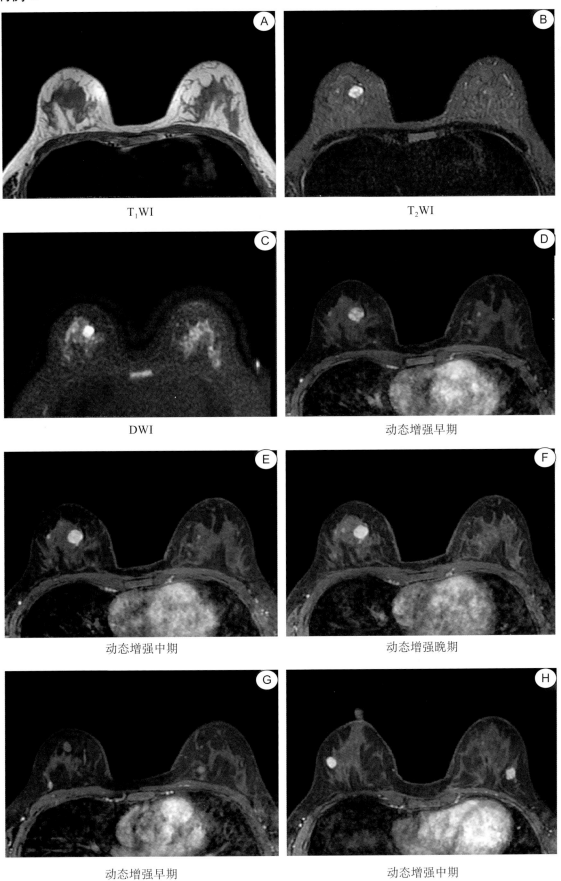

T₁WI

T₂WI

DWI

动态增强早期

动态增强中期

动态增强晚期

动态增强早期

动态增强中期

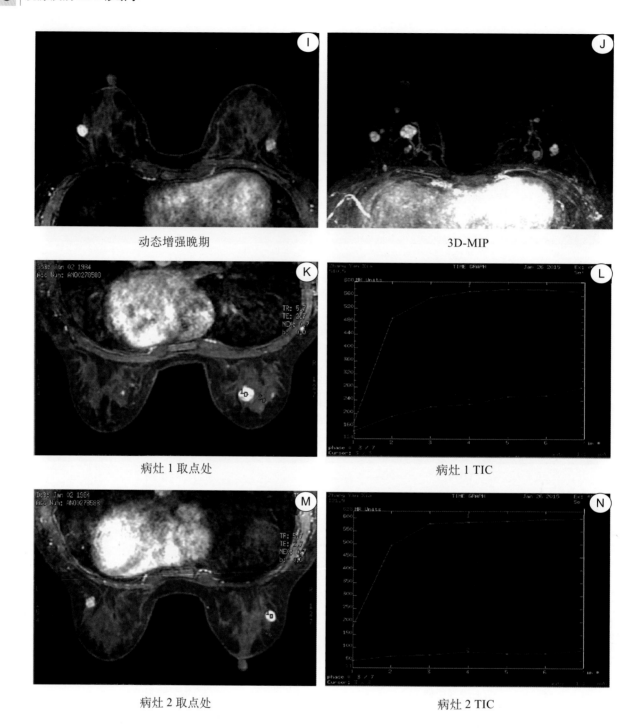

动态增强晚期

3D-MIP

病灶 1 取点处

病灶 1 TIC

病灶 2 取点处

病灶 2 TIC

[病历摘要]　女性，31岁。自查发现右侧乳房肿物5个月，双侧乳房可触及多个质韧结节。

[影像表现]　图A～C为轴位 T_1WI、T_2WI 及DWI，显示双侧乳房外形光整、左右对称，双侧乳腺可见多发类圆形长 T_1 长 T_2 信号影，信号均匀，边界清楚，DWI呈稍高信号。图D～I为动态增强早期、中期和晚期图像，显示病灶呈明显均匀强化，较大者位于右侧乳腺，大小约为

1.7 cm×1.5 cm×1.4 cm。图J为3D-MIP，直观地显示了双侧乳腺多发病灶及周围血管。图K～N为病灶的时间-信号强度曲线，显示病灶呈上升型和平台型。

[影像诊断]　双侧乳腺多发占位病变，BI-RADS 3级，考虑乳腺多发腺瘤可能性大。

[病理诊断]　乳腺增生症伴纤维腺瘤，局部导管上皮增生。

病例 9

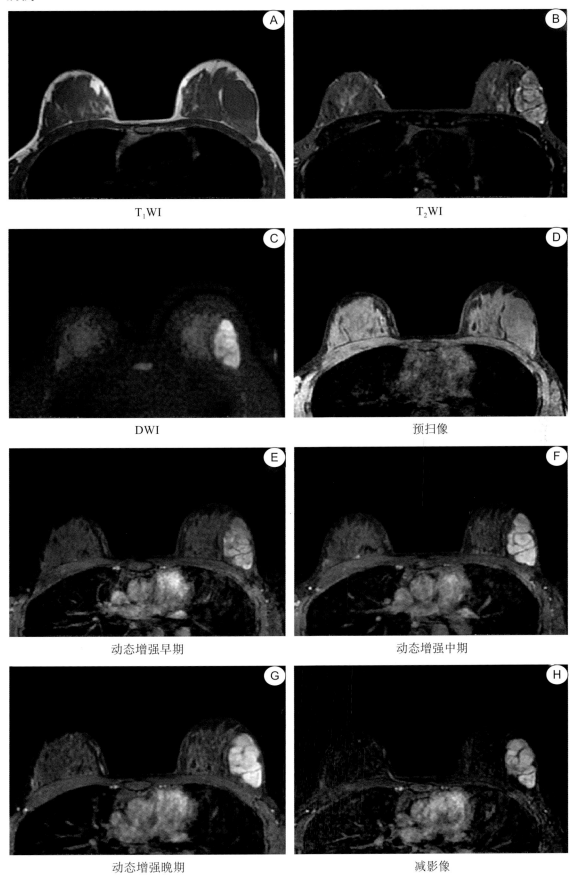

T₁WI

T₂WI

DWI

预扫像

动态增强早期

动态增强中期

动态增强晚期

减影像

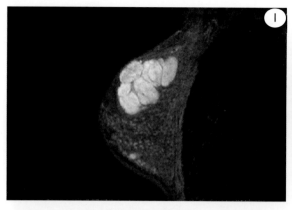

矢状位增强扫描（L）

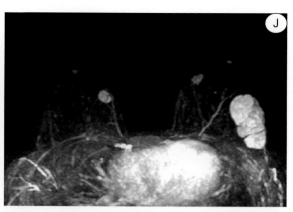

3D-MIP

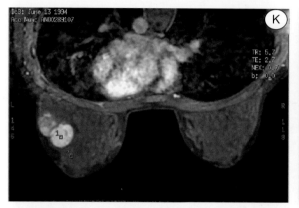

病灶 1 取点处

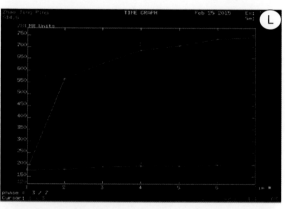

病灶 1 TIC

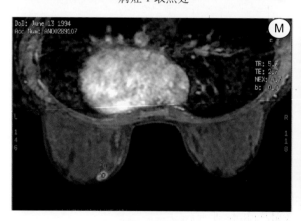

病灶 2 取点处

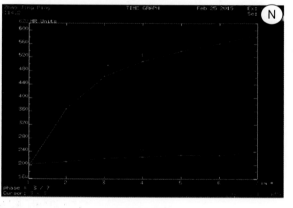

病灶 2 TIC

[病历摘要] 女性，20 岁。自查发现左侧乳房肿物 3 年余，表面光滑，边界清，活动度可。

[影像表现] 图 A～C 为轴位 T_1WI、T_2WI 及 DWI，显示双侧乳房外形光整、左右对称；双侧乳腺内可见多个类圆形长 T_1 长 T_2 信号影，信号较均匀，边界清楚，DWI 呈稍高信号。图 D～J 为预扫像，动态增强早期、中期和晚期图像，增强减影像，以及矢状位增强扫描，显示双侧乳腺病灶呈明显均匀强化，最大病灶位于左侧乳腺外上象限，大小约为 6.2 cm×3.6 cm×3.2 cm。图 J 为 3D-MIP，直观地显示了双侧乳腺多发病灶及周围血管。图 K～N 为病灶的时间－信号强度曲线，显示病灶均呈上升型。

[影像诊断] 双侧乳腺多发良性结节影，考虑纤维腺瘤可能性大，BI-RADS 2 级。

[病理诊断] 乳腺纤维腺瘤伴个别导管上皮增生，乳腺增生症。

病例 10

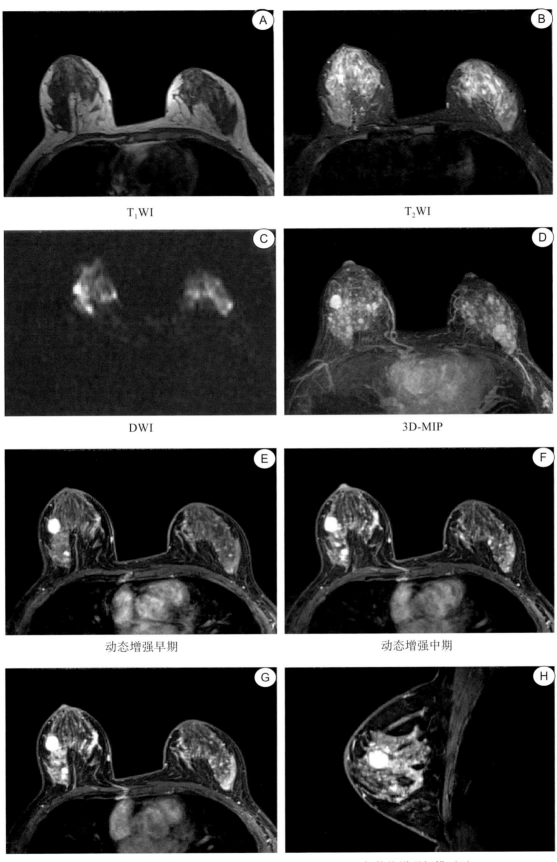

T₁WI

T₂WI

DWI

3D-MIP

动态增强早期

动态增强中期

动态增强晚期

矢状位增强扫描（R）

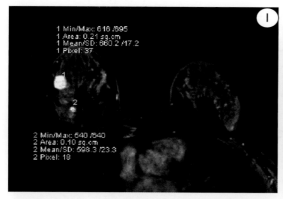

病灶 1 取点处

病灶 1 TIC

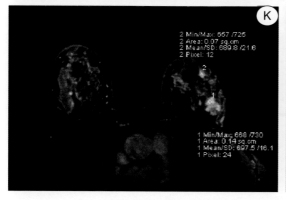

病灶 2 取点处

病灶 2 TIC

[病历摘要] 女性，37 岁。体检发现双侧乳房肿物 11 天。触诊左侧乳房 11 点距乳头 4 cm、右侧乳房 9 点距乳头 4 cm 可触及质韧肿物。

[影像表现] 图 A ～ C 为轴位 T_1WI、T_2WI 及 DWI，显示双侧乳房外形光整、左右对称，双侧乳腺腺体致密，结构不佳，可见多发片状不规则长 T_1 等 - 稍长 T_2 信号影，DWI 呈稍高信号。图 4 为 3D-MIP，直观地显示了双侧乳腺的多发病灶及周围血管。图 E ～ H 为动态增强早期、中期和晚期图像及矢状位增强扫描，显示双侧乳腺多发类圆形，散片状异常强化影，右侧乳腺病灶边界较清，大小约为 1.3 cm × 1.4 cm，左侧乳腺病灶无明确边界，强化范围约为 1.9 cm × 2.2 cm。图 I ～ L 为病灶的时间 - 信号强度曲线，显示病灶呈平台型。

[影像诊断] 左侧乳腺外上象限占位性病变，考虑 BI-RADS 4 级；右侧乳腺外上象限占位性病变，考虑 BI-RADS 3 ～ 4 级；双侧乳腺多发小结节强化影，考虑增生结节可能性大。

[病理诊断] 乳腺增生症伴纤维腺瘤，个别导管上皮增生。

病例 11

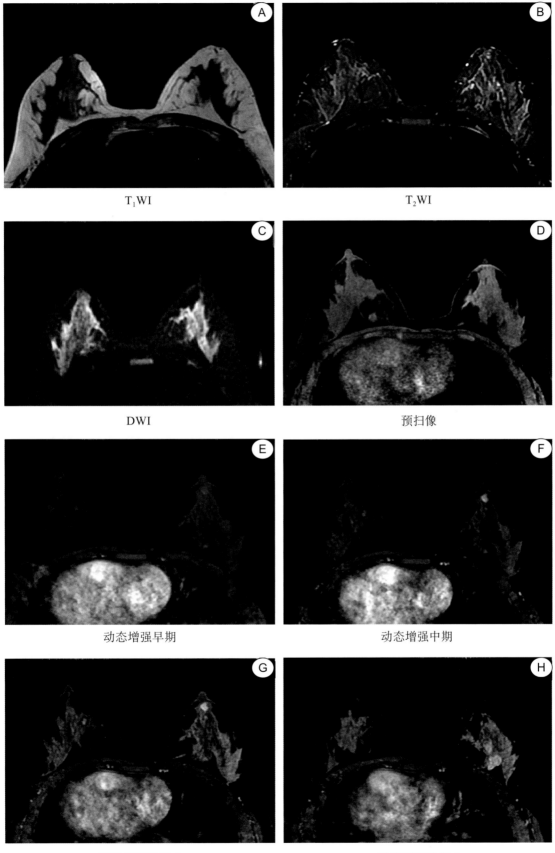

T₁WI

T₂WI

DWI

预扫像

动态增强早期

动态增强中期

动态增强晚期 1

动态增强晚期 2

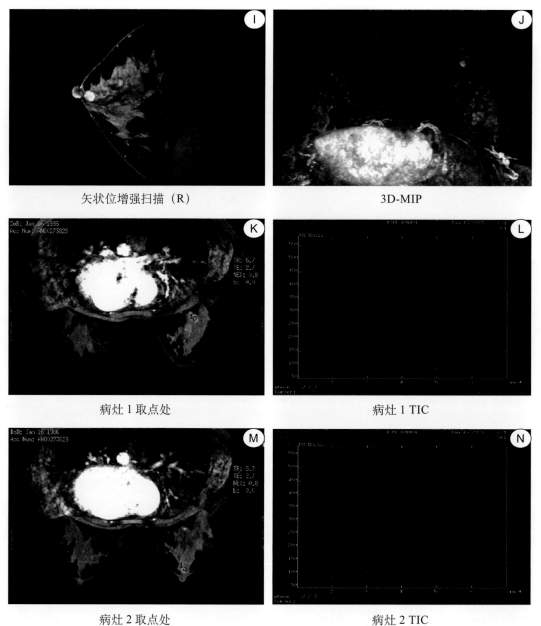

矢状位增强扫描（R）

3D-MIP

病灶 1 取点处

病灶 1 TIC

病灶 2 取点处

病灶 2 TIC

[病历摘要]　女性，28 岁。自查发现右侧乳房肿物 1 个多月。触诊双侧乳房可触及多个大小不等结节，最大的肿物位于右侧乳房内上象限，大小为 2.0 cm × 1.0 cm。

[影像表现]　图 A ~ C 为轴位 T_1WI、T_2WI 及 DWI，显示双侧乳房外形光整、左右对称，腺体结构欠佳，可见多发散片状、结节状等 - 长 T_1 长 T_2 信号影，信号欠均匀，边缘欠清楚，DWI 呈稍高信号。图 D ~ I 为预扫像，动态增强早期、中期和晚期图像，以及矢状位增强扫描，显示双侧乳腺呈多发条片状强化影，较大者位于右侧乳腺上象限近胸壁处，大小约为 1.6 cm × 0.9 cm；右侧乳腺乳头后方可见另

一个一大小约为 0.7 cm × 0.8 cm 结节样强化影。图 J 为 3D-MIP，直观地显示了双侧乳腺病灶及周围血管。图 K ~ N 为病灶的时间 - 信号强度曲线，显示病灶呈上升型。

[影像诊断]　右侧乳腺上象限、乳头后方多发占位性病变，考虑 BI-RADS 3-4 级；左侧乳腺近胸壁结节影，考虑 BI-RADS 3 级；双侧乳腺多发增生结节。

[病理诊断]　乳腺增生症伴纤维腺瘤。

（王　宏　彭　湃　刘　燕　张　超）

第二节 乳腺导管内乳头状瘤

乳腺导管内乳头状瘤是常见的女性乳腺溢液性肿瘤之一，可发生在乳腺导管的不同部位并因此有不同的临床病理特点。1979 年 Azzopardi 提出的"乳头状瘤"这一术语应严格地应用于由增生上皮衬覆于纤维血管轴心表面形成的具有乳头状、树枝状生长模式的乳腺病变。与导管内乳头状瘤相对应的是浸润性乳头状癌。2003 版 WHO《乳腺和女性生殖系统肿瘤的病理学和遗传学》将乳腺导管内乳头状瘤作为一组疾病单独列出，包括中央型、周围型和不典型导管内乳头状瘤和导管内乳头状癌。

国内文献报道，乳腺导管内乳头状瘤的恶变率为 6% ~ 8%，并认为孤立性乳腺导管内乳头状瘤不是癌前病变，而多发性乳腺导管内乳头状瘤与癌的关系密切。因为多发性乳腺导管内乳头状瘤的上皮常有不同程度的增生，从上皮增生形成轻度乳头状瘤病起至乳头分支、复杂顶部互相吻合形成桥接或网状间隙及筛状结构。目前认为后者是普通型增生向不典型增生过渡的征象。当多发性乳腺导管内乳头状瘤伴有不典型增生时，其癌变的风险增加。

一、病理改变

（一）中央型乳头状瘤

中央型导管内乳头状瘤，又称为孤立性导管内乳头状瘤，癌变率极低，是发生在乳头及乳晕区的大导管的良性肿瘤。肿瘤由多个细小分支的乳头状新生物构成，常为孤立、单发肿瘤，少数也可累及几个大导管。肿瘤大小从几毫米到 4 cm 或更大，并可沿导管向周围延伸数厘米。肿瘤常呈米粒状或杨梅状突入管腔内，乳头表现不一，乳头较粗者纤维成分多，呈灰白色，顶端圆钝；乳头细者呈鲜红色，质脆易脱落。其组织学特征是：具有纤维血管轴心的上皮增生形成，具有树枝状结构的病变，增生上皮包含近腔缘的腺上皮和靠近基膜的肌上皮两种成分。

（二）周围型乳头状瘤

周围型导管内乳头状瘤，又称为多发性导管内乳头状瘤，起源于乳段下导管和终末导管小叶单元，常常是多中心性的，可以延伸到邻近的大导管。诊断标准是：在局限的乳腺组织节段中至少存在 5 个清楚独立的乳头状瘤，通常位于乳腺周边部位。其组织学特征表现有两个方面：一是肿瘤性乳头的形态是多样性的，乳头大小不等、长短不一，所处发育阶段也不尽相同，乳头间可相互吻合形成不规则的筛状结构，衬覆上皮可出现不同程度的增生而导致结构复杂化；二是病变常较广泛，较中央型更易伴发周围乳腺组织增生，包括导管普通型增生（usual ductal hyperplasia，UDH）、导管不典型增生（atypical ductal hyperplasia，ADH）、导管原位癌（ductal carcinoma in situ，DCIS）以及各种形式的腺病。

（三）不典型乳头状瘤

不典型导管内乳头状瘤的特征表现是：瘤内出现灶性、具有低级别核的不典型上皮增生，这种上皮内增生偶尔类似于 ADH 或小灶性的低级别 DCIS。在 Page 等和 Ruju 等较早对乳头状瘤中存在的不典型增生进行的研究中，他们在确定乳头状瘤不典型增生的上限时使用的范围标准是：如果满足非粉刺型 DCIS 定性诊断标准的增生区域的最大直径超过 3 mm，则诊断为乳头状瘤中出现 DCIS；而 ≤ 3 mm 则诊断为乳头状瘤中出现不典型增生。

（四）导管内乳头状癌

导管内乳头状癌可以是中央性的或孤立性的，WHO 的诊断标准包括两个方面：① 90% 或更多的肿瘤性乳头完全缺乏肌上皮层，不论是否出现明显的上皮增生；②任何一种低级别 DCIS 占据乳头状瘤的 90% 或以上区域。显微镜下，癌细胞一般分化较好，上皮细胞排列与轴心相垂直，没有规则的肌上皮细胞层，有时以灶状形式存在，但不连续；纤维血管轴心常很纤细，甚至仅由毛细血管构成，其间有少量纤维性间质支撑。

（五）浸润性乳头状癌

乳腺的乳头状癌全部或大部分为原位病变，只有乳腺导管外真性乳头和微乳头两种结构都存在的肿瘤才能被诊断为乳腺浸润性乳头状癌。单纯的乳腺浸润性乳头状癌罕见，常与其他类型的浸润性癌合并存在。乳腺浸润性乳头状癌的肿瘤细胞呈嗜碱性，可伴有大汗腺化生或顶浆分泌；肿瘤细胞核常为中等级别；在大部分肿瘤中，间质成分较少。乳腺乳头状癌的浸润成分可以是乳头状结构，也可呈普通型浸润性导管癌的形态。

二、临床表现

（一）乳头溢液

中央型导管内乳头状瘤多见于经产女性，发病年龄平均为48岁，病程长。临床上，患者常出现血性或浆液性乳头溢液，不少患者以乳头溢液为首发症状。周围型导管内乳头状瘤临床上较少见，发病年龄平均39.6岁，较中央型导管内乳头状瘤患者年轻；肿瘤体积小，且通常很少发生乳头溢液；约1/4的患者为双侧病变。原位乳头状癌多见于50岁以上女性，肿瘤直径常超过3 cm，预后较一般乳腺癌好，临床上常有血性乳头溢液。

乳头溢液是导管内乳头状瘤的主要症状。病理性自发性乳头溢液的常见原因为导管内乳头状瘤（占70%以上），其次为导管内乳头状癌（10%左右）。溢液根据性质不同分为以下六种：①血性（浆液血性）溢液，最为常见。对于绝经后妇女，应考虑癌的可能。②浆液性溢液，大部分为乳头下部乳头状瘤引起，也见于乳腺组织增生，少数浆液性溢液是癌引起的。③水样溢液，Lewison指出，水样溢液大约50%可能由癌引起。④乳汁样溢液，常为双侧，多为泌乳素分泌过多或服用激素类药物所致。⑤黏稠溢液，溢液黏稠，呈糊状，常见于乳管扩张症或性功能低下者。⑥脓性溢液，常见于导管扩张伴感染。

（二）乳腺内肿块

乳腺导管内乳头状瘤常可触及肿块。在大导管内的乳头状瘤，肿块大多位于乳晕或乳晕周围区，直径约为1 cm。用指压法以示指尖围绕乳头按顺时针方向按压乳晕区，可见乳头相应部位的乳孔有液体溢出。在周围型导管内乳头状瘤，肿瘤多生长于乳腺周围区，肿块常为多发，边界不清，质地不均。乳头状癌由于病程长，细胞生长迅速，常可触及边界清楚的肿块，直径多在3 cm以上，质地较硬。

三、MRI表现

MRI能清晰显示乳腺导管内乳头状瘤病灶的形态。Daniel等报道，良性导管内乳头状瘤的病灶为小病灶，呈卵圆形，边缘光滑，有相关导管扩张。导管内乳头状瘤根据MRI形态特点可分为三类：①囊内乳头状瘤，囊内可见结节影；②结节肿块型，肿块边界清楚或不清楚，伴有或不伴有邻近导管扩张；③隐匿性导管内乳头状瘤，仅可见扩张的导管，未见明确实性肿块。

MRI平扫信号：T_1WI的主要发现包括扩张导管的高信号影及肿块的低或等信号；T_2WI的主要发现包括肿块影（包括囊性、囊实性、囊内结节）、乳腺导管扩张症，表现为在乳晕下区孤立的扩张导管，可延伸至一个或多个象限，或表现为导管的充盈缺损。①囊内乳头状瘤：由于囊液成分不同，信号也不同；囊液可为浆液性、血性或混合性，MRI可表现为长T_1长T_2信号、短T_1长T_2信号或混杂信号；囊内结节MRI为长T_1等或长T_2信号。②结节肿块型：病灶MRI呈长T_1等或长T_2信号；部分结节伴邻近导管扩张，在T_1WI呈线样高信号，而近乳头及乳晕的扩张导管在T_2WI可呈高信号。③隐匿性病变：是指直径为1～2 mm的实性结节伴有导管扩张；MRI仅见扩张的导管，导管呈线样短T_1长T_2信号。实性结节伴不同程度和方式的导管扩张的MRI表现在乳腺导管内乳头状瘤的诊断中较具特征性价值。

动态增强扫描：乳腺导管内乳头状瘤早期呈明显强化，多数病灶强化均匀，延迟期呈"环形"表现，即肿瘤边缘部分信号的强度高于中心部分。延迟期"环形"强化信号这一征象较具特征性，有助于乳头状瘤的诊断。时间 - 信号强度曲线（TIC）无明显特征性表现，以往有文献报道，乳腺导管内乳头状瘤的时间 - 信号强度曲线表现为下降型的比例为 47.5% ~ 100%。BI-RADS 明确指出，血流动力学表现与形态学表现同等重要，当形态学表现为恶性时，不论其血流动力学表现如何，均应首先考虑恶性；当其形态学表现为良性而血流动力学表现为恶性时，应行活检以排除恶性。

四、鉴别诊断

囊状扩张导管内乳头状瘤伴结节是导管内乳头状瘤的最具特征性的表现，通常不需要与其他病变鉴别，但需警惕导管内乳头状癌的可能，诊断需靠活检。结节肿块型需仔细寻找病灶周围有无扩张导管。有研究认为，导管内乳头状瘤的 MRI 的特征性表现是伴有导管扩张的肿块强化或导管小叶样强化，扩张的导管对诊断导管内乳头状瘤具有重要的提示作用；而乳腺癌或纤维腺瘤、腺病结节很少伴有导管扩张。

单纯结节不伴有导管扩张则应与乳腺其他结节样病变鉴别，包括乳腺癌、乳腺纤维腺瘤和乳腺腺病。乳腺癌形态不规则，可见分叶毛刺；MRI 信号多不均匀，动态增强扫描时间 - 信号强度曲线多为下降型，ADC 值明显减低。虽然导管内乳头状瘤的时间 - 信号强度曲线表现及 ADC 值与乳腺癌存在相似之处，但是，在动态增强的早期，导管内乳头状瘤在强化率和内部强化方式的动态变化特征方面具有一定的特征性，即乳头状瘤的早期强化率相对低于乳腺癌，病变趋向于由动态增强早期的均匀或欠均匀强化到延迟期呈"环形"表现，这些特征有助于其与乳腺癌的鉴别。乳腺纤维腺瘤患者相对较年轻，多见于 30 岁以下，病变一般呈圆形或类圆形，MRI平扫及增强扫描信号多均匀，时间 - 信号强度曲线多呈上升型，ADC 值相对较高。导管内乳头状瘤多发结节病灶基本上沿导管走行分布，多发腺瘤及腺病病灶则随机分布，无特征性。

五、典型病例

病例 1

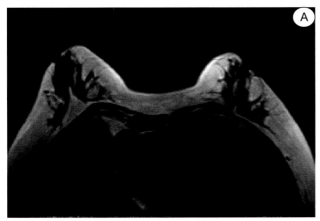
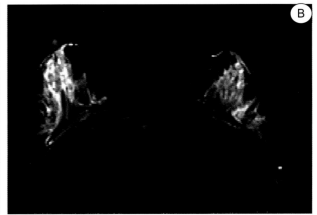

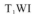

　　　　T₁WI　　　　　　　　　　　　　T₂WI

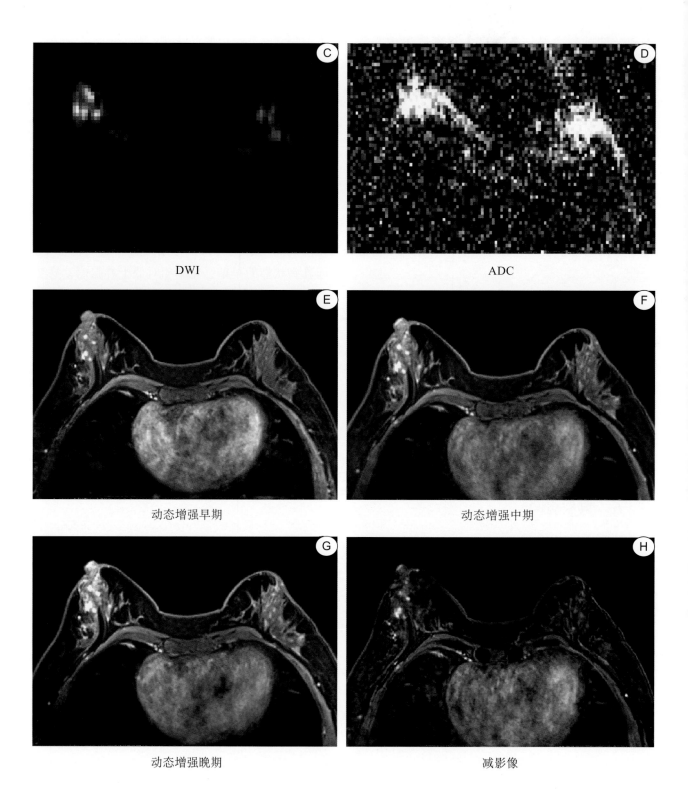

DWI

ADC

动态增强早期

动态增强中期

动态增强晚期

减影像

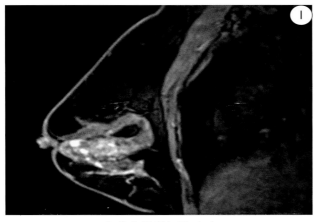

矢状位增强扫描（R）

3D-MIP

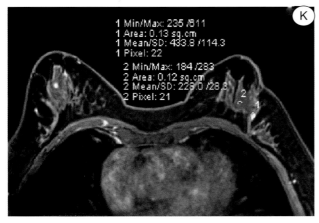

病灶 1 取点处

病灶 1 TIC

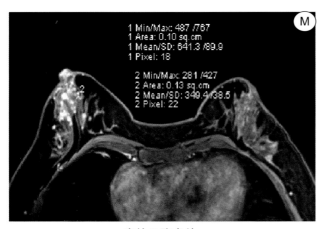

病灶 2 取点处

病灶 2 TIC

[病历摘要]　女性，50 岁。发现双侧乳腺结节 10 余年。

[影像表现]　图 A ~ D 为轴位 T_1WI、T_2WI 及 DWI、ADC，显示双侧乳腺内多发点状、结节状等 - 长 T_1 长 T_2 信号，边界清；DWI 病灶呈稍高信号，ADC 呈稍低信号。图 E ~ I 为动态增强早期、中期和晚期图像，减影像，以及矢状位增强扫描，显示双侧乳腺病灶在各期呈明显不均匀强化，病灶信号均匀。图 J 为 3D-MIP，直观地显示了双侧乳腺的小结节状病灶。图 K ~ N 为病灶的时间 - 信号强度曲线，显示双侧乳腺病灶呈上升型。

[影像诊断]　双侧乳腺内多发点状、结节状病变，考虑结节增生可能性大，BI-RADS 3 级。

[病理诊断]　乳腺导管内乳头状瘤。

病例 2

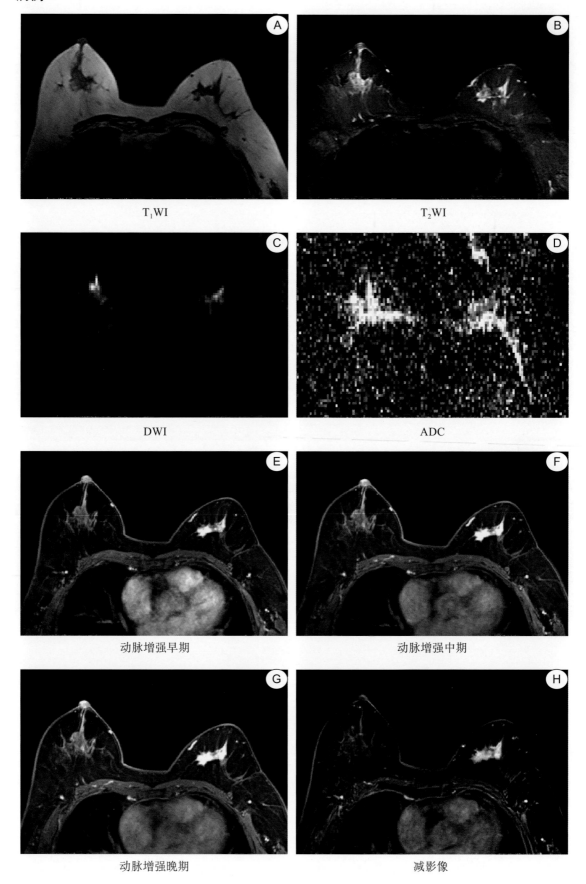

T₁WI

T₂WI

DWI

ADC

动脉增强早期

动脉增强中期

动脉增强晚期

减影像

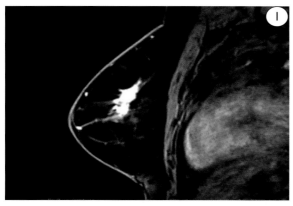

矢状位增强扫描（L）

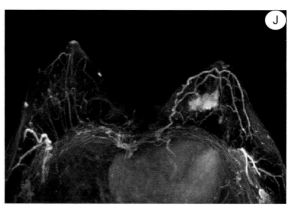

3D-MIP

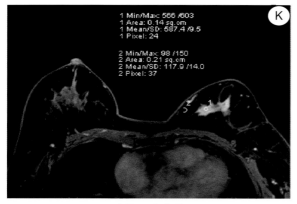

病灶 1 取点处

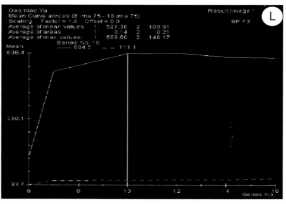

病灶 1 TIC

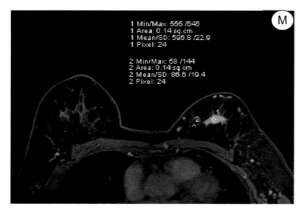

病灶 2 取点处

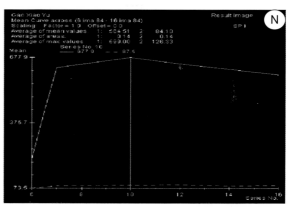

病灶 2 TIC

[病历摘要]　女性，65 岁。体检发现左侧乳房肿物 1 天，左侧乳房内上方可触及大小为 4.0 cm × 3.0 cm 的肿物，质地中等，活动度差。

[影像表现]　图 A ～ D 为轴位 T₁WI、T₂WI 及 DWI、ADC，显示左侧乳头凹陷，左侧乳腺内上方可见一团块状长 T₁ 长 T₂ 信号，边界不清，可见小毛刺；DWI 病灶呈高信号，ADC 呈低信号。图 E ～ I 为动态增强早期、中期和晚期图像，减影像，以及矢状位增强扫描，显示左侧乳腺病灶在增强后呈明显不均匀强化，病灶边缘毛糙，可见小毛刺。图 J 为 3D-MIP，直观地显示了左侧乳腺的病灶。图 11-14 为病灶的时间 - 信号强度曲线，显示左侧乳腺病灶呈速升缓降型、平台型。

[影像诊断]　左侧乳腺内上方占位性病变。

[病理诊断]　左侧乳腺导管内乳头状瘤。

病例 3

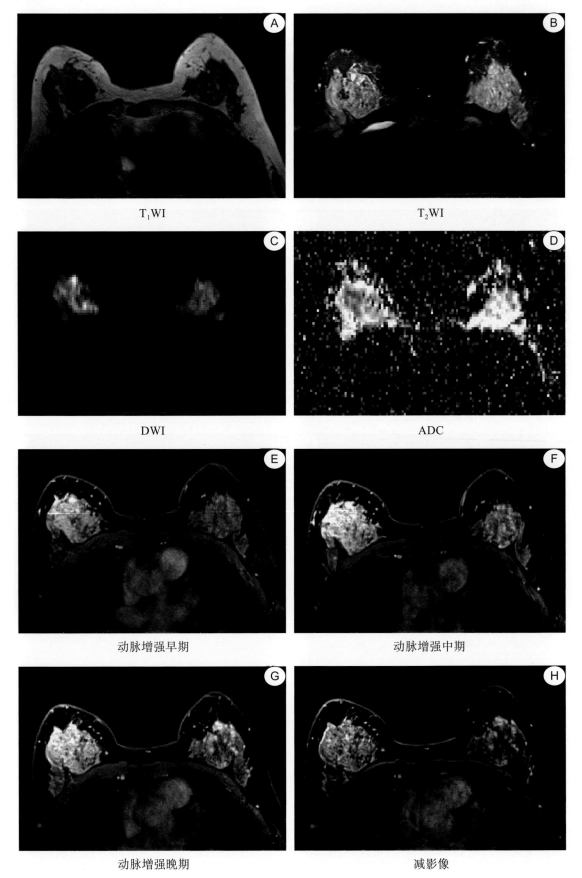

T₁WI

T₂WI

DWI

ADC

动脉增强早期

动脉增强中期

动脉增强晚期

减影像

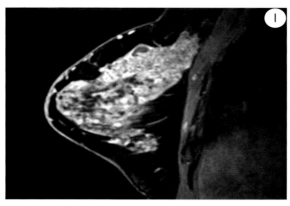

矢状位增强扫描（R）

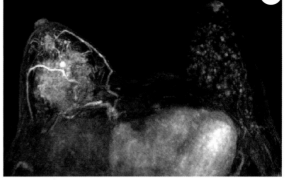

3D-MIP

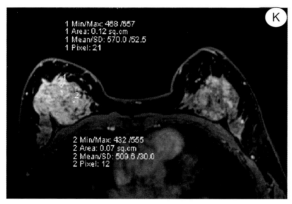

病灶 1 取点处

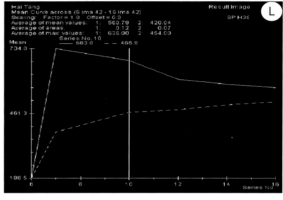

病灶 1 TIC

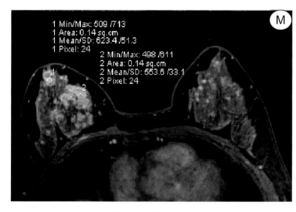

病灶 2 取点处

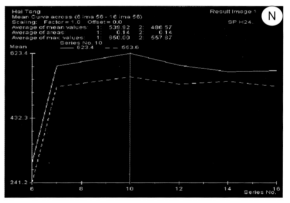

病灶 2 TIC

[病历摘要]　女性，45 岁。发现右侧乳房肿物 10 余年。

[影像表现]　图 A ~ D 为轴位 T_1WI、T_2WI 及 DWI、ADC，显示右侧乳腺内上象限一团块状等或长 T_1 长 T_2 信号，边界不清，可见小毛刺；DWI 病灶呈高信号，ADC 呈低信号。图 E ~ I 为动态增强早期、中期和晚期图像，减影像，以及矢状位增强扫描，显示右侧病灶在各期呈明显不均匀强化，强化程度逐渐加强，病灶信号不均匀。图 J 为 3D-MIP，直观地显示了右侧乳腺的团块状病灶。图 K ~ N 为病灶的时间 - 信号强度曲线，显示右乳病灶呈下降型。

[影像诊断]　右侧乳腺内上象限占位性病变。

[病理诊断]　右侧乳腺导管内乳头状瘤。

病例 4

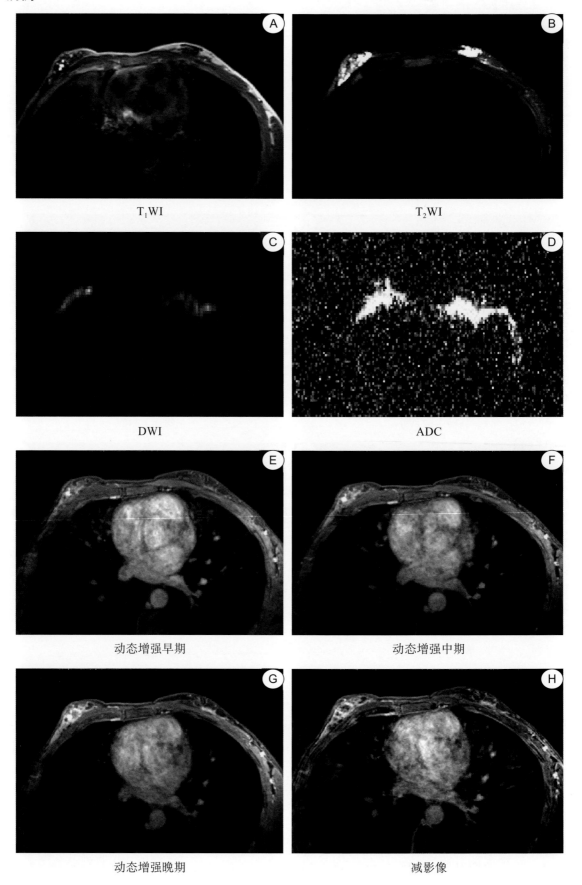

T₁WI

T₂WI

DWI

ADC

动态增强早期

动态增强中期

动态增强晚期

减影像

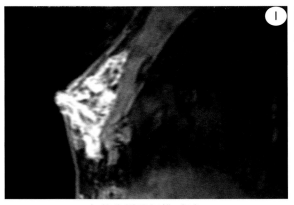

矢状位增强扫描（R）

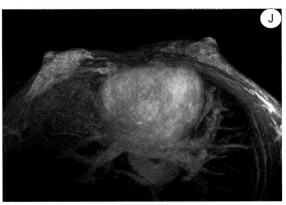

3D-MIP

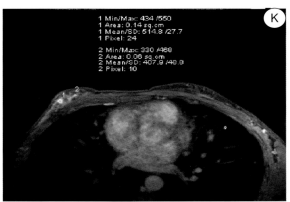

病灶 1 取点处

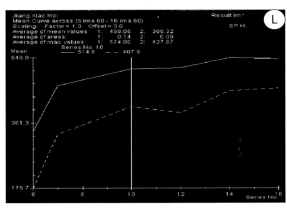

病灶 1 TIC

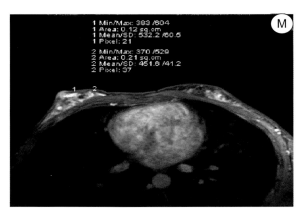

病灶 2 取点处

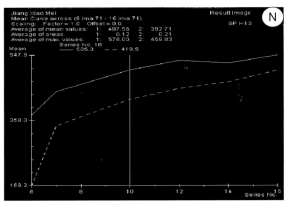

病灶 2 TIC

[病历摘要]　女性，28 岁。自查发现双侧乳腺肿物 1 年余。

[影像表现]　图 A ～ D 为轴位 T_1WI、T_2WI 及 DWI、ADC，显示双侧乳腺多发条管状、片状短 - 长 T_1 长 T_2 信号，边界清；DWI 病灶呈高信号，ADC 呈低信号。图 E ～ I 为动态增强早期、中期和晚期图像，减影像，以及矢状位增强扫描，显示双侧乳腺病灶在动脉早期呈明显不均匀强化。病灶边缘光整。图 J 为 3D-MIP，直观地显示了双侧乳腺的多发病灶。图 K-N 为病灶的时间 - 信号强度曲线，显示右侧乳腺病灶呈上升型。

[影像诊断]　双侧乳腺多发条管状及不规则片状异常信号，考虑为导管囊性扩张可能性大。

[病理诊断]　右侧乳腺导管内乳头状瘤伴部分导管扩张黏液潴留，导管外黏液湖形成。

病例 5

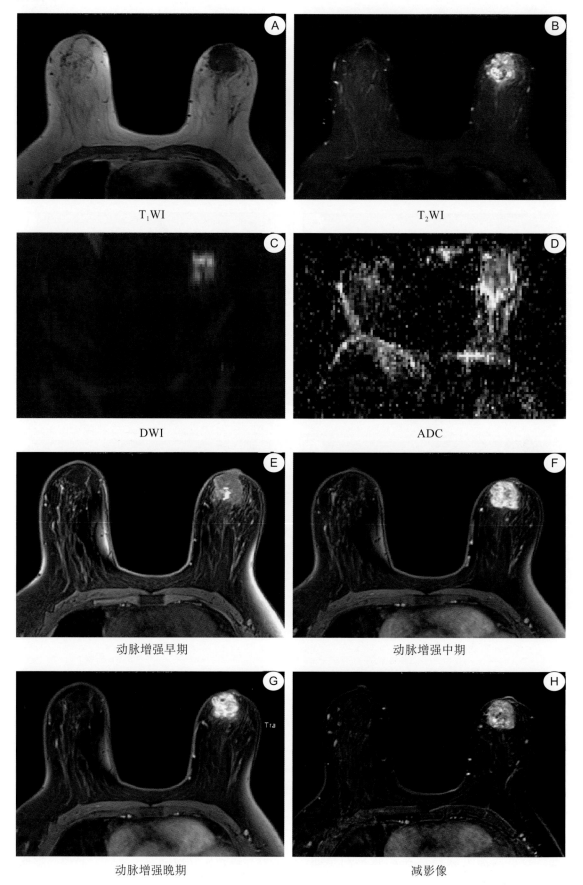

T$_1$WI

T$_2$WI

DWI

ADC

动脉增强早期

动脉增强中期

动脉增强晚期

减影像

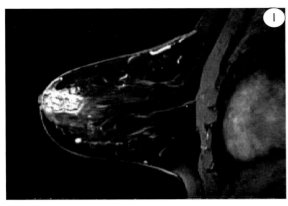

矢状位增强扫描（L）

3D-MIP

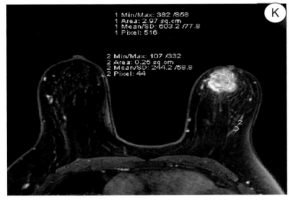

病灶 1 取点处

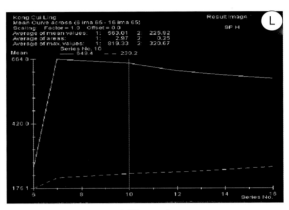

病灶 1 TIC

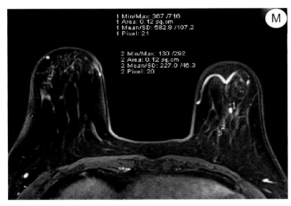

病灶 2 取点处

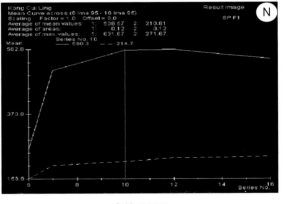

病灶 2 TIC

[病历摘要]　女性，63 岁。发现左侧乳房肿物 17 年，伴皮温升高 9 天。左侧乳房上方可触及大小为 4.0 cm×3.0 cm 的肿物，质地中等，活动度可。

[影像表现]　图 A ～ D 为轴位 T_1WI、T_2WI 及 DWI、ADC，显示左侧乳头后方一团块状长 T_1 长 T_2 信号，边界不清，可见小毛刺；DWI 病灶呈高信号，ADC 呈低信号。图 E ～ I 为动态增强早期、中期和晚期图像，减影像，以及矢状位

增强扫描，显示左侧乳头后方病灶在增强后呈明显不均匀强化，病灶边缘毛糙，可见小毛刺。图 J 为 3D-MIP，直观地显示了左侧乳腺的病灶。图 K ～ N 为病灶的时间 - 信号强度曲线，显示左侧乳腺大病灶呈缓慢下降型，左侧乳腺较小病灶呈平台型。

[影像诊断]　左侧乳头后方占位性病变。

[病理诊断]　左侧乳头后方乳腺导管内乳头状瘤。

病例 6

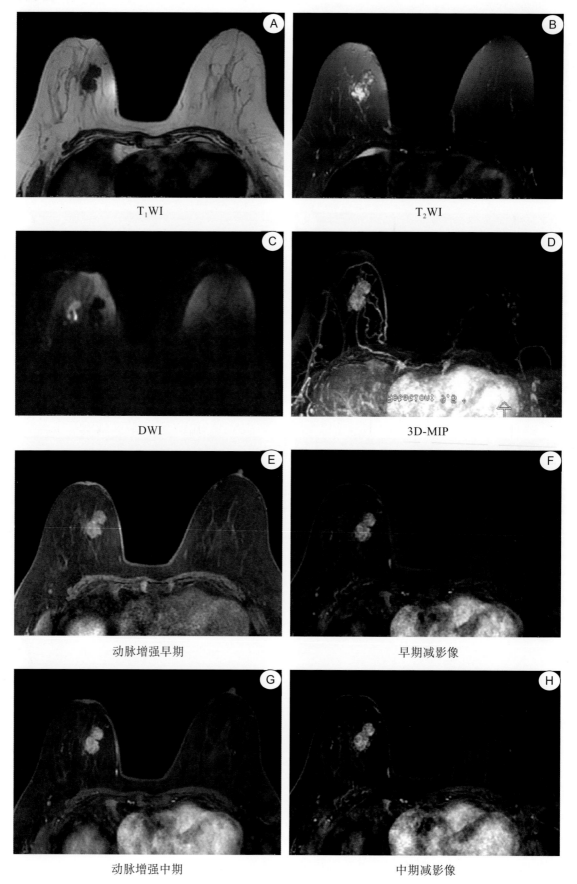

T₁WI

T₂WI

DWI

3D-MIP

动脉增强早期

早期减影像

动脉增强中期

中期减影像

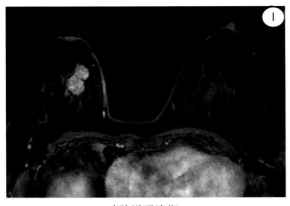

动脉增强晚期

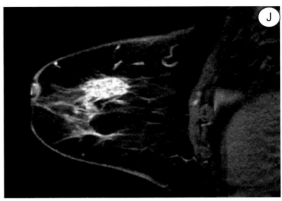

矢状位增强扫描（R）

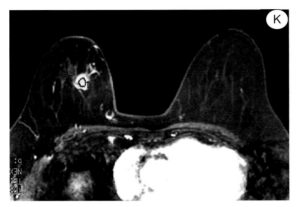

病灶 1 取点处

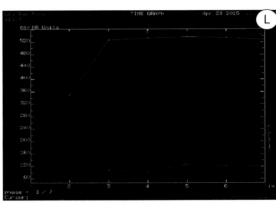

病灶 1 TIC

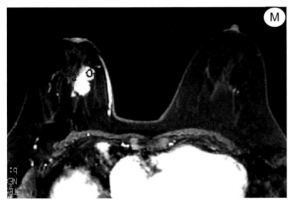

病灶 2 取点处

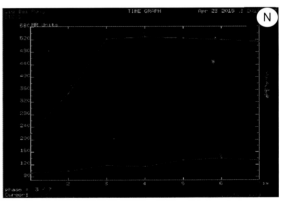

病灶 2 TIC

[病历摘要]　女性，57 岁。发现右侧乳房肿物 2 个月。

[影像表现]　图 A ~ C 为 轴 位 T_1WI、T_2WI 及 DWI，显示右侧乳腺内上象限一团块状等或长 T_1 长 T_2 信号，边界不清，欠光整；DWI 病灶呈高信号。图 D 为 3D-MIP，直观地显示了右侧乳腺的团块状病灶，可见病灶周围血供丰富。图 E-J 为动态增强早期、中期和晚期图像，减影像，以及矢状位增强扫描，显示右侧乳腺病灶在各期呈明显不均匀强化。病灶信号不均匀。图 K-N 为病灶的时间 - 信号强度曲线，显示右侧乳腺病灶呈平台型。

[影像诊断]　右侧乳腺内上象限占位性病变，考虑乳腺癌可能性大，BI-RADS 5 级。

[病理诊断]　右侧乳腺导管内乳头状瘤伴原位癌。

病例 7

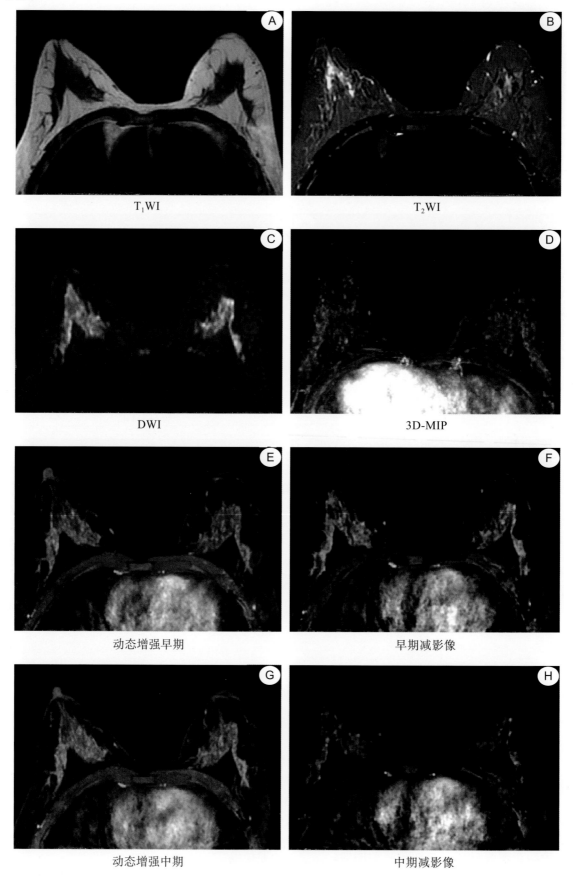

T₁WI

T₂WI

DWI

3D-MIP

动态增强早期

早期减影像

动态增强中期

中期减影像

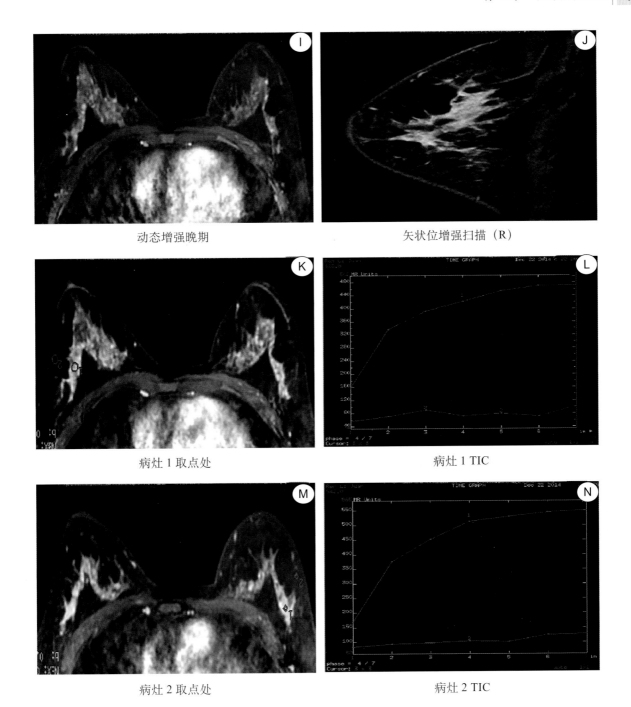

动态增强晚期

矢状位增强扫描（R）

病灶 1 取点处

病灶 1 TIC

病灶 2 取点处

病灶 2 TIC

[病历摘要]　女性，38 岁。发现双侧乳腺结节 10 余年。

[影像表现]　图 A～C 为轴位 T_1WI、T_2WI 及 DWI，显示双侧乳腺内多发点状、结节状等或长 T_1 长 T_2 信号，边界清；DWI 病灶呈稍高信号。图 D 为 3D-MIP，直观地显示了右侧乳腺的小结节状病灶。图 E～J 为动态增强早期、中期和晚期图像，减影像，以及矢状位增强扫描，显示右侧乳腺病灶在各期呈明显不均匀强化。病灶信号均匀。图 K～N 为病灶的时间 - 信号强度曲线，显示右侧乳腺病灶呈上升型。

[影像诊断]　双侧乳腺内多发点状、结节状病变，考虑结节增生可能性大，BI-RADS 3 级。

[病理诊断]　右侧乳腺增生伴导管内乳头状瘤。

病例 8

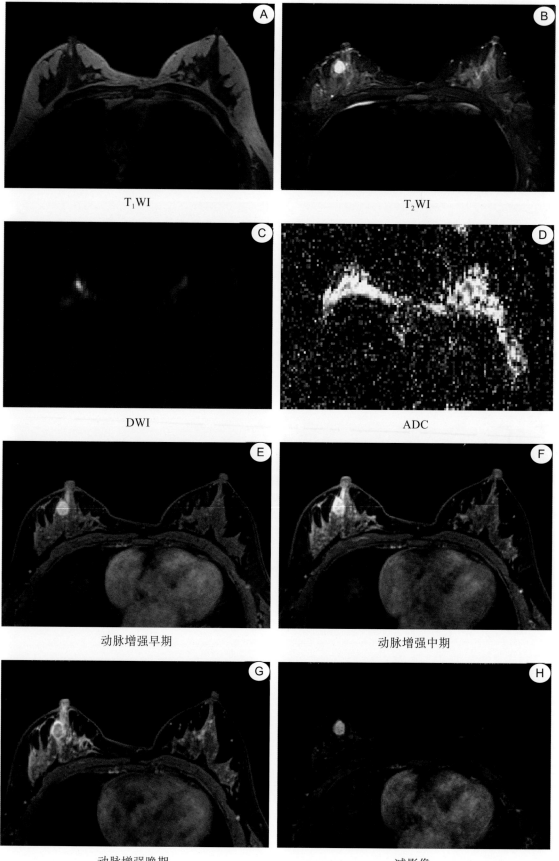

T₁WI

T₂WI

DWI

ADC

动脉增强早期

动脉增强中期

动脉增强晚期

减影像

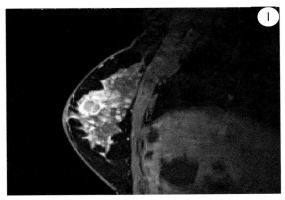

矢状位增强扫描（R）

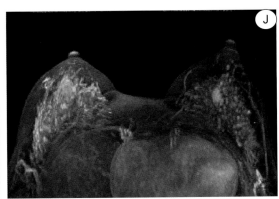

3D-MIP

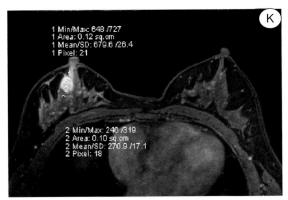

病灶 1 取点处

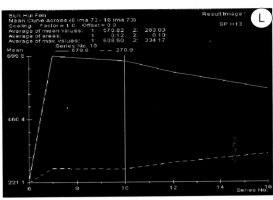

病灶 1 TIC

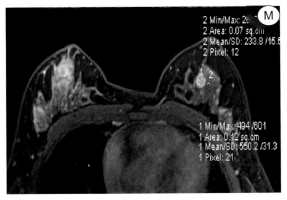

病灶 2 取点处

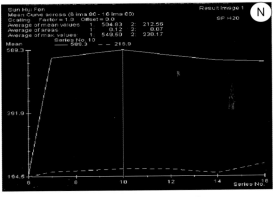

病灶 2 TIC

[病历摘要]　女性，48 岁。自查发现双侧乳房肿物半年余。

[影像表现]　图 A ～ D 为轴位 T_1WI、T_2WI 及 DWI、ADC，显示右侧乳腺外上象限一类圆形团块状等 T_1 长 T_2 信号，边界不清，可见小毛刺；DWI 病灶呈高信号，ADC 呈低信号；左侧乳腺内侧可见一类圆形病灶，边界清。图 E ～ I 为动态增强早期、中期和晚期图像，减影像，以及矢状位增强扫描，显示右侧乳腺病灶在动脉早期呈明显不均匀强化，其内可见斑片状未强化坏死区；病灶边缘毛糙，可见小毛刺；左侧病灶均匀强化。图 J 为 3D-MIP，直观地显示了双侧乳腺的多发病灶。图 K ～ N 为病灶的时间 - 信号强度曲线，显示右侧乳腺病灶呈下降型，左侧乳腺病灶呈平台型。

[影像诊断]　右侧乳腺外上象限占位性病变，考虑乳腺癌可能性大，BI-RADS 5 级；左侧乳腺内侧病灶不排除恶性可能，BI-RADS 4 级。

[病理诊断]　右侧乳腺导管内乳头状瘤样病变。

病例 9

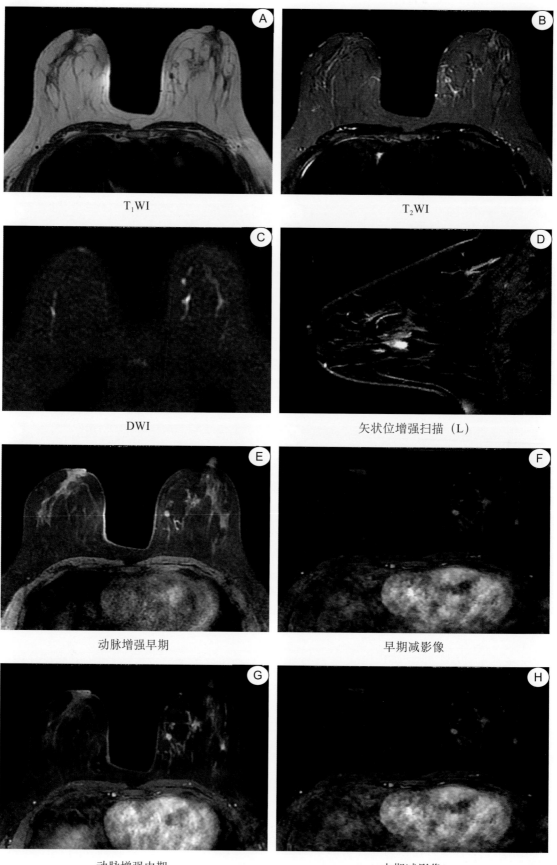

T₁WI

T₂WI

DWI

矢状位增强扫描（L）

动脉增强早期

早期减影像

动脉增强中期

中期减影像

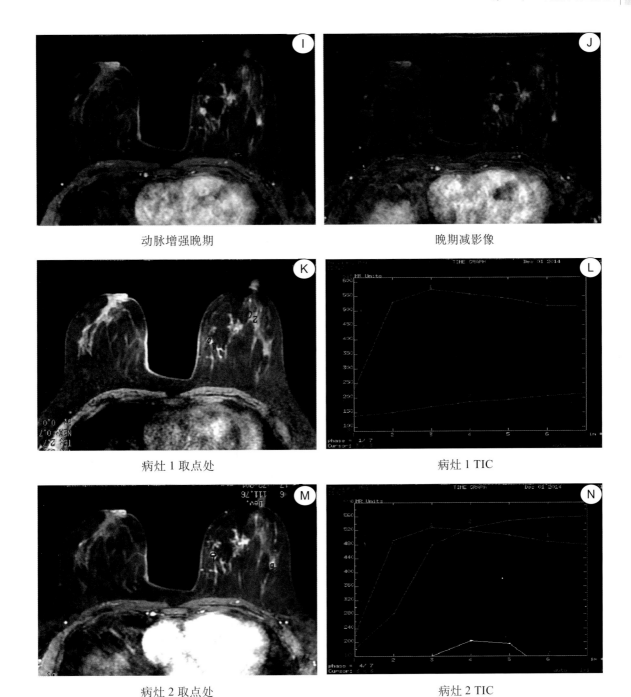

动脉增强晚期

晚期减影像

病灶 1 取点处

病灶 1 TIC

病灶 2 取点处

病灶 2 TIC

[病历摘要]　女性，42 岁。发现左侧乳房肿物半月余。

[影像表现]　图 A ~ C 为轴位 T_1WI、T_2WI 及 DWI，显示左侧乳腺内外侧两个结节状长 T_1 长 T_2 信号，内侧病灶边界不清、欠光整，外侧病灶边缘光整；DWI 内侧病灶呈高信号，外侧病灶信号不高。图 D ~ J 为动态增强早期、中期和晚期图像，减影像，以及矢状位增强扫描，显示左侧乳腺内侧病灶在各期呈明显不均匀强化。图

K ~ N 为病灶的时间 - 信号强度曲线，显示左侧乳腺内侧病灶呈下降型，左侧乳腺外侧病灶呈上升型。

[影像诊断]　左乳腺内侧占位性病变，考虑乳腺癌可能性大，BI-RADS 5 级；左侧乳腺外侧病灶，BI-RADS 3 级，考虑增生结节。

[病理诊断]　左侧乳腺内侧病灶为导管内乳头状瘤伴浸润性导管癌，外侧病灶为乳腺增生症。

病例 10

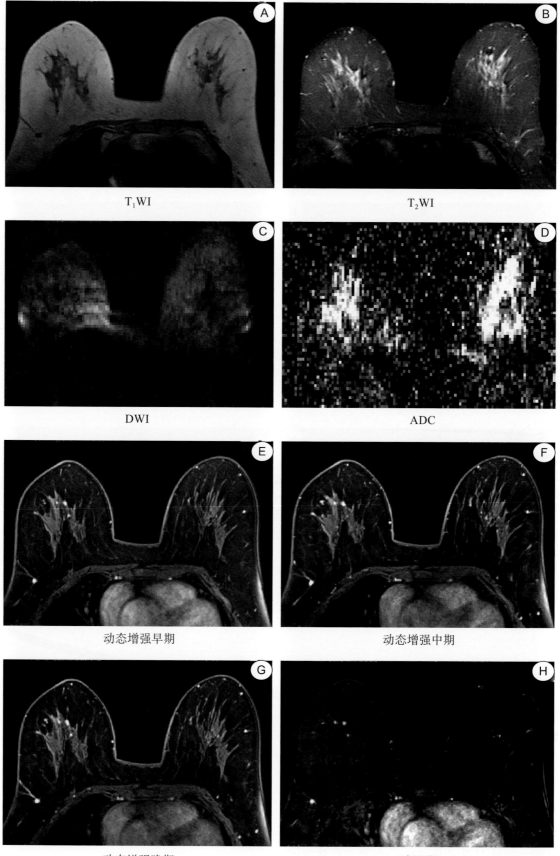

T₁WI

T₂WI

DWI

ADC

动态增强早期

动态增强中期

动态增强晚期

减影像

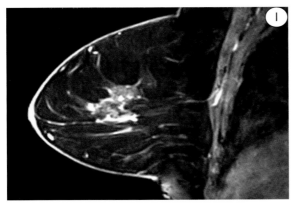

矢状位增强扫描（R）

3D-MIP

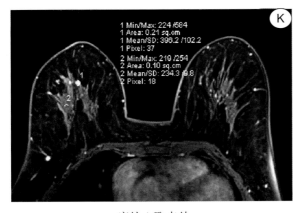

病灶 1 取点处

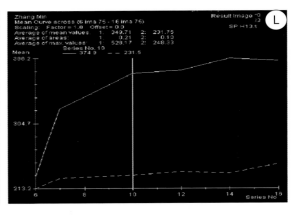

病灶 1 TIC

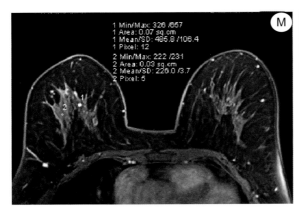

病灶 2 取点处

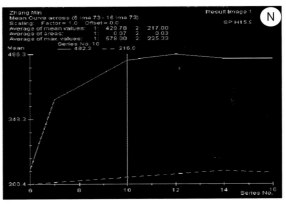

病灶 2 TIC

[病历摘要]　女性，57 岁。发现双侧乳腺结节 10 余年。

[影像表现]　图 A ~ D 为轴位 T_1WI、T_2WI 及 DWI、ADC，显示双侧乳腺内多发点状、结节状等 - 长 T_1 长 T_2 信号，边界清；DWI 病灶呈稍高信号，ADC 呈稍低信号。图 E ~ I 为动态增强早期、中期和晚期图像，减影像，以及矢状位增强扫描，显示右侧病灶在各期呈明显不均匀强化，病灶信号均匀。图 J 为 3D-MIP，直观地显示了右侧乳腺的小结节状病灶。图 K ~ N 为病灶的时间 - 信号强度曲线，显示右侧乳腺病灶呈上升型。

[影像诊断]　双侧乳腺内多发点状、结节状病变，考虑结节增生可能性大，BI-RADS 3 级。

[病理诊断]　右侧乳腺导管内乳头状瘤。

（王　宏　吴春楠　张步环　王　坤）

第三节　乳腺脂肪瘤

乳腺脂肪瘤极罕见,通常为临床隐匿性病变,以中老年女性多见,是一种良性肿瘤,常发生于单侧乳腺,双侧者仅占 3%,且与周边组织无粘连。乳腺脂肪瘤按组织结构分为两类:一类是腺内脂肪瘤,主要含有大量腺上皮组织、小叶间隔及少量纤维组织;另一类是间质性脂肪瘤,好发于皮下及乳腺后脂肪层内,以脂肪组织为主,有少量结缔组织,周围有一层纤维包膜。乳腺脂肪瘤也可按脂肪瘤在乳房内的层次深浅分为乳腺浅层脂肪瘤、腺体间脂肪瘤和乳腺后脂肪瘤。乳腺脂肪瘤周围结构均可受压而移位。发生于腺体较少的分叶型和退化型乳腺的乳腺脂肪瘤多于发生于腺体较多的致密型和斑点型乳腺的乳腺脂肪瘤。

一、病理改变

与正常脂肪相似,乳腺脂肪瘤由分化成熟的脂肪细胞组成,常为淡黄色椭圆形肿物;表面光滑;切面呈灰白道、淡黄色;质软;周围有纤细的完整包膜。显微镜下,肿瘤由成熟的纤维条索分割成小叶的脂肪组织和器官样乳腺腺体组成,瘤体表面有一菲薄的纤维包膜,肿瘤中有纤维组织穿过,病变生长缓慢,病程较长。

二、临床表现

乳腺脂肪瘤的临床表现与体表其他部位的脂肪瘤无异。肿瘤常呈圆形、卵圆形或分叶形,大小不一,质地柔软,活动度好,与周围组织分界清楚,与皮肤无明显粘连,极少发生恶变。大多数患者均以乳房肿块或单侧乳房明显增大而就诊,并可触及结节或肿块。

三、MRI 表现

多方位 MRI 扫描能清楚地显示乳腺脂肪瘤的内部结构成分,确定病灶内有无腺体组织,并排除病变外腺体重叠因素。病变呈均一的脂肪信号则为脂肪瘤;病变区信号呈不均匀的腺体影则为乳腺纤维腺脂肪瘤。在 T_1WI 平扫序列上,病变可呈边界清楚的高信号(与脂肪信号相同),也可呈薄壁囊状低信号,其内全部为脂肪组织结构,周围可见低信号的包膜。在 T_2WI 序列上,病变边界清楚,信号强度与皮下脂肪信号相同,呈高信号。在脂肪抑制序列上,病变呈低信号,其内无正常的导管、腺体和血管结构,增强后多无强化信号(图 5-1)。

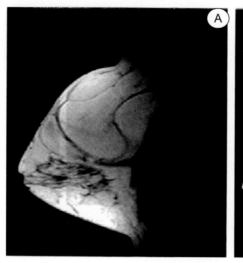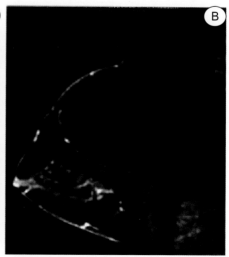

图 5-1　右侧乳腺巨大脂肪瘤的 MRI 表现

A. 右侧乳腺矢状面 T_1WI ;B. 右侧乳腺 MRI 增强后矢状面脂肪抑制 T_1WI ,显示右侧乳腺上方巨大肿物,T_1WI 呈高信号。行脂肪抑制后呈低信号,肿物内部可见分隔,增强后肿物无强化

四、鉴别诊断

1. 乳腺纤维腺脂肪瘤　乳腺纤维腺脂肪瘤，又称为乳腺错构瘤，是乳腺内罕见的良性肿瘤之一，由残留的乳腺管胚芽及纤维脂肪异常发育而成。乳腺脂肪瘤内不含纤维腺样组织，仅可见纤细的纤维间隔；而乳腺错构瘤病灶信号混杂，其内既有低密度的脂肪组织，又有高密度的纤维腺样组织，必要时加照局部加压点 MRI 检查，以排除病变周围腺体组织重叠的干扰。

2. 乳腺透亮型积乳囊肿　乳腺脂肪瘤多见于中老年女性，而乳腺透亮型积乳囊肿多见于哺乳期女性，大多有明确的哺乳期乳腺炎病史。早期囊肿内部乳汁稀薄，水分较多，MRI 呈长 T_1 长 T_2 信号，信号均匀；随着病程延长，水分逐渐吸收而减少，囊内乳汁逐渐变稠，MRI 表现为均匀的稍短 T_1 长 T_2 信号，部分可见脂 - 液分层，液平面以上为脂肪，呈短 T_1 长 T_2 信号，液平面以下为水样，呈长 T_1 长 T_2 信号；后期水分被大部分或完全吸收，囊壁增厚，囊内容物为牙膏或乳酪样块状物，MRI 表现为短 T_1 长 T_2 信号。增强扫描囊壁不强化，据此做出鉴别不难。另外，脂肪瘤周围有纤细纤维包膜，而积乳囊肿的囊壁较厚；脂肪瘤内可见纤维分隔，而积乳囊肿内则无。根据以上几点可做出鉴别。

3. 乳腺创伤后油性囊肿　典型的乳腺创伤后油性囊肿周围均可见数量不等的纤维条索影，可伴有局部皮肤增厚。有作者认为，当出现上述特征性征象时，结合临床外伤史，无需穿刺活检即可做出诊断。

（吕培培　张荷焕　王云升　宋　浩）

第四节　乳腺的少见良性肿瘤

一、乳腺平滑肌瘤

发生于乳腺的良性平滑肌瘤（breast leiomyoma）并不常见，占所有乳腺肿瘤的比例不足 1%，可发生在 25 ～ 57 岁妇女，直径大多在 5 cm 以下。大多数乳腺平滑肌瘤起源于乳头 - 乳晕结合部位，少数发生于乳腺实质。

（一）病理改变

乳腺平滑肌瘤是由交叉束状排列的梭形细胞构成，直径大多在 5 cm 以下，根据其生长部位、细胞来源和结构不同可分为三类：①来源于乳晕皮肤平滑肌的浅表平滑肌瘤；②来源于乳腺本身血管平滑肌的血管平滑肌瘤；③由乳腺本身血管平滑肌和腺上皮共同构成的腺样平滑肌瘤。也有学者认为，乳腺实质的平滑肌瘤可能来自肌上皮细胞或肌纤维母细胞的平滑肌化生或血管壁的平滑肌。

（二）临床表现

乳腺平滑肌瘤的临床表现为乳房内生长缓慢的可移动包块，可伴有疼痛，缺乏特异性症状和体征，因此，术前明确诊断较困难，常依赖于术中冰冻切片病理检查。

（三）MRI 表现

文献报道，乳腺实质内平滑肌瘤的 MRI 表现为卵圆形肿块影，边界清楚，T_1WI、T_2WI 均为高信号，时间 - 信号强度曲线为上升型。乳头区平滑肌瘤的 MRI 表现为乳头 - 乳晕区边界的清楚的卵圆形肿块影，病变中心 T_1WI、T_2WI 均为等信号；动态增强为环状强化；DWI 为稍高信号；ADC 为低信号（图 5-2）。

（四）鉴别诊断

1. 乳腺腺瘤　乳腺腺瘤一般为实性肿块，MRI 增强后明显强化，钼靶 X 线片示乳晕下钙

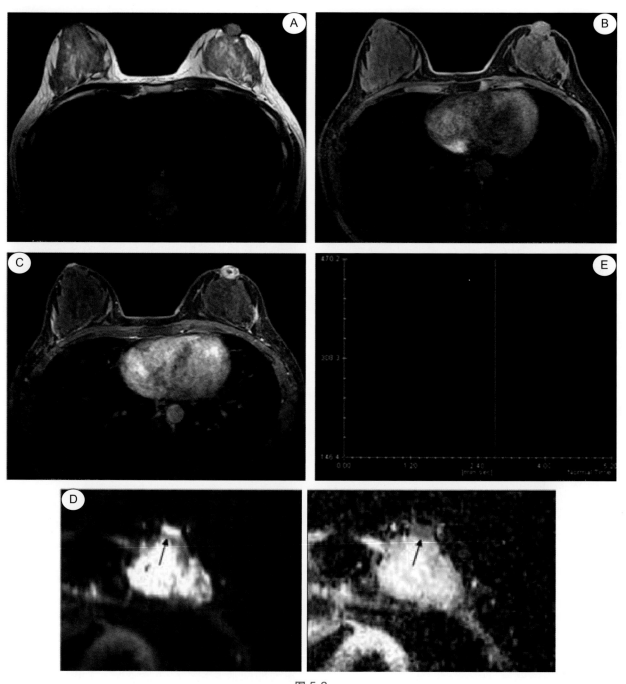

图 5-2

A. 轴位 T_2WI 显示左侧乳头等信号肿块影；B. 轴位 T_1WI 脂肪抑制像显示左侧乳头等信号肿块影；C.T_1WI 增强像显示左侧乳头区肿块环状强化；D.DWI 显示肿块呈高信号（箭），ADC 像肿块为低信号（箭头处），ADC 值为 $1.28 \times 10^{-3} cm/s$；E.TIC 曲线为平台型（引自：Acta Radiological Short Reports, 2012, 1: 28. DOI: 10.1258)

化是其特征。

2. 乳腺导管内乳头状瘤 乳腺导管内乳头状瘤为乳腺内边界光滑的小肿块，扩张导管多见，MRI 动态增强为平台型或下降型强化，钼靶 X 线片可见微钙化。

3. 乳腺 Paget 病 乳腺 Paget 病 MRI 可见乳腺单发或多发肿块影，乳头线状、丛状强化，常伴恶性钙化，皮肤增厚，乳头回缩。

二、乳腺神经纤维瘤

乳腺神经纤维瘤（breast neurofibroma）比较少见，属常染色体显性遗传病，25%～50% 有阳性家族史。神经纤维瘤分为多发性神经纤维瘤和局部神经纤维瘤两种。多发性神经纤维瘤多者可达数百个，可在全身各处生长；肿瘤大小从数毫米至数厘米不等，小的如豆粒，大的如鸡蛋，多突出于体表，呈半球形或带蒂。多发性神经纤维瘤的病理表现为神经干丛状生长，使受累的神经束扭曲、变形，大小和形状不一，表现为绳状、"蠕虫袋状"；有些丛状神经纤维瘤使受累的神经像一包蚯蚓，界限不清，无包膜。大体上，原发于神经干的神经纤维瘤呈浸润性生长，为条索状肿块，受累的神经束扭曲、变形，大小和形状不一，扭曲成团块状；大部分界限清楚，切面呈灰白色伴灰黄色，有光泽；部分呈明显胶冻状，无包膜。神经纤维瘤患者临床上常表现为乳房增大、乳房皮肤有广泛性咖啡色素斑。乳腺神经纤维瘤也可发生在乳头，表现为乳头变大、变形、继发感染等。其他部位神经纤维瘤也可见皮下结节，即符合神经纤维瘤病 I 型（NF I）的诊断标准。

三、乳腺错构瘤

错构瘤（hamartoma）是指正常组织器官组成成分的异常混合，属于肿瘤样畸形，全身多种脏器均可发生。乳腺错构瘤（breast hamartoma）是指一种含有不同比例的纤维组织、脂肪组织及乳腺导管和小叶成分的包裹性肿块。

乳腺错构瘤与其他组织器官的错构瘤一样，可能是胚胎期乳腺组织错构，导致乳腺正常结构成分比例紊乱。由于出生后残留乳腺管胚芽及纤维和脂肪组织在一定条件下进一步异常发育，可构成瘤样畸形生长，但它们发展到一定程度时往往生长速度会明显减慢或自行停止。也有学者认为，乳腺错构瘤易发生在分娩后或绝经期前，其上皮成分呈不同程度雌激素受体（ER）阳性，因此，乳腺错构瘤可能与影响乳腺组织生长的内分泌改变有关。

（一）病理改变

乳腺错构瘤多为实体性肿瘤，呈圆形或椭圆形，质地较软，有一薄而完整的包膜；切面颜色依据纤维组织、脂肪组织和小叶的多寡而异，以脂肪组织为主者呈浅黄色，以纤维组织为主者呈灰白色，以小叶为主者呈浅粉色。显微镜下可见异源生长，由杂乱的纤维组织、脂肪组织以及乳腺导管和小叶等混杂组成，有时可以出现透明软骨和平滑肌等组织。瘤体外覆有薄层纤维膜，但并非真包膜。乳腺小叶成分为少量至大量，小叶也可萎缩，似发育不良的乳腺。乳腺导管上皮轻度增生，可扩张形成小囊，囊内为潴留性分泌物。最常见的组织类型为透明变性的纤维结缔组织分隔乳腺导管和小叶，混有不同数量的脂肪组织。若脂肪组织占间质绝大部分，则为所谓腺脂肪瘤；若纤维组织占绝大部分，即为所谓纤维性错构瘤；若上皮性成分占多数，则为所谓腺性错构瘤；若脂肪组织内有岛状透明软骨，腺体成分少，则为所谓软骨脂肪瘤。若平滑肌成分非常显著，则为所谓平滑肌错构瘤。有报道显示，乳腺错构瘤可呈假血管瘤样增生。

（二）临床表现

乳腺错构瘤是少见的乳腺良性肿瘤。国内外文献报道，乳腺错构瘤见于女性，多见于中青年，发病年龄为 13 ～ 88 岁，平均 42 岁。病史可为 3 天至 8 年，一般无自觉症状，常为自己发现乳房肿块而就诊或体检 X 线片发现，少数可有局部疼痛及乳头溢液。临床表现为乳腺形成肿块，以左侧乳腺多见，多为单发，也有少数异位乳腺发生错构瘤的报道。肿瘤均呈圆形或椭圆形，质地柔软，其坚韧度与周围乳腺组织无多大区别，边界清楚，活动度好。乳腺错构瘤多发生在乳腺边缘区，直径为 2.5 ～ 12 cm，文献报道的最大直径达 24 cm。乳腺错构瘤肿块不累及皮肤和乳头，呈现良性肿瘤的特点。

（三）MRI 表现

乳腺错构瘤的特征性 MRI 表现是明确的脂肪成分与纤维腺体组织不同比例混合的混杂信号及完整的包膜影。乳腺错构瘤大多数呈椭圆形或圆形，病变呈膨胀性生长，边缘清晰，周围组织有不同程度的推挤移位征象，肿块都有明确的边界，因此在 MRI 的多种序列中，肿块边缘均可见完整的低信号假包膜影。脂肪组织 MRI 具有特殊的信号特点，在 T_1WI 序列呈高信号；在抑脂 T_1WI 及 T_2WI STIR 序列表现为低信号，具有较高的敏感性和特异性。而腺体成分在 T_1WI 序列呈等或稍低信号，在 T_2WI STIR 序列表现为高信号。

乳腺错构瘤的 MRI 表现依据肿瘤内脂肪含量的多少可分为混合型（纤维腺体成分与脂肪成分比例相当）、脂肪型（脂肪成分 > 75%）、致密型（脂肪成分 < 25%）三种类型（图 5-3）。脂肪型在

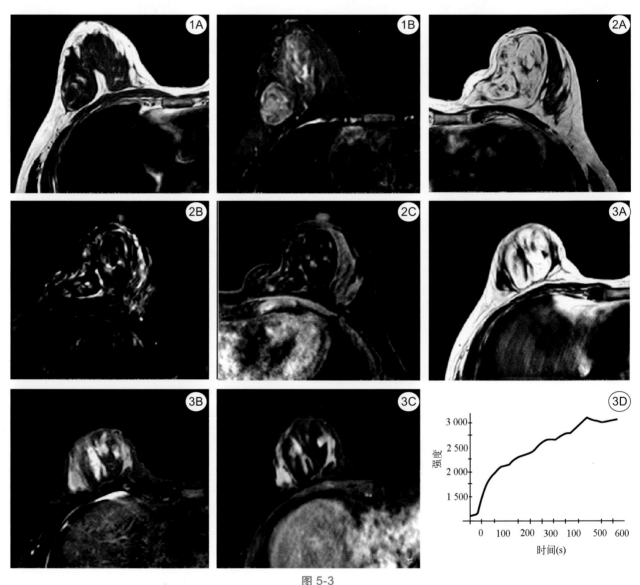

图 5-3

1A 至 1B 女性，47 岁。右侧乳腺外侧象限错构瘤（致密型）。右侧乳腺外上象限 35 mm×40 mm 肿块，边缘清楚。1A. T_1WI 序列，肿块内大片中等信号的腺体组织，其间有少量条状高信号的脂肪组织。1B. T_2WI STIR 序列，与 T_1WI 序列信号相反，肿块内大片高信号的腺体组织，其间有少量条状中等信号的脂肪组织。2A 至 2C. 女性，52 岁。左侧乳腺内侧象限巨大错构瘤（脂肪型）。发现左侧乳腺肿块 15 年，逐渐增大，挤压双侧乳腺后有乳汁分泌。左侧乳腺内侧象限有一个 60 mm×100 mm 的巨大肿块，呈椭圆形，边缘光滑，有完整包膜。2A. T_1WI 序列，巨大肿块内大片高信号的脂肪组织影，间以条状低信号的腺体组织。2B. T_2WI STIR 序列，巨大肿块内显示大片低信号的脂肪组织，间以条状高信号的腺体组织。2C. 抑脂 T_1WI 序列，大片高信号的脂肪组织为低信号。3A 至 3D. 女性，42 岁，右侧乳腺下象限错构瘤（混合型）。瘤体呈类圆形，大小为 55 mm×75 mm，瘤内脂肪与腺体组织数量相当，相间分布。3A. T_1WI 序列，肿块内可见高信号的脂肪组织与低信号的腺体组织数量相当，相间分布。3B. T_2WI STIR 序列，肿块内的脂肪成分与腺体成分信号与 T_1WI 序列相反，呈"负片"征象。3C 和 3D. THRIVE 序列动态增强，肿块内的纤维腺体成分逐步强化，其强化曲线呈缓慢上升型（引自：杨汉卿，韩春宏，张建平，等. 乳腺错构瘤的 MRI 表现. 实用放射学杂志，2012，28(4): 544.)

T₁WI 序列，肿块内呈大片高信号，其中可见条状低或中等信号区；在 T₂WI STIR 序列则相反，肿块内呈大片低信号，其中可见条状高或中等信号区，呈"多云转少云"的征象。致密型在 T₁WI 序列，肿块内呈大片状等或稍低信号，其中可见小片状高信号区；在 T₂WI STIR 序列则相反，肿块内呈大片高信号，其中可见小片状低信号，呈"少云转多云"的征象。混合型最为常见，脂肪成分和纤维腺体成分比例相当，相间分布，MRI 的信号介于前两者之间，在 T₁WI 序列和 T₂WI STIR 序列上，脂肪和腺体成分信号相反，呈"负片"征象；在 DWI 序列，肿块内腺体成分与正常乳腺内腺体信号相仿；动态增强后肿块内纤维腺体成分呈斑片状及条索状渐进性强化；强化曲线呈缓慢上升型，包膜不强化，仍为低信号。

（四）鉴别诊断

脂肪型错构瘤需要与脂肪瘤鉴别。脂肪瘤更常见于皮下脂肪内，在 T₁WI 和 T₂WI 序列均呈高信号，在脂肪抑制序列上呈低信号，其内无正常的导管、腺体和血管结构，可见纤细的纤维分隔，有时可见肿瘤周围的低信号包膜。增强后脂肪瘤无强化。

四、乳腺皮脂腺囊肿

皮脂腺囊肿（sebaceous cyst）是由于皮脂腺导管阻塞、分泌物潴留积聚、腺体逐渐胀大而形成的；可见于任何年龄，可发生于身体任何部位，但以头皮、颜面、颈部和胸好发；可单发，也可多发；小者数毫米，大者近 10 cm。发生于乳腺的皮脂腺囊肿很少见，国内外仅有零星报道。其病理改变为囊肿的内壁由扁平的皮脂腺细胞构成，壁外有薄弱的纤维组织包裹；囊内容物为白色粉膏状皮脂和破碎的皮脂腺细胞，常有腐臭味。Cayor 曾报道本病有 3.44% 的癌变率，国内报道很少。临床上皮脂腺囊肿一般无波动感，其基底可活动，易继发感染；发生于乳头下较大者可因 Cooper 韧带作用而出现"酒窝征"。

（穆学涛　徐　红　杜晓宙　司一民）

推荐阅读文献

[1] 薛梅，李静，周纯武，等．MRI 在乳腺叶状肿瘤与纤维腺瘤鉴别诊断中的应用价值．磁共振成像．2014，5(4): 246-252.

[2] 沈茜刚，谭红娜，彭卫军，等．乳腺叶状瘤的 MRI 表现及病理对照分析．中华放射学杂志，2011，45(12): 1108-1112.

[3] 刘佩芳，张淑平，邵真真，等．磁共振成像对形态学表现为良性特征的乳腺恶性肿瘤诊断价值．磁共振成像，2012，3(2): 98-108.

[4] Karim R Z, Gerega S K, Yang Y H, et al. Phyllodes tumours of the breast: a clinicopathological analysis of 65 cases from a single institution. Breast, 2009, 18(3): 165-170.

[5] Schramm N, Pfluger T, Reiser M F, et al. Subcutaneous panniculitis-like T-cell lymphoma with breast involvement: functional and morphological imaging findings. Br J Radiol, 2010, 83(989): 90-94.

[6] Lee W K, Duddalwar V A, Rouse H C, et al. Extranodal lymphoma in the thorax: crosssectional imaging findings. Clin Radiol, 2009, 64(6): 542-549.

[7] Surov A, Holzhausen H J, Wienke A, et al. Primary and secondary breast lymphoma: prevalence, clinical signs and radiological features. Br J Radiol, 2012, 85(1014): 195-205.

[8] 陈留斌，龚水根，渝丽．乳管内乳头状瘤临床 X 表现与病理对照分析．中国医学影像技术，2003，19(3): 327.

[9] 王景艳．乳腺乳头状瘤病理分析体会．北方药学，2011, 8(10): 32.

[10] 张冬梅，谭顶岭，杨利娜，等．乳腺导管内乳头状瘤临床诊断分析．现代医用影像学，2014，23(2):137-138.

[11] 王彤，刘红，杨俊娥．30 岁以下青少年乳腺乳头状瘤 7 例临床分析．中国癌症杂志，2011, 21(3): 228-231.

[12] 刘超，张淑平，刘佩芳，等．乳腺乳头状瘤的 MRI

特征 . 中华放射学杂志 , 2011, 45(5): 449-453.

[13] Taghipour S, Shiryazdi S M, Sharahjin N S, et al. Cylindroma of the breast in a 72-year-old woman with fibrocystic disease first misdiagnosed as a malignant lesion in imaging studies. BMJ, 2013, 1(2): 66.

[14] Tarallo V, Canepari E, Bortolotto C. Intraductal papilloma of the breast: a case report. J Ultrasound, 2012, 15(2): 99-101.

[15] Fatemi Y, Hurley R, Grant C, et al. Challenges in the Management of Giant Intraductal Breast Papilloma. Clin Case Rep, 2015, 3(1): 7-10.

[16] Son E J, Kim E-K, Kim J-A, et al. Diagnostic Value of 3D Fast Low-Angle Shot Dynamic MRI of Breast Papillomas. Yonsei Med J, 2009, 50(6): 838-844.

[17] Aljarrah A, Malik K A, Jamil H, et al. Diagnostic dilemmas in Intraductal papillomas of the breast - Experience at Sultan Qaboos University Hospital in the Sultanate of Oman. Pak J Med Sci, 2015, 31(2): 431-434.

[18] 朱玉森 , 张丽娜 , 徐克 , 等 . 三维时间飞跃法 MR 血管造影血液铸型诊断颈内动脉系颅内动脉瘤的优势 . 中华放射学杂志 , 2004, 38(4): 377-381.

[19] 高平 , 李萌 , 许勤 . 双乳多发脂肪瘤一例 . 中国医学影像技术 , 2010, 26(10): 1868.

[20] 蔡丰 , 王立 , 张涛 , 等 . 乳腺脂肪坏死的 X 线诊断 . 中华放射学杂志 , 2001, 35(5): 348-350.

[21] 杜红文 , 张蕴 . 乳腺疾病影像诊断学 . 西安 : 陕西科学技术出版社 , 2003: 107-120.

[22] 鲍润贤 . 中华影像医学 (乳腺卷). 北京 : 人民卫生出版社 , 2002: 56.

[23] 王锦 , 付丽 . 乳腺原发性平滑肌肉瘤的研究进展 . 诊断病理学杂志 , 2014, 21(9): 589-591.

[24] 王玥元 , 周庆云 , 石清芳 . 乳腺平滑肌瘤 1 例 . 临床与实验病理学杂志 , 2011, 27(8): 918.

[25] 阎长福 . 乳腺平滑肌瘤一例 . 内蒙古医学杂志 , 1997, 1: 7.

[26] 肖海 , 帅萍 . 右乳腺平滑肌瘤 1 例 . 广东医学 , 2014, 35(20): 3256.

[27] Minami S, Matsuo S, Azuma T, et al. Parench-ymal leiomyoma of the breast: a case report with special reference to magnetic resonance imaging findings and an update review of literature. Breast Cancer, 2011, 18(3): 231-236.

[28] Cho H J, Kim S H, Kang B J, et al. Leiomyoma of the nipple diagnosed by MRI. Acta Radiol Short Rep, 2012, 1(9): 28.

[29] 孙利国 . 乳头下皮脂腺囊肿 12 例临床分析 . 中国肿瘤临床与康复 , 2007, 14(2): 163.

第6章 乳腺恶性肿瘤

乳腺癌是发生在乳腺上皮组织的恶性肿瘤。乳腺癌患者中女性占99%，男性仅占1%。乳腺并不是维持人体生命活动的重要器官，乳腺原位癌并不致命，但由于癌细胞丧失了正常细胞特性，细胞之间连接松散，容易脱落，癌细胞一旦脱落，游离的癌细胞可以随血液或淋巴液播散至全身，形成转移，即危及生命。目前乳腺癌已成为威胁女性身心健康的常见肿瘤。

全球乳腺癌发病率自20世纪70年代末开始一直呈上升趋势。中国不是乳腺癌的高发国家，但情况也不容乐观。近年我国乳腺癌的发病率增长速度高出高发国家，因此乳腺癌已成为当前我国社会的重大公共卫生问题。

一、病因

乳腺癌的病因尚未完全清楚，研究发现，乳腺癌的发病存在一定的规律性，有乳腺癌高危因素的女性容易罹患乳腺癌。乳腺癌的危险因素包括：乳腺癌家族史，乳腺腺体致密，月经初潮早（＜12岁），绝经迟（＞55岁），未婚，未育，晚育，未哺乳，患乳腺良性疾病未及时诊治，活检证实有乳腺非典型增生，胸部接受过高剂量放射线照射，长期服用外源性雌激素，绝经后肥胖，长期过量饮酒，以及携带与乳腺癌相关的突变基因。我国各年龄段女性乳腺癌发病情况为：0～24岁处于较低水平，25岁后逐渐上升，50～54岁达高峰，55岁以后逐渐下降。

二、临床表现

早期乳腺癌往往不具备典型的症状和体征，不易引起重视，常通过体检或乳腺癌筛查被发现。图6-1形象地描绘了乳腺癌的主要典型表现，乳腺癌的典型体征如下所述。

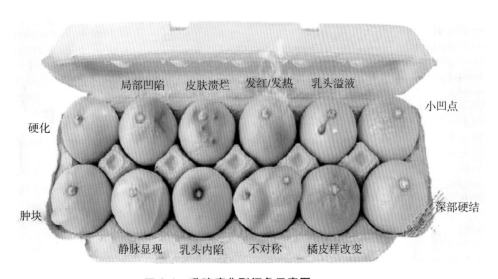

图6-1　乳腺癌典型征象示意图

1. 乳房肿块　80% 的乳腺癌患者以乳房肿块首诊。患者常无意中发现乳房肿块，多为单发，质硬，边缘不规则，表面欠光滑。大多数乳腺癌肿块为无痛性肿块，仅少数伴有不同程度的隐痛或刺痛。

2. 乳头溢液　非妊娠期从乳头流出血液、浆液、乳汁、脓液或停止哺乳半年以上仍有乳汁流出，称为乳头溢液。引起乳头溢液的原因很多，常见的疾病有乳腺导管内乳头状瘤、乳腺增生、乳腺导管扩张症和乳腺癌。对单侧单孔的血性溢液应进行进一步检查，若伴有乳房肿块，更应重视。

3. 乳房皮肤改变　乳腺癌引起的皮肤改变可出现多种体征，最常见的是肿瘤侵犯连接乳房皮肤和深层胸肌筋膜的 Cooper 韧带，使其缩短并失去弹性，牵拉相应部位的皮肤，从而出现小凹陷，即"酒窝征"。若癌细胞阻塞了淋巴管，则会出现"橘皮样改变"，即乳房皮肤出现许多小点状凹陷，就像橘子皮一样。乳腺癌晚期，癌细胞沿淋巴管、腺管或纤维组织浸润到皮肤内并生长，在主癌灶周围的皮肤内可形成散在分布的质硬结节，即所谓"皮肤卫星结节"。

4. 乳头和乳晕异常　若肿瘤位于或接近乳头深部，可引起乳头回缩。肿瘤距乳头较远而乳腺内的大导管受侵而短缩时，也可引起乳头回缩或抬高。乳头湿疹样癌，即乳腺 Paget 病，表现为乳头皮肤瘙痒、糜烂、破溃、结痂、脱屑，伴灼痛，可导致乳头回缩。

5. 腋窝淋巴结肿　1/3 以上的乳腺癌患者有腋窝淋巴结转移。初期可出现同侧腋窝淋巴结肿大，肿大的淋巴结质硬、散在、可推动。随着病情发展，淋巴结逐渐融合，并与皮肤和周围组织粘连、固定。晚期可在锁骨上和对侧腋窝触及转移的淋巴结。

第一节　乳腺原位癌

乳腺原位癌可分为导管型和小叶型，其中导管内原位癌（ductal carcinoma in situ，DCIS）更常见。2003 年 WHO 提出，只有浸润性癌才是真正的乳腺癌，故将 DCIS（包括 DCIS 伴微浸润）归入癌前病变范畴，称之为导管上皮内瘤变；将小叶原位癌（lobular carcinoma in situ，LCIS）归入随后发生浸润性癌的危险因素和前驱病变范畴。但目前对 LCIS 的生物学意义仍有争议。乳腺原位癌治愈率较高，30%～50% 的原位癌可进展为浸润性癌。对导管内原位癌的治疗已达成共识，而对小叶原位癌的治疗也认为局部切除是必要的。

一、病理改变

DCIS 是局限于乳腺导管或终末小叶单位内的上皮细胞异常增生和发生恶变，其病灶尚未侵犯基底膜和周围乳腺间质，通常起源于一个导管束，常发生在近乳头的大导管内，也可发生在远离乳头的小导管内。DCIS 早期，终末导管／小叶单位（terminal ductal/lobular unit，TDLU）的输乳导管上皮细胞柱状内层增生，形成腔内微小乳头状或乳头状腔内生长物，此阶段病变分化好，几无多形性、不典型增生或核分裂象，与良性上皮增生难以区分；随后形成桥状结构，散布于整个管腔，表现为不典型增生，称为筛状阶段；随后管腔中央细胞坏死，出现粉刺样改变，伴炎性细胞浸润、导管周围淋巴浸润、间质反应，此期临床上可触及肿块。导管原位癌生长迅速时常出现坏死，其内常见钙盐沉积。

根据瘤细胞的排列方式和组织结构将 DCIS 分为五种类型：粉刺型、微小乳头型、筛状型、块状型和乳头型。其中粉刺型核分级高，易浸润，常钙化。前三种类型较多见。

LCIS 局限于乳腺小叶内，是乳腺终末导管小叶单位的肿瘤细胞增殖，显微镜下未见肿瘤侵犯突破基底膜浸润到周围基质。其病理特征是：小叶内末梢导管或腺泡内充满增生的上皮细胞，细胞簇呈岛状分布，故又称其为"小叶瘤"（lobular neoplasia），多发展为浸润性导管癌而不是小叶癌。

二、临床表现

乳腺 DCIS 一般表现为可触及的乳房肿块，或不随月经周期变化的乳腺局限性腺体增厚。因其病变位于导管内，部分患者会出现血性乳头溢液，有些患者则表现为 Paget 病。36% 的亚洲女性 DCIS 患者无症状，64% 有症状，其中半数以上表现为乳房肿块，后者中位直径为 3 mm。

乳腺 LCIS 占乳腺肿瘤的 1%～5%，是一种较少见的乳腺肿瘤。研究显示，乳腺 LCIS 多见于绝经前妇女，以多灶、多中心、双侧起病多见，累及范围较广泛，常可累及一个象限以上，患者多无明显临床症状，以偶然发现者居多。

三、MRI 表现

（一）乳腺 DCIS 的 MRI 表现

乳腺 DCIS 是一种异质性疾病，在 MRI 上表现多样，以非肿块样强化为特征，部分病灶临床上隐匿。在非肿块样强化的病变中，导管样、段样强化被认为是 DCIS 的 MRI 增强后的特征性表现。导管样强化的病理特征为：萎缩的乳腺组织周围有散在的 DCIS 成分。导管样强化分为线样导管样强化和导管分支样强化，其中线样导管样强化只在少数 DCIS 中出现。导管样强化往往表现为沿导管走行的、粗细不一的、僵直的分枝状条索影，周围可伴有斑点状、小结节样病灶。段样强化是非肿块样强化最常见的类型，表现为尖端指向乳头的三角形异常强化区域，提示病灶累及整个导管束。段样分布的强化更倾向于恶性病变，其与乳腺癌的相关性为 78%。Facius 等认为，段样强化主要是颗粒状或斑点状段样强化，是 DCIS 的特征。

导管样强化可以是段样强化的组成部分，它们之间形成了局灶性 - 导管样 - 段样强化的典型强化模式，印证了 DCIS 是起源于一个导管束。随着病变浸润范围的不同或进展，病变可以局限于一个导管束的某支或累及整个导管支。它们的病理基础是：癌细胞沿乳腺导管向乳头蔓延，造成乳腺导管内充满癌细胞而变得致密、增粗且毛糙；或病灶附近乳腺导管被牵拉集中；或病灶周围导管非特异性上皮增殖，管腔内充满脱落的上皮细胞残屑导致扩张；由此它们有相应的影像表现。

区域性强化或弥漫性强化的范围往往较大，不沿导管走行，无明显特征性，是不能用段样等征象来描述的一种强化方式；常表现为地图状或斑片状强化，这种强化模式既可以出现在良性病变中，也可以出现在恶性病变中；若其在钼靶 X 线片上表现为与 MRI 病变分布范围吻合的多形性微钙化，即可做出恶性的诊断。

文献报道，伴有簇状小环形强化的段样强化是 DCIS 最常见的表现，此种强化模式实际上为导管周围的间质强化，导管实质常无明显强化，在垂直于导管的切面可见特征性的"簇状小环形"强化，而在平行于导管的切面则表现为区段样或导管样强化。另外，散在的斑点状强化通常与低度恶性相联系，轻度斑点状强化常为良性病变或为导管不典型增生背景下的局部病变。丛状强化本质上也是斑点状强化，它们之间的区别可以理解为前者成簇分布，后者散在或单个分布。丛状强化多为局灶性强化的病灶，局灶性强化是指范围较小（病灶范围不超过整个乳腺的 1/4）的强化。

DCIS 属于良性病变和浸润性癌之间的癌前病变。从理论上讲，当导管上皮细胞发生癌变时，癌细胞的营养物质来源于基底膜的血供，DCIS 的 MRI 的强化曲线应具有恶性肿瘤的表现特征，但并非所有 DCIS 都具有典型的病理性肿瘤新生毛细血管，尤其是那些尚未侵及基底膜的 DCIS，后者的肿瘤血管密度低、血管化程度不一，部分病例也可表现为良性病变的强化模式。此外，非肿块样强化灶由于没有明确的肿物形态，有时病灶分布较为散在，表现为区段、区域样强化的丛状强化特征，对病灶进行分析时，对感兴趣区大小及部位的选取对其所形成的时间 - 信号强度曲线（TIC）类型会造成一定的影响，反映病变血流灌注和廓清指标的 TIC 类型多呈平台型或持续上升型，典型下降型曲线较少，易造成假阴性诊断，诊断价值低于肿块样强化灶。

（二）乳腺 LCIS 的 MRI 表现

乳腺 LCIS 的 MRI 表现最常见为非肿块样强化，TIC 呈下降型。Capobianco 等进行的研究显示，LCIS 临床上多为阴性，但有发展为乳腺浸润性癌的高风险；如果其影像学表现与病理不符，应选择手术切除病灶。Stefano 等进行的研究显示，只有 LCIS 中的一种特殊类型即多形性 LCIS 发展为乳腺浸润性癌的风险较高，应选择手术切除病灶，其他类型的 LCIS 以及不典型小叶增生可选择随访，手术并非最优选治疗方法。

四、鉴别诊断

1. DCIS 的 MRI 表现为导管样、区域性强化时，应与良性病变如纤维囊状改变、管状增生、导管纤维化等乳腺疾病鉴别。良性病变的管壁强化往往规则，边缘光整，走行没有指向性，内部强化较均匀；而 DCIS 则多呈分支样强化，边缘不规则、毛糙、僵硬，走行指向乳头方向，内部强化以成群小环状强化为主。

2. DCIS 的 MRI 表现为簇状、点簇状强化时不具特征性，仅靠 MRI 鉴别较困难，应结合乳腺 X 线片检查——会在鉴别良性和恶性方面起一定的作用。

3. DCIS 的 MRI 表现为肿块样强化时，仅从 MRI 上分析不易与浸润型导管癌、炎性乳腺癌鉴别，但浸润性导管癌伴腋下淋巴结肿大者较为多见，而 DCIS 则极少见；炎性乳腺癌的临床特征较为典型，往往伴有红、肿、热、痛等炎性表现，而 DCIS 则无。

LCIS 的表现与 DCIS 存在一定的重叠，除了需要与以上疾病鉴别，LCIS 确诊还需要进行免疫组化染色等病理检查。

五、典型病例

病例 1

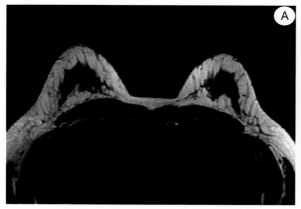

T₁WI

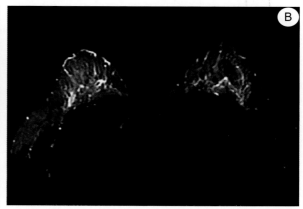

T₂WI

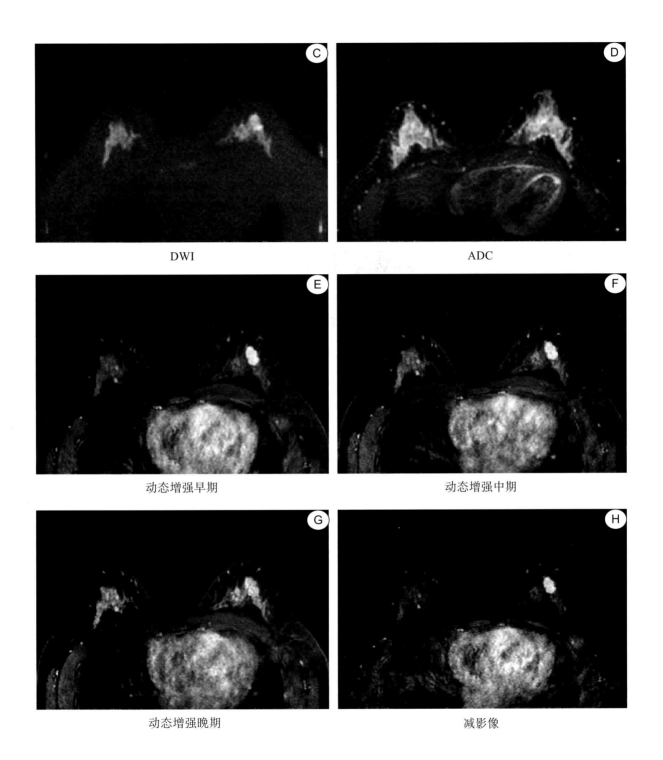

DWI

ADC

动态增强早期

动态增强中期

动态增强晚期

减影像

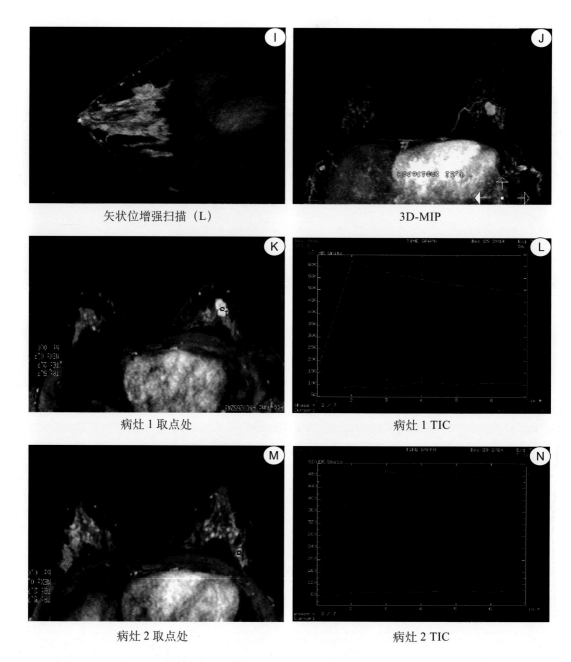

矢状位增强扫描（L）

3D-MIP

病灶 1 取点处

病灶 1 TIC

病灶 2 取点处

病灶 2 TIC

[病历摘要]　女性，40 岁。自查发现左侧乳房肿物 1 月余。触诊左侧乳房外上象限可触及肿物。

[影像表现]　图 A ~ D 为轴位 T_1WI、T_2WI 及弥漫加权成像（DWI）、表观弥散系数（ADC），显示左侧乳腺外上象限一团块状长 T_1 长 T_2 异常信号影，DWI 呈较高信号，边界尚清，边缘未见毛刺征；双侧腋下可见多个结节状长 T_1 长 T_2 信号影，边界清晰，信号均匀。图 E ~ I 为动态增强早期、中期和晚期图像，减影像，以及矢状位增强扫描，显示病灶在动脉早期呈明显不均匀强化，病灶不光整。图 J 为三维最大强度投影（3D-MIP），直观地显示了左侧乳腺内多个小结节状强化灶及腋窝多发肿大淋巴结。图 K ~ N 为病灶的时间 - 信号强度曲线，显示病灶呈下降型。

[影像诊断]　左侧乳腺外上象限占位性病变，乳腺影像报告和数据系统（BI-RADS）5 级，考虑乳腺癌可能性大，建议穿刺活检；双侧乳腺多发小结节状异常强化灶，BI-RADS 3 级，考虑增生结节可能性大。

[病理诊断]　左侧乳腺导管内癌伴浸润性导管癌。

病例 2

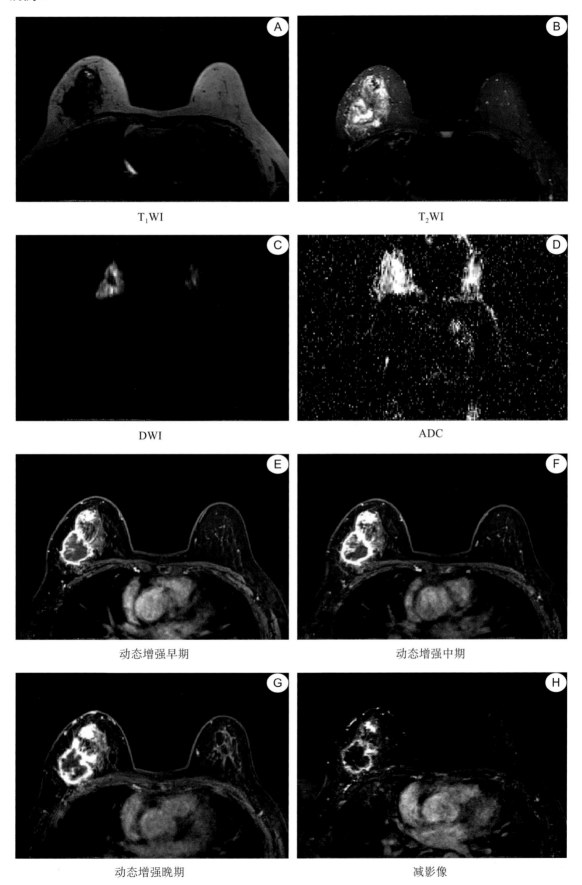

T₁WI

T₂WI

DWI

ADC

动态增强早期

动态增强中期

动态增强晚期

减影像

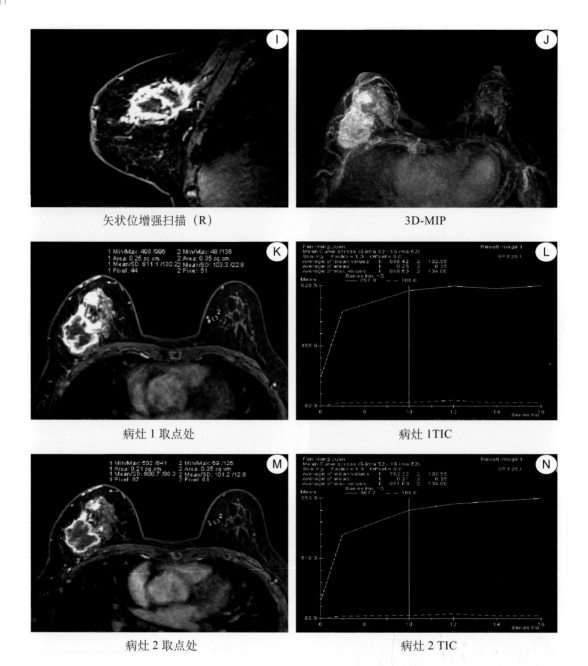

矢状位增强扫描（R）

3D-MIP

病灶1取点处

病灶1TIC

病灶2取点处

病灶2 TIC

[病历摘要] 女性，51岁。发现右侧乳房肿物1年余。触诊右侧乳房外上象限可触及一大小为6.0 cm×5.0 cm的质硬肿物。

[影像表现] 图A～D为轴位T₁WI、T₂WI及DWI、ADC，显示右侧乳头外侧皮肤局部凹陷，右侧乳腺外上象限腺体可见不规则团块状、斑片状长T₁长T₂信号影，病灶边界不清楚，信号不均匀，DWI呈高信号影。图E～I为动态增强早期、中期和晚期图像，减影像，以及矢状位增强扫描，显示右侧乳腺病灶明显不均匀强化，较大团块状病灶边缘强化明显，病灶前界达乳头后

方，后界与胸壁界限不清。图J为3D-MIP，直观地显示了右侧乳腺内团块状强化灶及多个小结节状强化灶。图K～N为病灶的时间-信号强度曲线，显示病灶呈平台型。

[影像诊断] 右侧乳腺外上象限占位性病变，考虑BI-RADS 5级；双侧乳腺多发点状、小结节状异常强化灶，考虑BI-RADS 3级。

[病理诊断] 右侧乳腺外上象限穿刺大部分为退变的纤维组织，其内可见微灶浸润性癌及导管内癌，并可见钙化灶。

病例 3

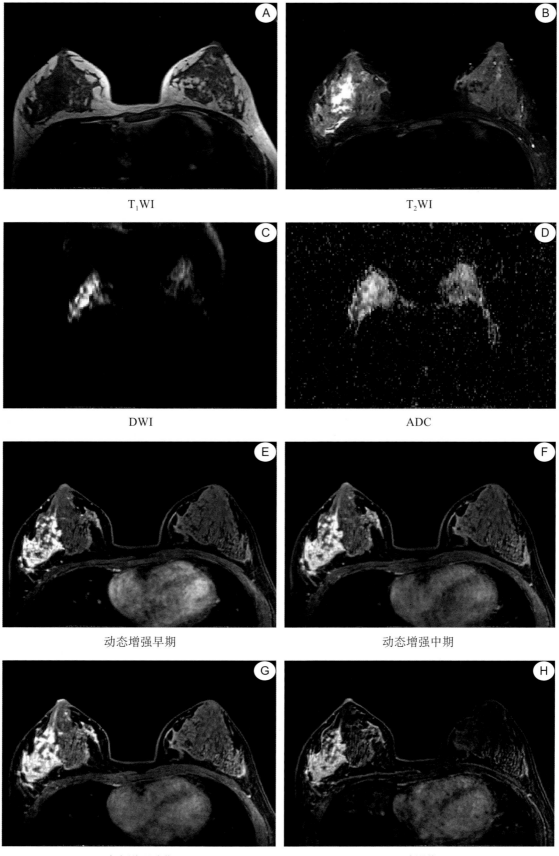

T₁WI

T₂WI

DWI

ADC

动态增强早期

动态增强中期

动态增强晚期

减影像

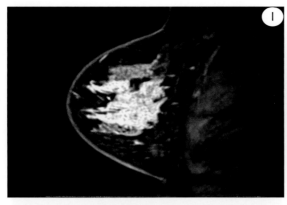

矢状位增强扫描（R）

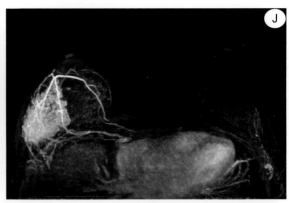

3D-MIP

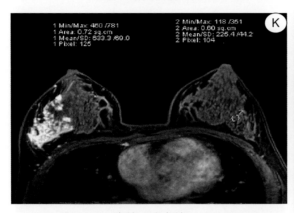

病灶 1 取点处

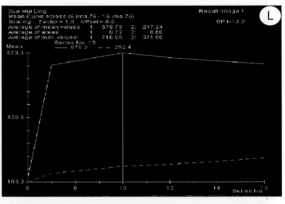

病灶 1 TIC

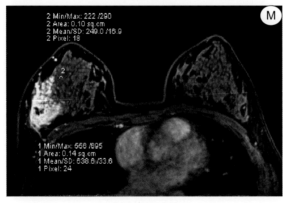

病灶 2 取点处

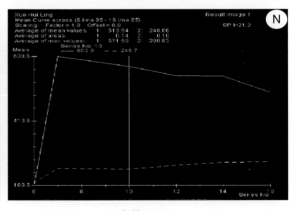

病灶 2 TIC

[病历摘要] 女性，23 岁。发现右侧乳房肿物 2 个月余。触诊：右侧乳房外上象限可触及一个大小为 5.0 cm×6.0 cm 的肿物，质地中等，有压痛，边界欠清，与皮肤及胸壁无粘连。

[影像表现] 图 A～D 为轴位 T_1WI、T_2WI 及 DWI、ADC，显示右侧乳腺外象限结构紊乱，可见较大团块状长 T_1 不均匀等或稍长 T_2 信号影，DWI 呈高信号影。图 E～I 为动态增强早期、中期和晚期图像，减影像，以及矢状位增强扫描，显示病灶明显不均匀强化，病灶内小条片状长 T_1 长 T_2 信号影未见强化，呈相对低信号。图 J 为 3D-MIP，直观地显示了右侧乳腺内团块状强化灶及多个小结节状强化灶。图 K～N 为病灶的时间 - 信号强度曲线，显示病灶呈平台型或下降型。

[影像诊断] 右侧乳腺外象限占位性病变，考虑乳腺癌可能性大，BI-RADS 5 级。

[病理诊断] 右侧乳腺导管内癌。

病例 4

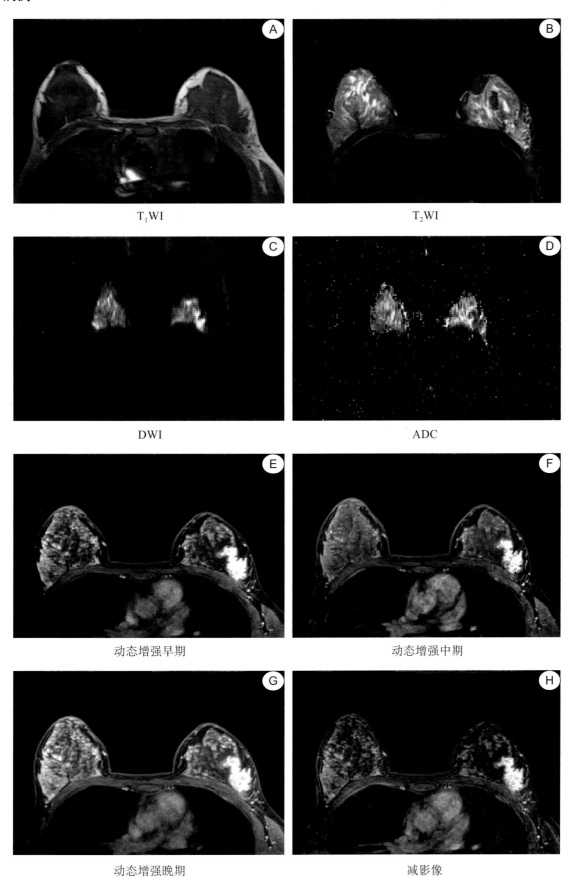

T₁WI

T₂WI

DWI

ADC

动态增强早期

动态增强中期

动态增强晚期

减影像

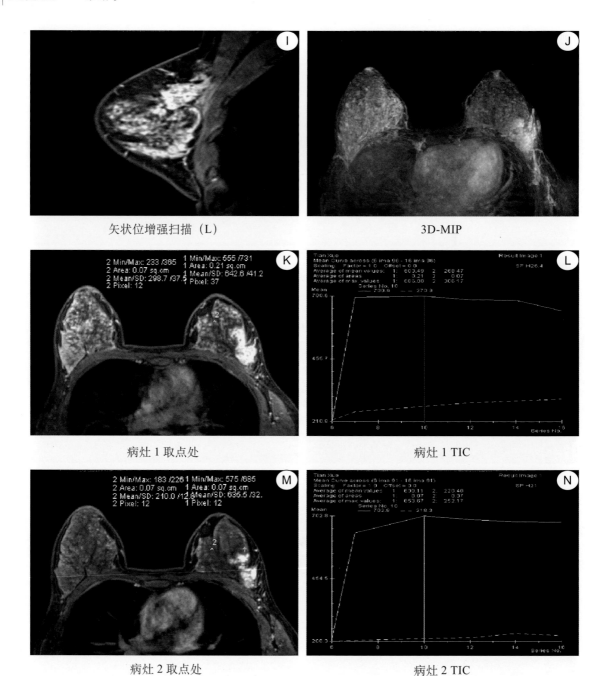

矢状位增强扫描（L）

3D-MIP

病灶 1 取点处

病灶 1 TIC

病灶 2 取点处

病灶 2 TIC

[病历摘要] 女性，34 岁。发现左侧乳房肿物 6 年。触诊：左侧乳房 2 点位距乳头约 6 cm 处可触及一个 2.0 cm×1.0 cm 的实性肿物，质硬，活动度可，边界欠清，与皮肤及胸壁无粘连。

[影像表现] 图 A～D 为轴位 T_1WI、T_2WI 及 DWI、ADC，显示双侧乳腺腺体致密，双侧乳腺呈片状不均匀长 T_1 长 T_2 信号影，乳腺导管部分略呈条形增粗；左侧乳腺外上象限结构紊乱，可见不规则块状长 T_1 等或稍长 T_2 信号影，信号不均匀，边界不清楚，DWI 呈高信号影，ADC 呈低信号影。图 E～I 为动态增强早期、中期和晚期图像，减影像，以及矢状位增强扫描，显示病灶明显强化。图 J 为 3D-MIP，直观地显示了右侧乳腺内团块状强化灶及多个小结节状强化灶。图 K～N 为病灶的时间 - 信号强度曲线，显示病灶呈缓慢下降型或平台型。

[影像诊断] 左侧乳腺外上象限占位性病变，考虑恶性肿瘤可能性大，BI-RADS 5 级。

[病理诊断] 左侧乳腺外上导管内癌。

病例 5

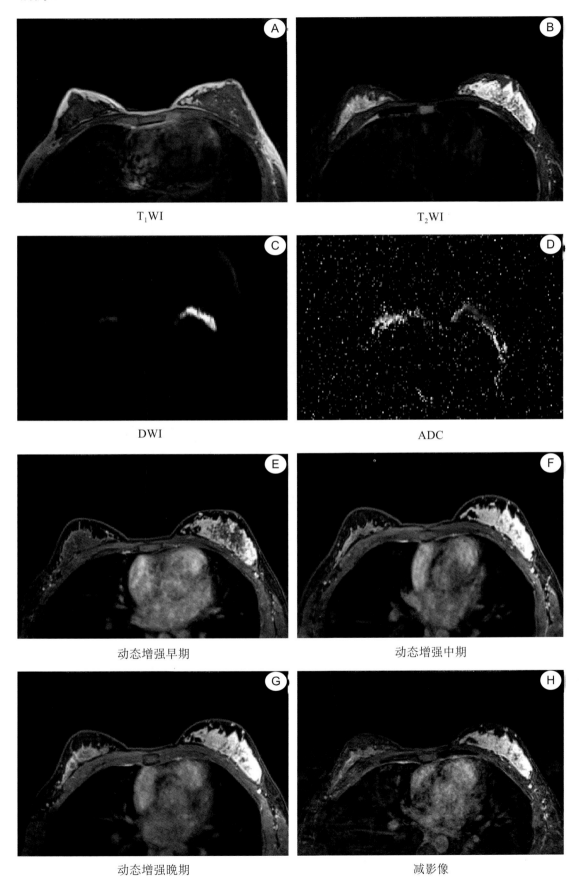

T₁WI

T₂WI

DWI

ADC

动态增强早期

动态增强中期

动态增强晚期

减影像

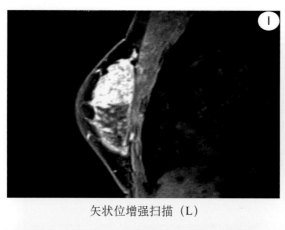

矢状位增强扫描（L）

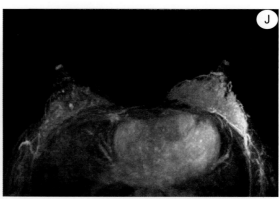

3D-MIP

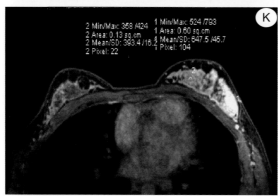

病灶 1 取点处

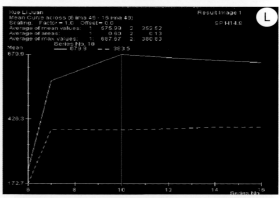

病灶 1 TIC

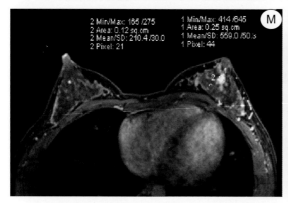

病灶 2 取点处

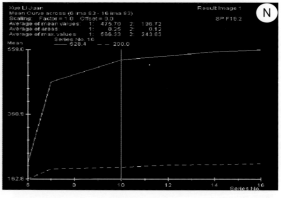

病灶 2 TIC

[病历摘要] 女性，28岁。发现左侧乳房肿块伴疼痛2个多月，确诊原位癌3天。触诊：左侧乳房外上象限可触及一个大小为2.0 cm×2.0 cm的肿物，质地中等，表面欠光滑，活动度可。

[影像表现] 图 A～D 为轴位 T_1WI、T_2WI 及 DWI、ADC，显示左侧乳腺上方及外上象限多发片状、不均匀长 T_1 长 T_2 信号，边界不清，DWI 病灶呈高信号，ADC 呈低信号。图 E～I 为动态增强早期、中期和晚期图像，减影像，以

及矢状位增强扫描，增强扫描早期可见左侧乳头后方乳腺内条索状异常强化影，边缘不清，与导管走行一致，占位效应不明显。图 J 为 3D-MIP，直观地显示了左侧乳腺的多发病灶及腋窝多发肿大淋巴结。图 K～N 为病灶的时间-信号强度曲线，显示病灶呈平台型。

[影像诊断] 左侧乳房增大，其内点片状异常强化灶，符合导管原位癌表现。

[病理诊断] 左侧乳腺原位癌。

病例 6

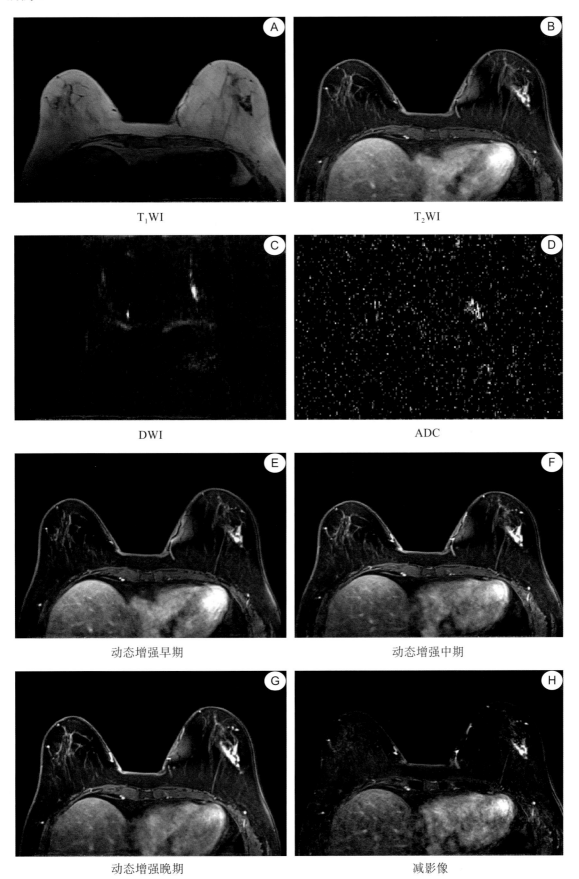

T_1WI

T_2WI

DWI

ADC

动态增强早期

动态增强中期

动态增强晚期

减影像

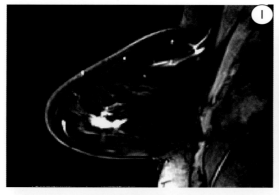

矢状位增强扫描（L）　　　　　　3D-MIP

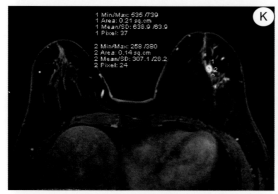
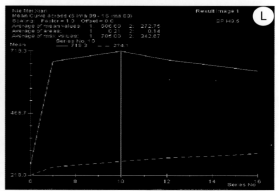

病灶 1 取点处　　　　　　病灶 1 TIC

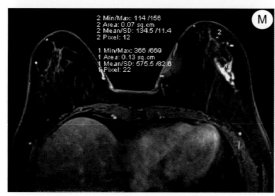
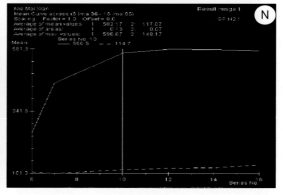

病灶 2 取点处　　　　　　病灶 2 TIC

[病历摘要] 女性，28 岁。发现左侧乳房肿块伴疼痛 2 个多月，确诊原位癌 3 天。触诊：左侧乳房外下象限可触及一个大小为 2.0 cm×2.0 cm 的肿物，质地中等，表面欠光滑，活动度可。

[影像表现] 图 A～D 为轴位 T_1WI、T_2WI 及 DWI、ADC，显示左侧乳腺外下象限腺体结构紊乱，可见不规则条块状、不均匀长 T_1 长 T_2 信号影，病灶与周围腺体组织边界不清楚，DWI 病灶呈低信号，ADC 呈稍高信号。图 E～I 为动态增强早期、中期和晚期图像，减影像，以及矢状位增强扫描，增强扫描可见病灶呈片状、小结节状、条块状异常强化，病灶沿导管走行方向达乳头后方，病灶范围较散。图 J 为 3D-MIP，直观地显示了左侧乳腺强化团块影及多发强化结节影。图 K～N 为病灶的时间 - 信号强度曲线，显示病灶呈下降及平台型。

[影像诊断] 左侧乳腺外下象限占位性病变，考虑乳腺癌可能性大，建议穿刺活检。

[病理诊断] 乳腺导管原位癌伴局部浸润。

（王　宏　吴春楠　徐大伟　梁　莹）

第二节 浸润性乳腺癌

浸润性乳腺癌是指癌细胞已突破乳腺导管或小叶腺泡的基底膜并侵入间质的一种恶性肿瘤。

1.浸润性导管癌（invasive ductal carcinoma, IDC） IDC是最常见的乳腺癌类型，约占乳腺癌发病率的70%。IDC由导管内癌发展而来，癌细胞突破导管基底膜向间质浸润。雌酮及雌二醇与乳腺癌的发病有直接关系。IDC 20岁前少见，20岁以后发病率迅速上升，绝经后发病率继续上升，可能与年老者雌酮含量增高有关。

2.浸润性小叶癌（invasive lobular carcinoma, ILC） ILC是乳腺癌中较少见的一种类型，占乳腺癌的5%～10%。由于其生长方式的多样性，ILC的临床症状缺少特异性。

一、病理改变

（一）浸润性导管癌（IDC）

肉眼观，IDC肿瘤呈灰白色，质硬，切面有沙砾感，无包膜，与周围组织分界不清，活动度差。常可见癌组织呈树根状侵入邻近组织内，大者可深达筋膜。如果癌组织侵及乳头又伴有大量纤维组织增生，由于癌周增生的纤维组织收缩，可导致乳头下陷。如果癌组织阻塞真皮内淋巴管，可导致皮肤水肿，而毛囊汗腺处皮肤相对下陷，呈橘皮样外观。晚期乳腺癌形成巨大肿块，癌组织在肿块周浸润蔓延，形成多个卫星结节。如果癌组织突破皮肤，可形成溃疡。

显微镜下，IDC形态多种多样，高分化癌形成明显的腺样结构，细胞形态较为一致，核分裂象少见；低分化癌的细胞排列成巢状、团索状，多形性常较明显，核分裂象多见，可见局部肿瘤细胞坏死。肿瘤间质有致密的纤维组织增生，癌细胞在纤维间质内浸润生长，两者比例各不相同。

（二）浸润性小叶癌（ILC）

ILC的癌细胞呈单行串珠状或细条索状浸润在纤维间质之间，或环形排列在正常导管周围。

癌细胞小，大小一致，核分裂象少见，细胞形态与小叶原位癌（LCIS）的瘤细胞相似。

在ILC中，由于编码细胞E钙黏蛋白（E-cadherin）的*CDH1*双等位基因缺失，缺乏E-钙黏蛋白表达，肿瘤细胞之间黏附性较差，可应用免疫组织化学方法与IDC鉴别。钙黏蛋白的缺失也见于小叶原位癌和小叶非典型性增生，提示钙黏蛋白的表达缺失是ILC的早期事件。

约20%的ILC累及双侧乳腺，ILC在乳腺中呈弥漫性多灶性分布，因此，不易被临床和影像学检查发现。肉眼观，切面呈橡皮样，呈灰白色，柔韧，与周围组织无明确界限。ILC的扩散和转移也有其特殊性，常转移至脑脊液、浆膜表面、卵巢、子宫和骨髓。

二、临床表现

浸润性乳腺癌最多见于乳房外上象限，其次多见于乳头、乳晕及内上象限。早期患侧乳房可有无症状的单发肿块，肿块质硬、不光滑，与周围组织界限欠清，活动度小；进展期病灶累及Cooper韧带时可出现乳房外形改变，呈现"酒窝征"，乳头内陷或偏向癌肿方向；进一步加重则会出现局部"橘皮样"变，癌肿凸出；腋窝淋巴结肿大、质硬、可活动，甚至数目增多、粘连成团，与皮肤或深部组织粘连。晚期癌肿固定，大片皮肤出现坚硬结节并融合成铠甲状，有些可破溃，形成伴有恶臭出血的溃疡或呈菜花状翻出；患侧上肢水肿，锁骨上淋巴结肿大、质硬，甚至出现肺、肝、骨转移症状。

三、MRI表现

1.浸润性导管癌 IDC的MRI表现多为边缘不规则、呈毛刺样或星芒状或蟹足样改变，表明癌细胞已沿间质浸润周围组织及肿瘤本身在各方向上的生长不一致。当病灶表现为肿块型时，其MRI表现为圆形、卵圆形或不规则形，边界清楚或有毛刺，边缘强化或弥漫强化，T_1WI多呈低信号，T_2WI则信号强度不一。

IDC 肿瘤内部成分复杂，故其 T_2WI 表现有所差异。一般认为，细胞水成分含量高则信号强度高，纤维成分含量高则信号强度相对低。此外，由于有恶性病变液化、坏死、出血及纤维化等改变，易导致病变 T_2WI 信号不均匀。一般在注入对比剂 94 s 后（首过灌注期）即表现为强化。由于恶性病灶血供丰富，代谢极快，大多数病灶于 1 min 内信号下降 10% 以上。

2. 浸润性小叶癌　ILC 的 MRI 表现多为肿块影，以不规则、浸润性边缘的肿块为最多见，其次以星芒状边缘的肿块为多见。由于肿瘤细胞环绕乳腺导管呈窄长形浸润性生长，病灶边缘毛刺长短不一，形成类星形灶，并保留导管的正常结构。ILC 也可无明确肿块，仅表现为正常的乳腺结构的扭曲。

四、鉴别诊断

1. 与其他乳腺癌鉴别

（1）原位癌：指肿瘤局限于乳腺导管系统内、未侵犯基底膜和周围间质的乳腺癌。MRI 其病灶多呈不规则形，增强后仅表现为线状、分枝状的导管样强化，无法看到明确的肿块灶，易与浸润性癌鉴别。

（2）髓样癌：瘤体较大，边界相对清晰，边缘较为规整，时间 - 信号强度曲线（TIC）呈典型的平台型（或）下降型。

（3）黏液腺癌：MRI 多表现为边界清晰且呈小分叶状边缘的肿块影，无明显毛刺及浸润征象；因其含有大量细胞外黏液，其 T_2WI 呈极高信号；动态增强扫描，肿瘤中心由于血供不丰富而不强化。

2. 与良性病变鉴别

（1）乳腺纤维腺瘤：MRI 表现为圆形或类圆形、信号均匀的肿块，周边有完整假包膜；瘤体 T_1WI 呈低或等信号，T_2WI 表现多样，以等或略高信号常见。时间 - 信号强化曲线以上升型为多见。肿瘤较大时，瘤体内部可见条状低信号分隔，或瘤体呈分叶状，此征象提示良性可能。

（2）乳腺囊性增生症：MRI 表现为圆形或类圆形、囊性长 T_1 长 T_2 信号，边界清楚，无浸润征象；增强后无强化。当部分囊肿感染时，增强扫描可见环形强化。

（3）导管内乳头状瘤：多见于 40～50 岁经产妇，临床上以乳头溢液为主要症状，多位于乳晕区大导管内，肿瘤大小常 < 1 cm。动态增强 MRI 表现多样，典型导管内乳头状瘤表现为囊状扩张的导管内可见突入腔内的边界较光整的结节样病灶，增强扫描强化均匀。

（4）术后瘢痕：MRI 可见瘢痕处腺体结构改变，但瘢痕不一定在切口处，T_1WI 呈等信号，T_2WI 呈等或低信号，增强扫描呈轻度强化或不强化。结合病史和影像学表现诊断不难做出。

五、典型病例

病例 1

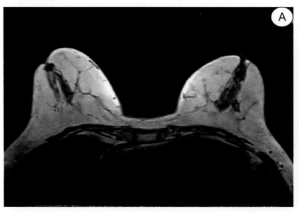

T_1WI

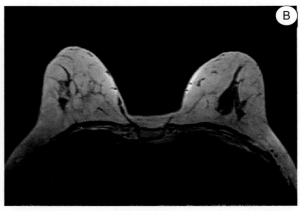

T_1WI

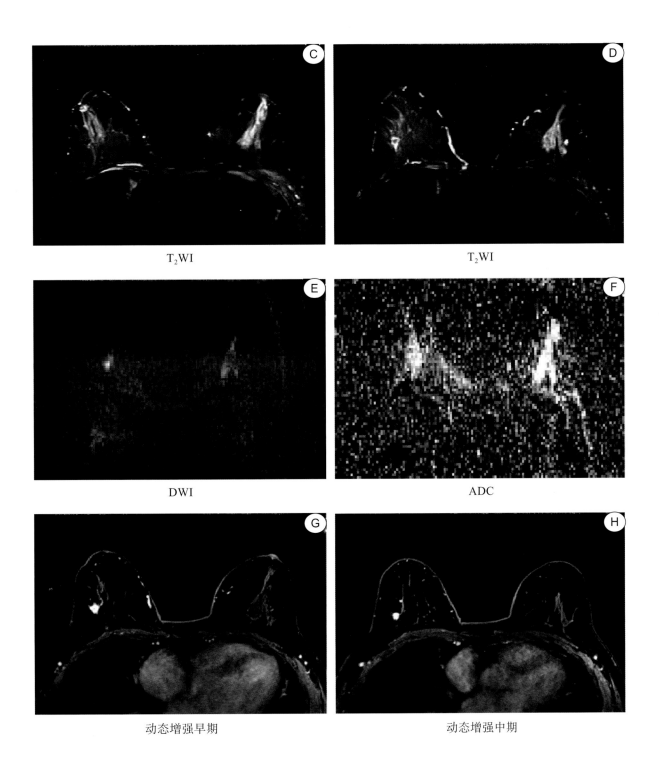

T₂WI

T₂WI

DWI

ADC

动态增强早期

动态增强中期

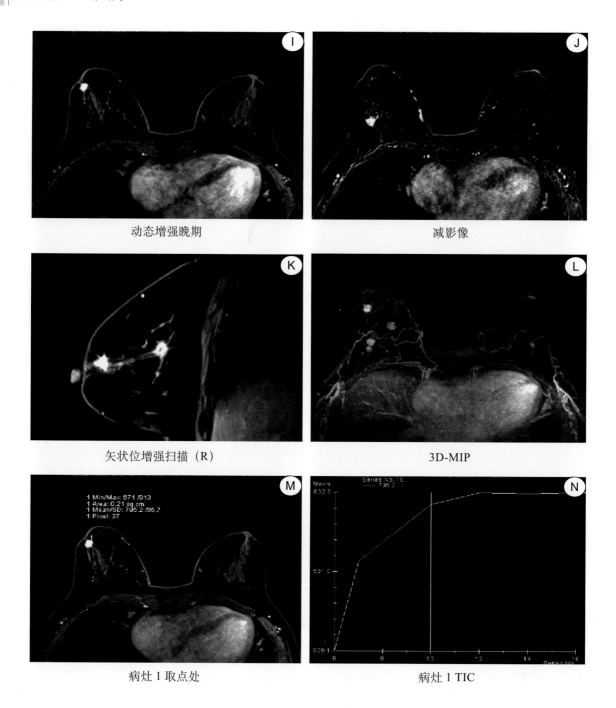

动态增强晚期

减影像

矢状位增强扫描（R）

3D-MIP

病灶 1 取点处

病灶 1 TIC

[病历摘要]　女性，62 岁。发现右侧乳房肿物 2 周。右侧乳房外侧可触及一大小为 1.5 cm×1.0 cm 的质硬肿物，与周围界限欠清，活动度差，表面欠光滑，无压痛，与皮肤无粘连。

[影像表现]　图 A ~ F 为轴位 T_1WI、T_2WI 及 DWI、ADC，显示双侧乳腺对称，右侧乳头略凹陷；双侧乳腺内可见多发类圆形团块状长 T_1 长 T_2 信号影，以右侧为著，部分病灶信号不均，边缘可见毛刺，与周围组织分界不清；右侧乳腺外上方病灶沿导管呈条片状延续。图 G ~ K 为动态增强早期、中期和晚期图像，减影像，以及矢状位增强扫描，显示右侧乳腺多发强化结节影，边缘毛糙，可见毛刺。图 L 为 3D-MIP，直观地显示了右侧乳腺多发病灶。图 M ~ N 为病灶的时间 - 信号强度曲线，显示病灶呈缓慢上升型。

[影像诊断]　右侧乳腺多发恶性占位，考虑 BI-RADS 5 级。

[病理诊断]　乳腺浸润性导管癌。

病例 2

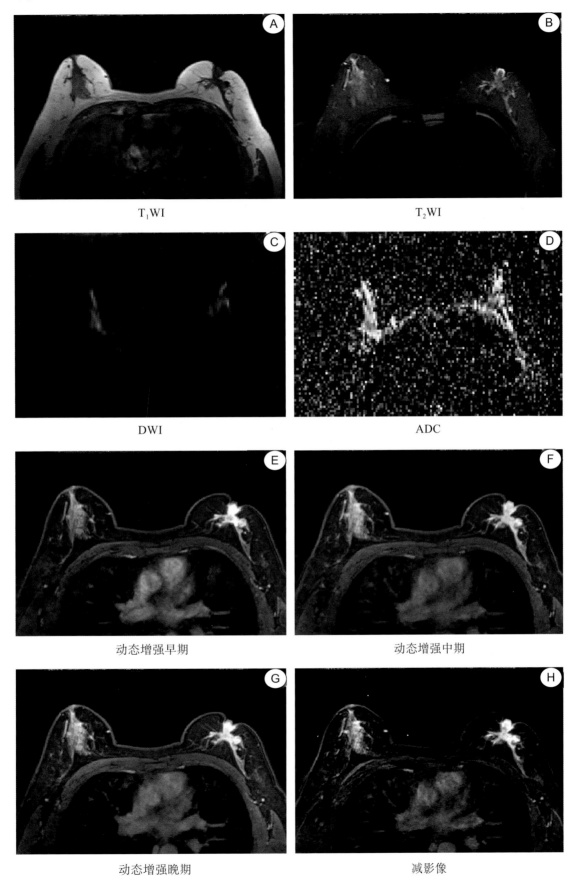

T₁WI

T₂WI

DWI

ADC

动态增强早期

动态增强中期

动态增强晚期

减影像

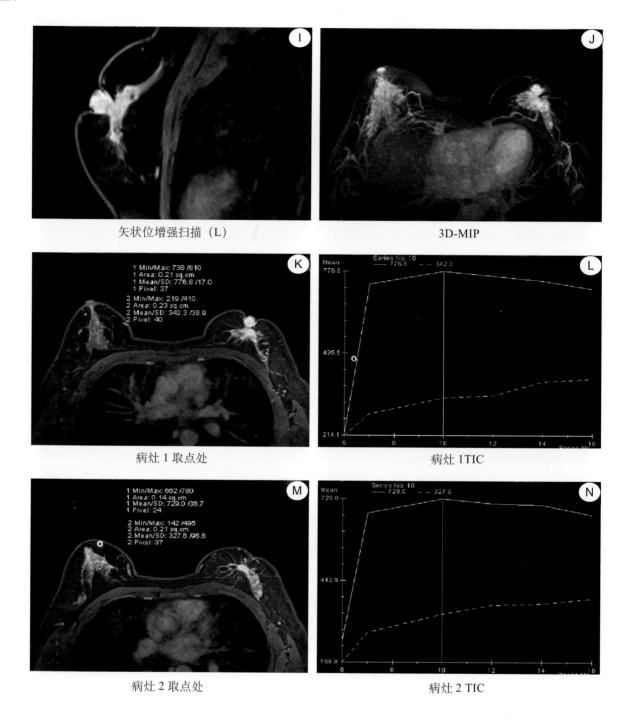

矢状位增强扫描（L）

3D-MIP

病灶 1 取点处

病灶 1TIC

病灶 2 取点处

病灶 2 TIC

[病历摘要]　女性，43 岁。左侧乳头凹陷 5 年，左侧乳房疼痛 3 天。

[影像表现]　图 A ~ D 为轴位 T_1WI、T_2WI 及 DWI、ADC，显示双侧乳腺左右不对称；左侧乳腺乳头凹陷，其后方可见不规则团块状长 T_1、等 - 稍长 T_2 信号影，病灶周围可见明显毛刺牵拉周围组织。图 E ~ I 为动态增强早期、中期和晚期图像，减影像，以及矢状位增强扫描，显示病灶明显强化，病灶范围为 3.61 cm × 2.72 cm。图 J 为 3D-MIP，显示左侧乳腺病灶呈片状强化，边界不清，乳头凹陷。图 K ~ N 为病灶的时间 - 信号强度曲线，显示病灶呈缓慢下降型。

[影像诊断]　左侧乳腺乳头后占位性病变，考虑乳腺癌可能性大，BI-RADS 5 级。

[病理诊断]　乳腺浸润性导管癌。

病例 3

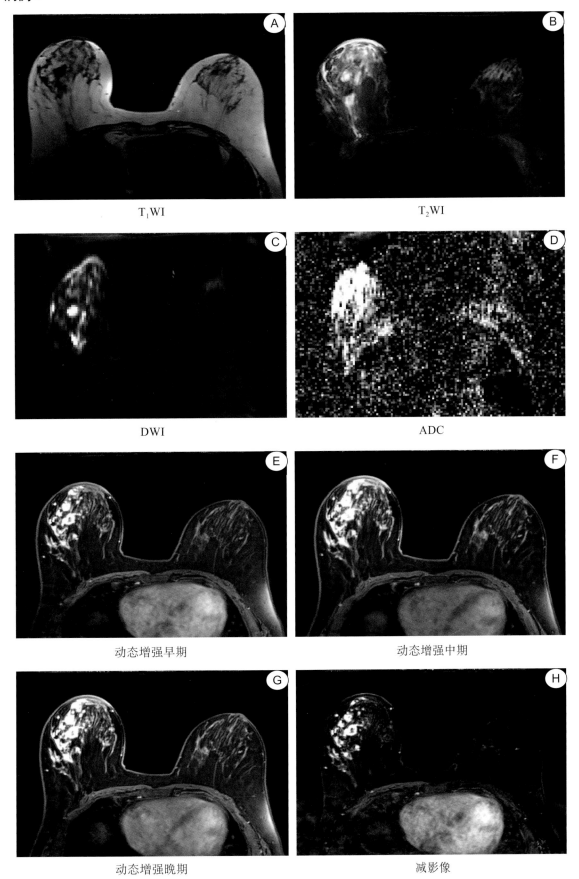

T₁WI

T₂WI

DWI

ADC

动态增强早期

动态增强中期

动态增强晚期

减影像

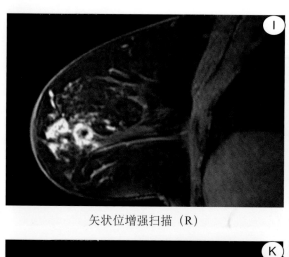

矢状位增强扫描（R）　　　　　　3D-MIP

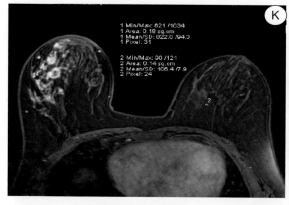
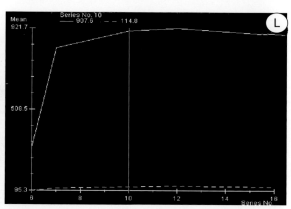

病灶 1 取点处　　　　　　　　病灶 1 TIC

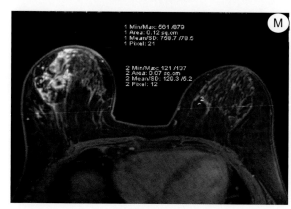
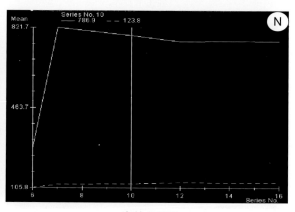

病灶 2 取点处　　　　　　　　病灶 2 TIC

[病历摘要]　女性，50 岁。发现右侧乳房肿物半个月入院。查体发现，右侧乳房外下可触及一个 5.0 cm×5.0 cm 的肿物，边界欠清，活动度可。

[影像表现]　图 A ～ D 为轴位 T_1WI、T_2WI 及 DWI、ADC，显示右侧乳腺乳头旁皮肤局部增厚，呈长 T_2 信号影，增强扫描可见强化；右侧乳腺外下象限可见多个团块状长 T_1 长 T_2 信号影，边缘不光整，可见毛刺，最大者大小为 2.05 cm×2.06 cm×1.37 cm，DWI 呈高信号 ADC 呈低信号。

图 E ～ I 为动态增强早期、中期和晚期图像，减影像，以及矢状位增强扫描，显示动脉早期呈明显团块状、条片状不均匀强化，边缘欠光滑。图 J 为 3D-MIP，直观地显示了右侧乳腺病灶及周围粗大血管。图 K ～ N 为病灶的时间 - 信号强度曲线，显示病灶呈平台型或缓慢下降型。

[影像诊断]　右侧乳腺外下象限多发占位性病变，考虑为乳腺癌可能性大，BI-RADS 5 级。

[病理诊断]　乳腺浸润性导管癌。

病例 4

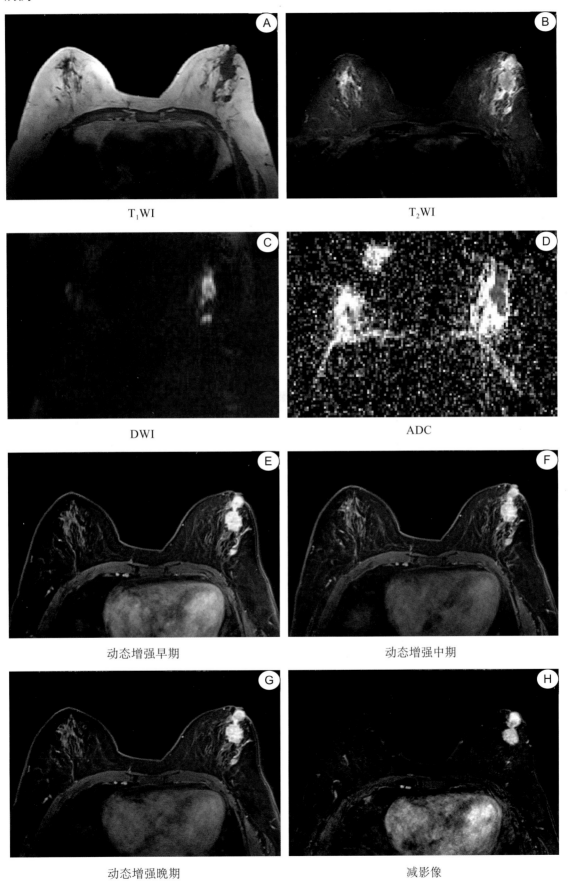

T₁WI

T₂WI

DWI

ADC

动态增强早期

动态增强中期

动态增强晚期

减影像

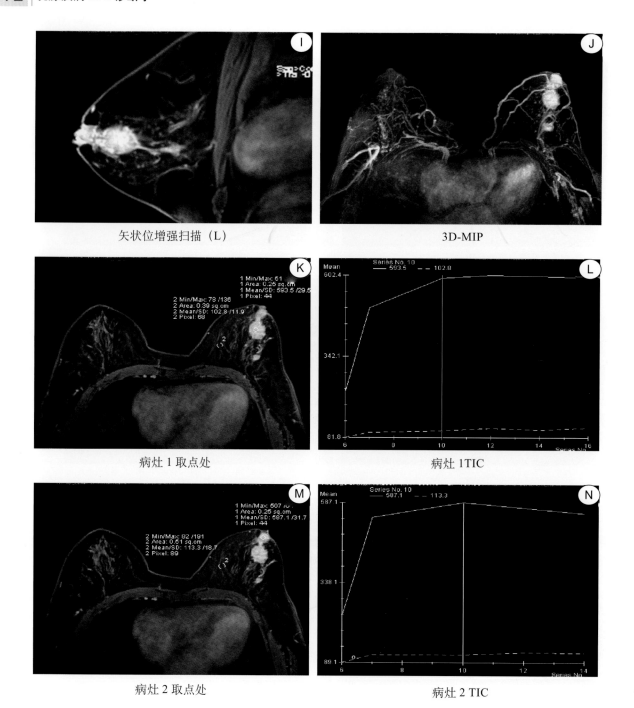

矢状位增强扫描（L）

3D-MIP

病灶1取点处

病灶1TIC

病灶2取点处

病灶2 TIC

[病历摘要] 女性，59岁。左侧乳房疼痛3个月，发现肿物1天。

[影像表现] 图A～D为轴位T_1WI、T_2WI及DWI、ADC，显示左侧乳头凹陷；左侧乳腺上象限可见多发大小不等团块状、结节状不均匀长T_1、等-长T_2信号影，病灶边界不清楚，信号不均匀；DWI呈高信号，ADC呈低信号。图E～I为动态增强早期、中期和晚期图像，减影像，以及矢状位增强扫描，显示病灶明显强化，大小分别为1.40 cm×1.60 cm、2.16 cm×2.30 cm、1.47 cm×1.47 cm，部分病灶融合。图J为3D-MIP，直观地显示了左侧乳腺的多发病灶及腋窝淋巴结。图K～N为病灶的时间-信号强度曲线，显示病灶呈平台型。

[影像诊断] 左侧乳腺多发恶性占位性病变，考虑为乳腺癌可能性大，BI-RADS 5级。左侧腋窝多发淋巴结并部分淋巴结肿大。

[病理诊断] 乳腺浸润性导管癌。

病例5

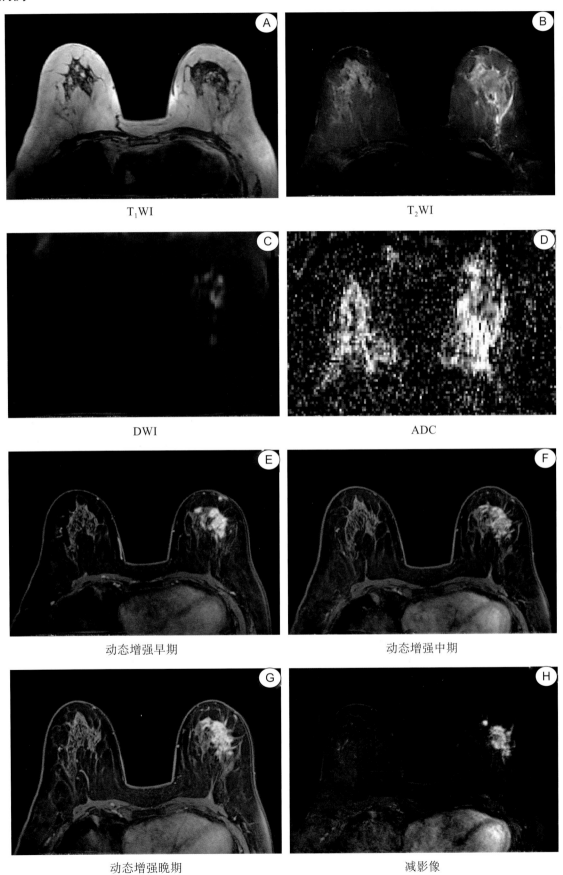

T₁WI

T₂WI

DWI

ADC

动态增强早期

动态增强中期

动态增强晚期

减影像

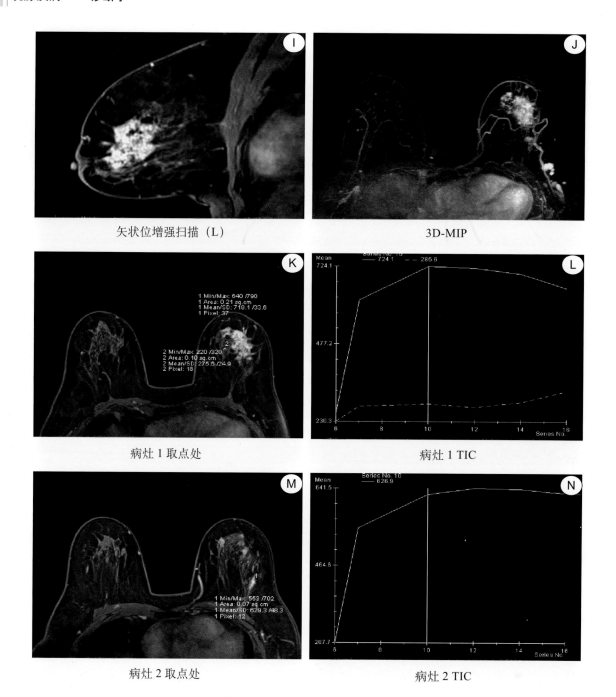

矢状位增强扫描（L）

3D-MIP

病灶 1 取点处

病灶 1 TIC

病灶 2 取点处

病灶 2 TIC

[病历摘要]　女性，57 岁。发现左侧乳房肿物 3 天。查体发现：左侧乳头凹陷，无溢液；左侧乳房 12 点至 2 点位置可触及一大小为 3.8 cm×2.8 cm 的质硬肿块，边界不清，活动度可，形态不规则，与胸壁无粘连。

[影像表现]　图 A～D 为轴位 T_1WI、T_2WI 及 DWI、ADC，显示左侧乳头凹陷；左侧乳腺内可见团块状长 T_1 长 T_2 信号，边界不清；左侧腋下可见多个类圆形长 T_1 长 T_2 信号；DWI 呈高信号，ADC 呈低信号。图 E～I 为动态增强早期、中期和晚期图像，减影像，以及矢状位增强扫描，显示病灶明显强化，边缘毛糙，可见毛刺；左侧腋窝类圆形病灶可见均匀强化。图 J 为 3D-MIP，直观地显示了左乳病灶及腋窝肿大淋巴结。图 K～N 为病灶的时间 - 信号强度曲线，显示病灶呈平台型或缓慢下降型。

[影像诊断]　左侧乳腺占位性病变，考虑乳腺癌可能性大，BI-RADS 4 级。

[病理诊断]　左侧乳腺浸润性导管癌，左侧腋窝淋巴结转移。

病例 6

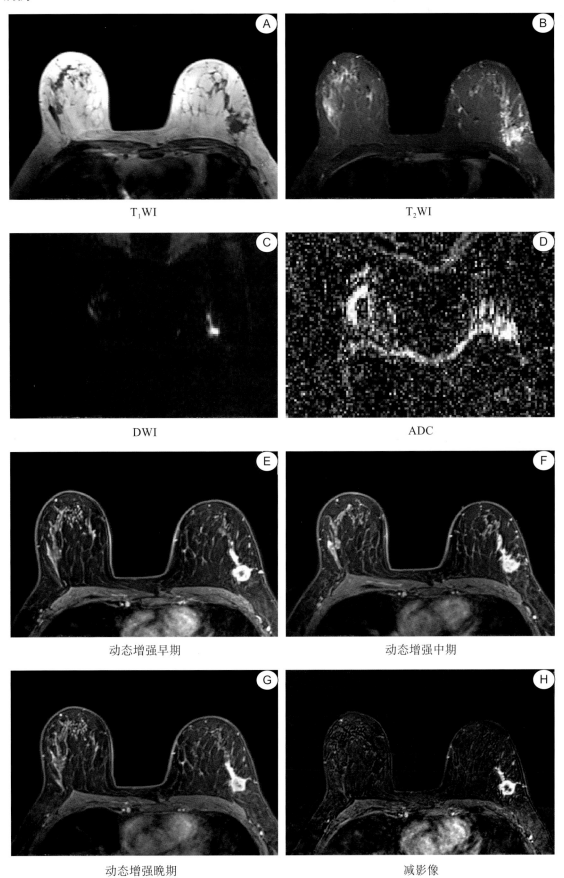

T₁WI

T₂WI

DWI

ADC

动态增强早期

动态增强中期

动态增强晚期

减影像

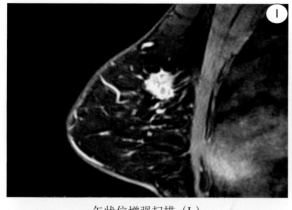

矢状位增强扫描（L）

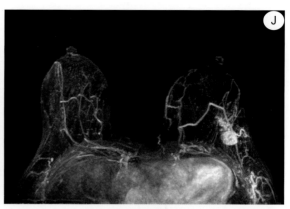

3D-MIP

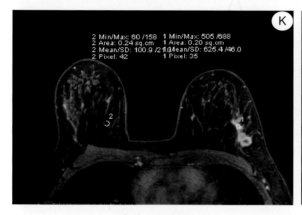

病灶 1 取点处

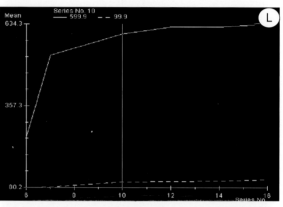

病灶 1TIC

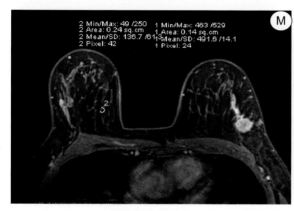

病灶 2 取点处

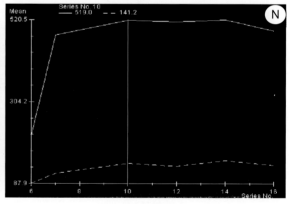

病灶 2 TIC

[病历摘要]　女性，42岁。发现左侧乳房肿物3个月。查体发现：左侧乳房外上象限可触及一个5cm×4cm大小的肿物，质地中等，表面欠光滑，活动度差。

[影像表现]　图 A～D 为轴位 T_1WI、T_2WI 及 DWI、ADC，显示左侧乳腺体积稍大；左侧乳腺外上象限可见一团块状长 T_1 长 T_2 异常信号影，DWI 呈高信号，ADC 呈低信号，边界不清，边缘可见毛刺征，大小为 3.7cm×3.6cm×2.0cm。

图 E～I 为动态增强早期、中期和晚期图像，减影像，以及矢状位增强扫描，显示病灶在动脉早期呈明显强化，边缘毛糙，可见粗大毛刺。图 J 为 3D-MIP，直观地显示了左侧乳腺团块强化灶。图 K～N 为病灶的时间-信号强度曲线，显示病灶呈平台型。

[影像诊断]　左侧乳腺外上象限恶性占位，考虑 BI-RADS 5 级。

[病理诊断]　乳腺浸润性导管癌。

病例 7

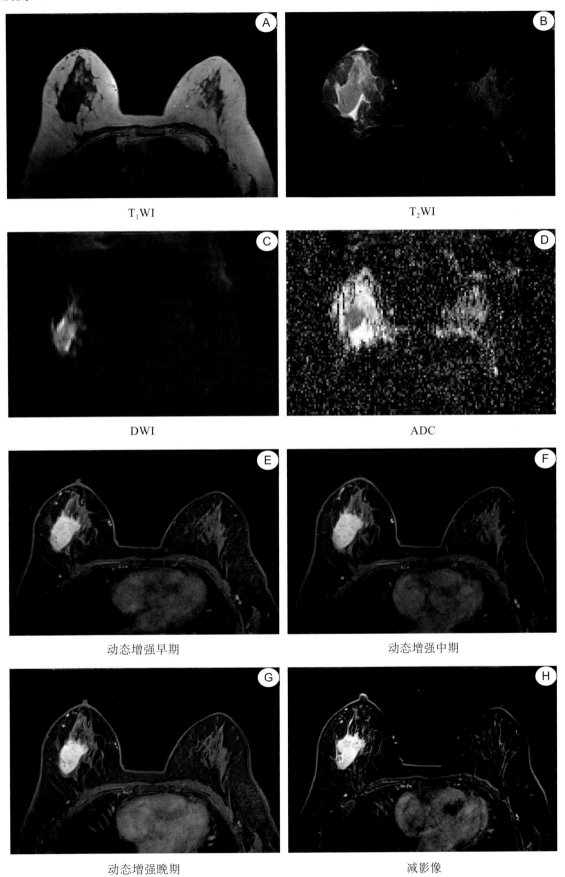

T₁WI

T₂WI

DWI

ADC

动态增强早期

动态增强中期

动态增强晚期

减影像

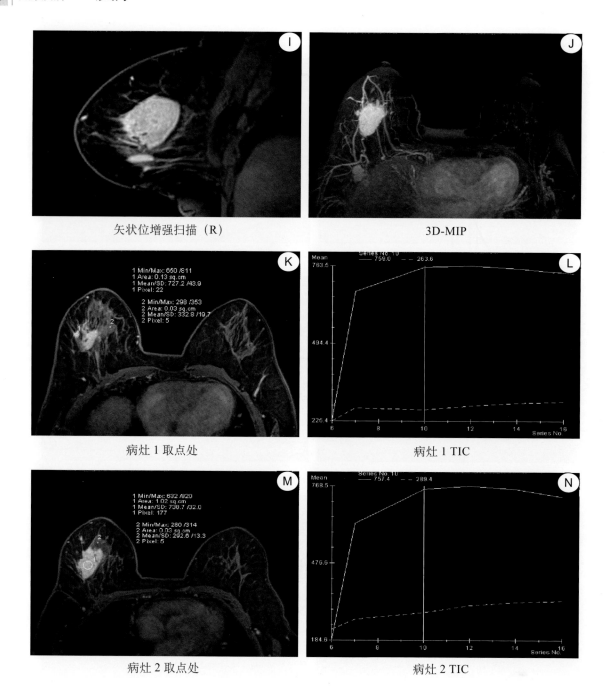

矢状位增强扫描（R）

3D-MIP

病灶 1 取点处

病灶 1 TIC

病灶 2 取点处

病灶 2 TIC

[病历摘要] 女性，57 岁。发现右侧乳房肿物 1 周。右侧乳房外上象限可触及一个大小为 4 cm×3 cm 的肿物，质地中等，边界欠清，无触痛。

[影像表现] 图 A ~ D 为轴位 T_1WI、T_2WI 及 DWI、ADC，显示双侧乳房外形光整，左右对称；右侧乳腺外上、外下象限结构紊乱，可见多发大小不等团块状长 T_1 稍长 T_2 信号影，DWI 呈高信号，ADC 呈低信号。图 E ~ I 为动态增强早期、中期和晚期图像，减影像，以及矢状位增强扫描，显示右侧乳腺病灶明显强化，可见毛刺征。图 J 为 3D-MIP，直观地显示了强化肿块及右侧腋窝强化结节影。图 K ~ N 为病灶的时间 - 信号强度曲线，显示病灶呈平台型。

[影像诊断] 右侧乳腺外上、外下象限多发占位性病变，考虑 BI-RADS 5 级；右侧腋窝多发结节影，考虑淋巴结并部分淋巴结转移。

[病理诊断] 右侧乳腺浸润性导管癌，右侧腋窝淋巴结转移。

病例 8

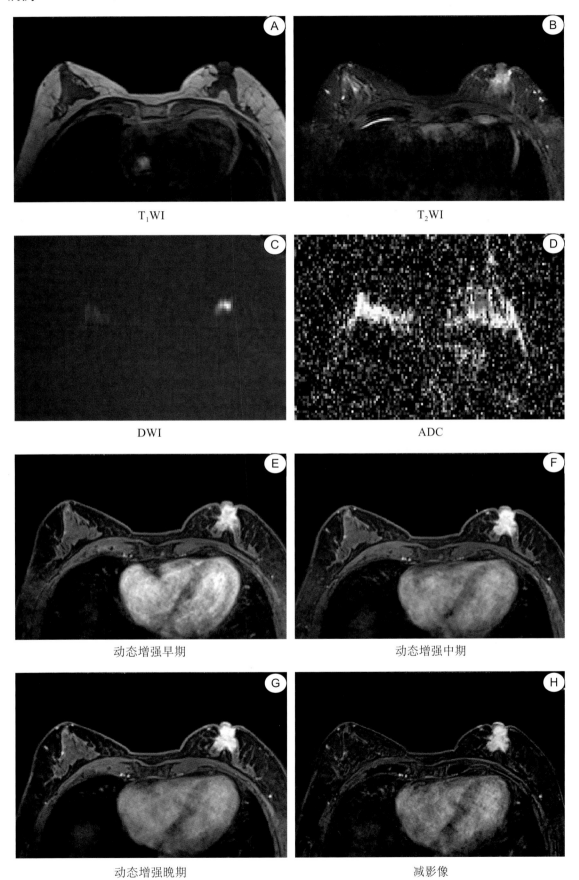

T₁WI

T₂WI

DWI

ADC

动态增强早期

动态增强中期

动态增强晚期

减影像

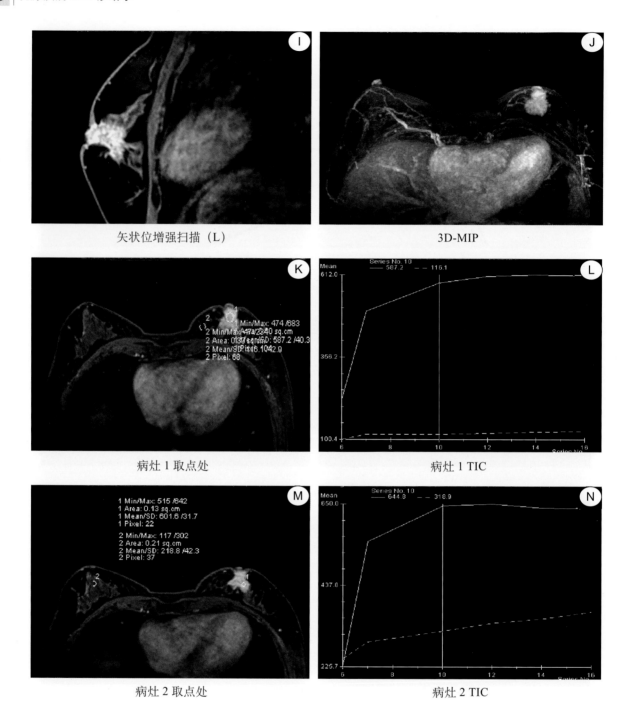

矢状位增强扫描（L）

3D-MIP

病灶 1 取点处

病灶 1 TIC

病灶 2 取点处

病灶 2 TIC

[病历摘要] 女性，59 岁。发现左侧乳头凹陷 1 年，左侧乳房肿物 20 天。触诊发现：左侧乳头后方有一大小为 4 cm×4 cm 的质韧肿物，表面不光滑，边界欠清，活动度差，与周围皮肤粘连，与胸壁无粘连，无压痛。

[影像表现] 图 A ～ D 为轴位 T$_1$WI、T$_2$WI 及 DWI、ADC，显示左侧乳腺乳头凹陷；乳头后方可见不规则块状长 T$_1$ 长 T$_2$ 信号影；DWI 呈高信号，ADC 呈低信号。图 E ～ I 为动态增强早期、中期和晚期图像，减影像，以及矢状位增强扫描，显示病灶在动脉早期呈明显强化，边缘毛糙，可见毛刺。图 J 为 3D-MIP，直观地显示了左侧乳腺病灶。图 K ～ N 为病灶的时间 - 信号强度曲线，显示病灶呈平台型。

[影像诊断] 左侧乳头后方占位性病变，考虑乳腺癌可能性大，BI-RADS 5 级。

[病理诊断] 乳腺浸润性导管癌。

病例 9

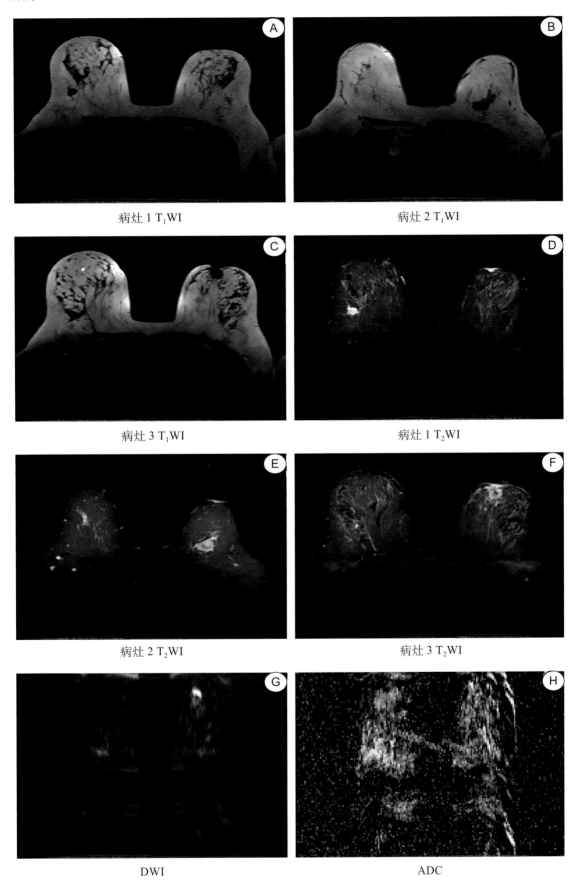

病灶 1 T₁WI

病灶 2 T₁WI

病灶 3 T₁WI

病灶 1 T₂WI

病灶 2 T₂WI

病灶 3 T₂WI

DWI

ADC

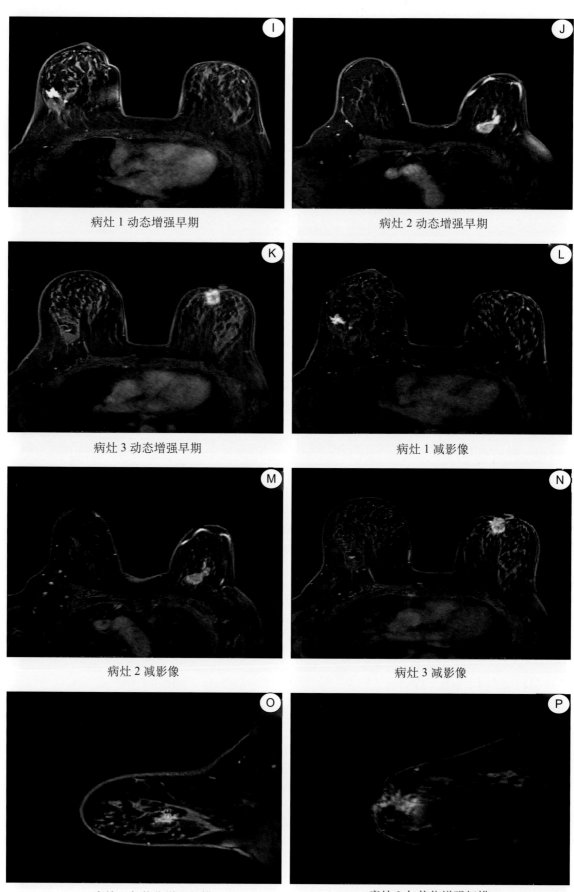

病灶 1 动态增强早期

病灶 2 动态增强早期

病灶 3 动态增强早期

病灶 1 减影像

病灶 2 减影像

病灶 3 减影像

病灶 1 矢状位增强扫描

病灶 2 矢状位增强扫描

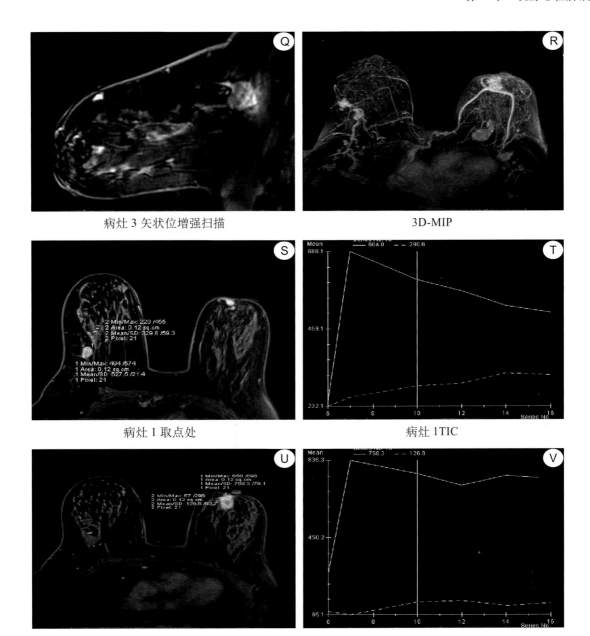

病灶 3 矢状位增强扫描

3D-MIP

病灶 1 取点处

病灶 1TIC

病灶 3 取点处

病灶 3 TIC

[病历摘要]　女性，47 岁。体检发现双侧乳房肿物 18 天。查体发现：左侧乳房 11 点距乳头 12 cm 处可触及一大小为 3 cm×4 cm 的肿物，质硬，活动度差；左侧乳头上方、乳晕后方有一大小为 3 cm×2 cm 的肿物；右侧乳头上方、距乳头 8 cm 处可触及一个 1 cm×1 cm 的肿物；右侧乳房 10 点距乳头 10 cm 处可触及一个大小约 1 cm×1 cm 的肿物。

[影像表现]　图 A～H 为轴位 T_1WI、T_2WI 及 DWI、ADC，显示双侧乳房外形光整，左右对称；左侧乳头后方、左侧乳腺胸壁前及右侧乳腺外上象限结构紊乱，其内可见多发不规则结节状长 T_1 长 T_2 信号影，DWI 呈高信号，最大者位于左侧乳头后方，大小 2.7 cm×2.0 cm，病灶边缘欠光整，信号欠均匀。图 I～Q 为动态增强早期图像、减影像及矢状位增强扫描，显示双侧乳腺病灶明显强化，边缘毛糙；双侧腋窝可见多个大小不等的结节状强化影。图 R 为 3D-MIP，显示双侧乳腺多发病灶及腋窝多发淋巴结。图 S～V 为病灶的时间 - 信号强度曲线，显示病灶呈下降型。

[影像诊断]　左侧乳头后方、左侧乳腺胸壁前及右侧乳腺外上象限多发占位性病变，考虑为 BI-RADS 5 级；双侧腋窝多发结节，考虑淋巴结并部分转移。

[病理诊断]　双侧乳腺浸润性导管癌。

病例 10

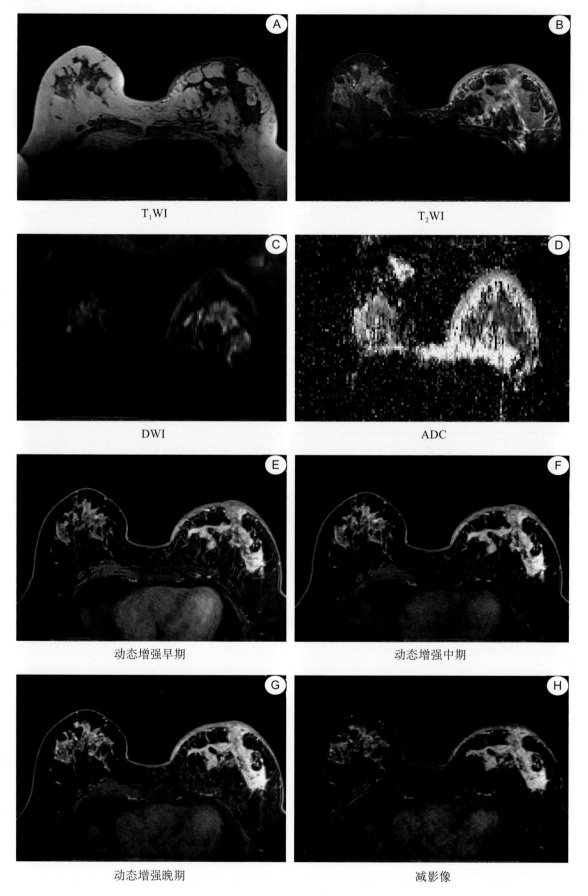

T₁WI

T₂WI

DWI

ADC

动态增强早期

动态增强中期

动态增强晚期

减影像

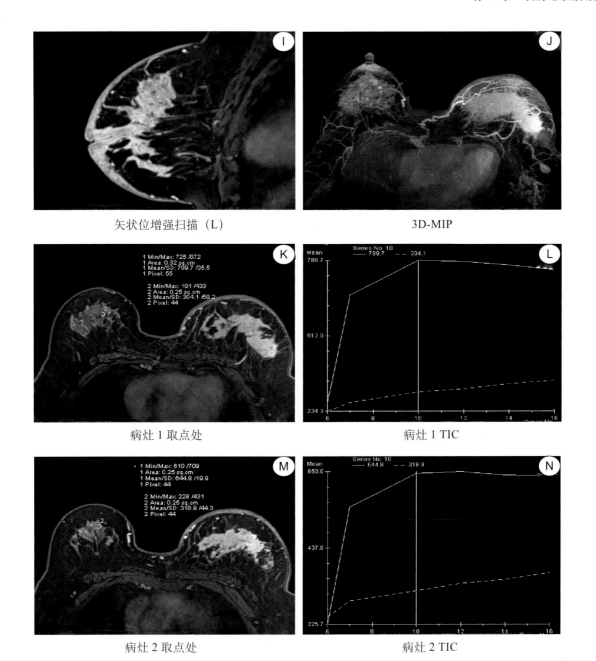

矢状位增强扫描（L）

3D-MIP

病灶 1 取点处

病灶 1 TIC

病灶 2 取点处

病灶 2 TIC

[病历摘要]　女性，50 岁。发现左侧乳腺癌伴腋下淋巴结转移 2 周。

[影像表现]　图 A ～ D 为轴位 T_1WI、T_2WI 及 DWI、ADC，显示双侧乳腺不对称；左侧乳房体积较右侧体积略大；左侧乳腺皮肤增厚，呈条片状不均匀长 T_1 长 T_2 信号影；左侧乳头略凹陷；左侧乳腺内可见较大团块状不均匀长 T_1 等 - 稍长 T_2 信号影，病灶边界清楚，信号不均匀，病灶向前生长达乳头后方，病灶大小为 9.85 cm × 7.24 cm。图 E ～ I 为动态增强早期、中期和晚期图像，减影像，以及矢状位增强扫描，显示病灶呈明显强化，形态不规则；左侧腋窝可见多发淋巴结。图 J 为 3D-MIP，显示左侧乳腺血管增多、增粗，可见左侧乳腺病灶及腋窝淋巴结。图 K ～ N 为病灶的时间 - 信号强度曲线，显示左侧乳腺病灶呈平台型及缓慢下降型。

[影像诊断]　左侧乳腺内恶性占位性病变，考虑乳腺癌伴皮肤侵犯可能性大，BI-RADS 5 级。左侧腋窝多发淋巴结并部分淋巴结转移；右侧乳腺多发增生结节可能性大。

[病理诊断]　乳腺浸润性导管癌。

病例 11

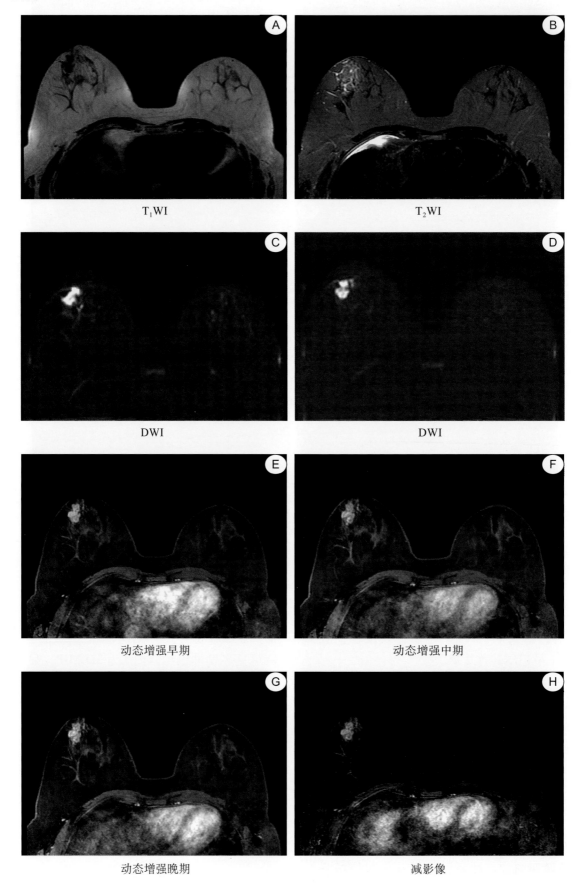

T₁WI

T₂WI

DWI

DWI

动态增强早期

动态增强中期

动态增强晚期

减影像

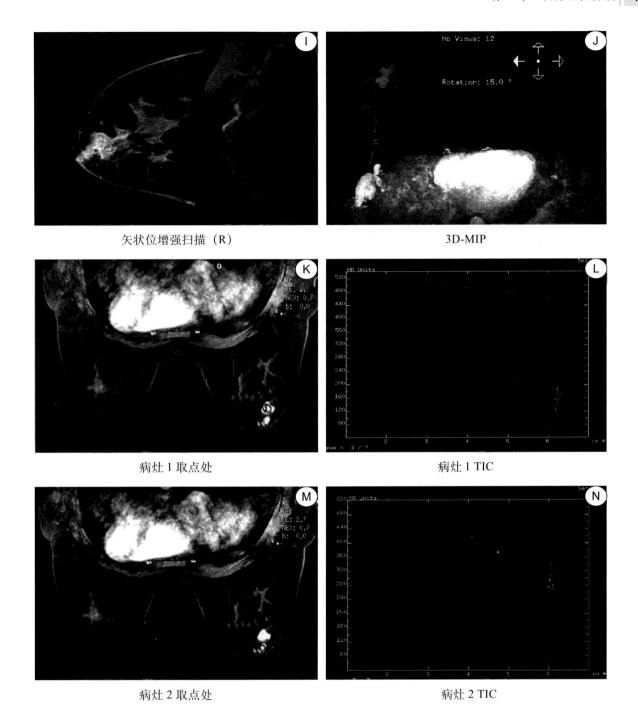

矢状位增强扫描（R）

3D-MIP

病灶 1 取点处

病灶 1 TIC

病灶 2 取点处

病灶 2 TIC

[病历摘要]　女性，48 岁。查体发现右侧乳房肿物 3 个月。

[影像表现]　图 A ～ D 为轴位 T_1WI、T_2WI 及 DWI，显示右侧乳腺乳头后方团块状长 T_1 长 T_2 信号，形态欠规则，边界不清；DWI 呈高信号。图 E ～ I 为动态增强早期、中期和晚期图像，减影像，以及矢状位增强扫描，病灶可见团块状不均匀强化，病灶可见分叶。图 J 为 3D-MIP，直观地显示了右侧乳头后方病灶及腋窝肿大淋巴结。图 K ～ N 为病灶的时间 - 信号强度曲线，显示右侧乳头后方病灶呈缓慢下降型。

[影像诊断]　右侧乳腺乳头后方占位性病变，考虑 BI-RADS 5 级；右侧腋下多发占位性病变，考虑淋巴结转移可能性大。

[病理诊断]　乳腺浸润性导管癌伴淋巴结转移。

病例 12

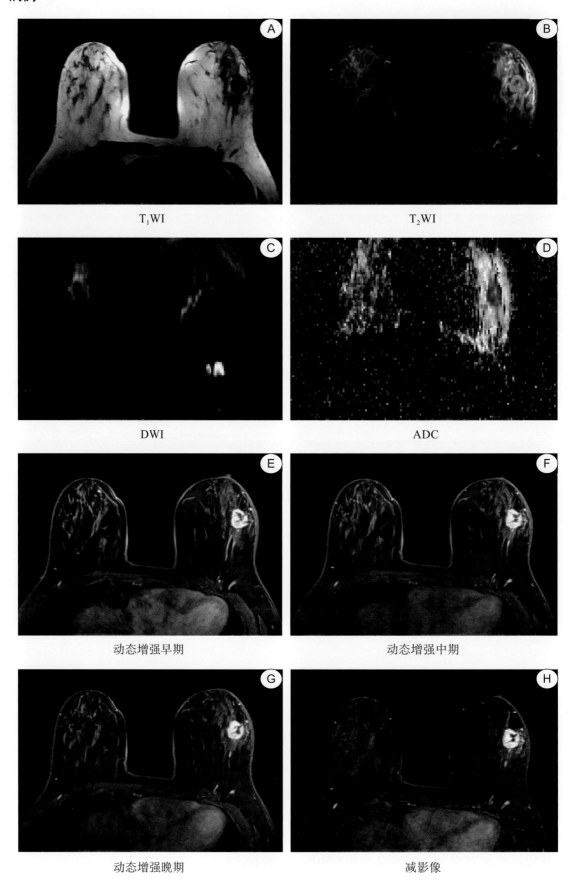

T₁WI

T₂WI

DWI

ADC

动态增强早期

动态增强中期

动态增强晚期

减影像

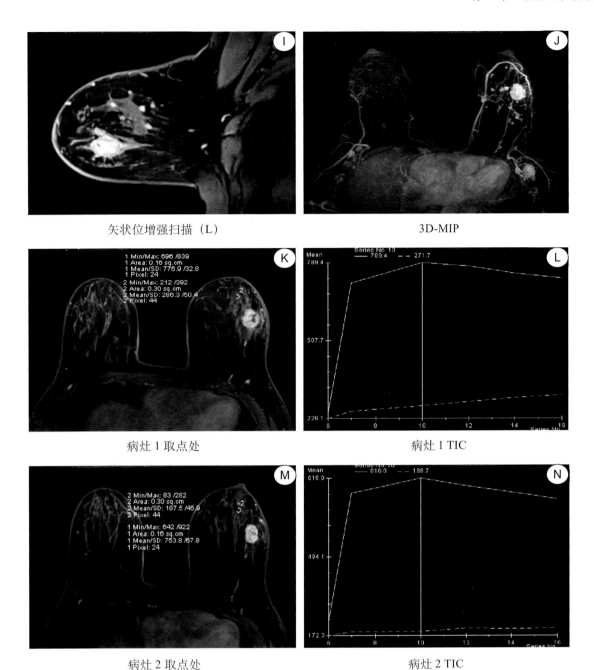

矢状位增强扫描（L）

3D-MIP

病灶 1 取点处

病灶 1 TIC

病灶 2 取点处

病灶 2 TIC

[病历摘要]　女性，31 岁。发现左侧乳房肿物 1 个多月。

[影像表现]　图 A ~ D 为轴位 T_1WI、T_2WI 及 DWI、ADC，显示左侧乳腺外下象限一团块状长 T_1 短 - 长 T_2 信号影，病灶大小为 2.19 cm × 1.96 cm，病灶外围腺体呈明显片状不均匀长 T_1 长 T_2 信号影，DWI 呈高信号，ADC 呈低信号。图 E ~ I 为动态增强早期、中期和晚期图像，减影像，以及矢状位增强扫描，显示病灶在动态增强早期呈明显不均匀强化，边缘欠光滑；左侧腋窝可见团块状明显强化。图 J 为 3D-MIP，直观地显示了左侧乳腺多发病灶及腋窝肿大淋巴结。图 K ~ N 为病灶的时间 - 信号强度曲线，显示病灶呈平台型、下降型。

[影像诊断]　左侧乳腺外下象限占位性病变，考虑乳腺癌可能性大，BI-RADS 5 级；左侧乳腺外下象限皮下异常信号，考虑穿刺活检术后改变；左侧腋窝淋巴结转移。

[病理诊断]　乳腺浸润性导管癌伴淋巴结转移。

病例 13

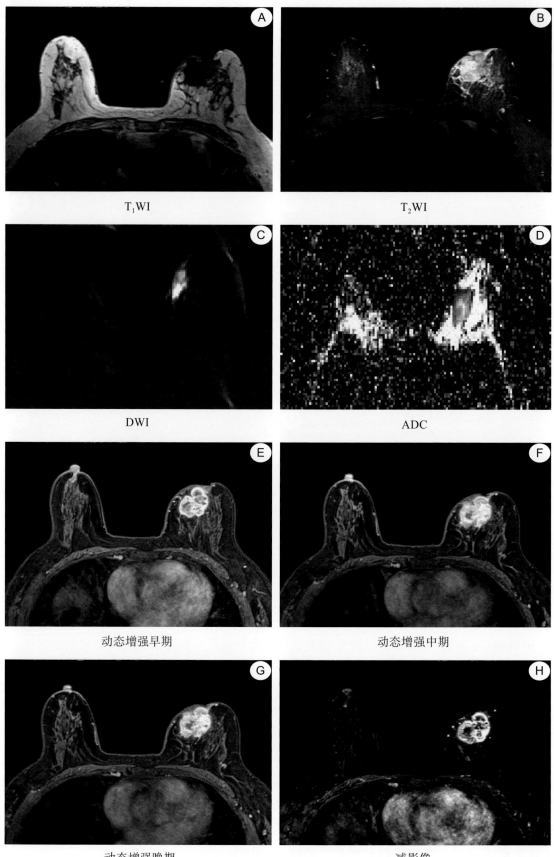

T₁WI

T₂WI

DWI

ADC

动态增强早期

动态增强中期

动态增强晚期

减影像

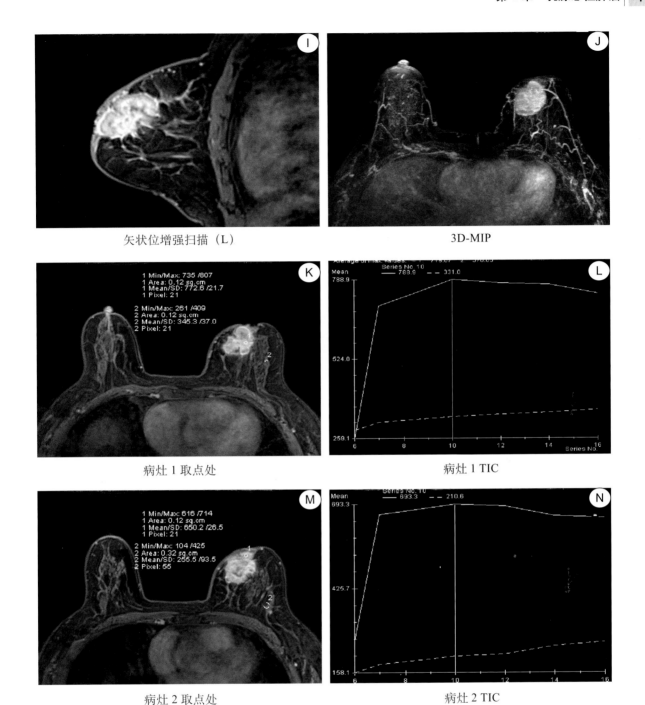

矢状位增强扫描（L）

3D-MIP

病灶 1 取点处

病灶 1 TIC

病灶 2 取点处

病灶 2 TIC

[病历摘要]　女性，59 岁。发现左侧乳房肿物伴乳头凹陷半年，入院。

[影像表现]　图 A ～ D 为轴位 T_1WI、T_2WI 及 DWI、ADC，显示双侧乳房不对称，左侧乳房增大，形态改变；左侧乳腺内上及内下象限腺体结构紊乱，可见团块状不均匀长 T_1 长 T_2 信号影，病灶边界毛糙，信号不均匀，DWI 呈高信号，ADC 呈稍低信号。图 E ～ I 为动态增强早期、中期和晚期图像，减影像，以及矢状位增强扫描，显示病灶呈团块状不均匀强化，可见分叶；病灶边缘毛糙，矢状位可见粗大毛刺。图 J 为 3D-MIP，直观地显示了左侧乳腺病灶。图 K ～ N 为病灶的时间 - 信号强度曲线，显示病灶呈缓慢下降型、平台型。

[影像诊断]　左侧乳腺上内侧占位性病变，考虑乳腺癌可能性大，BI-RADS 5 级。

[病理诊断]　乳腺浸润性导管癌。

病例 14

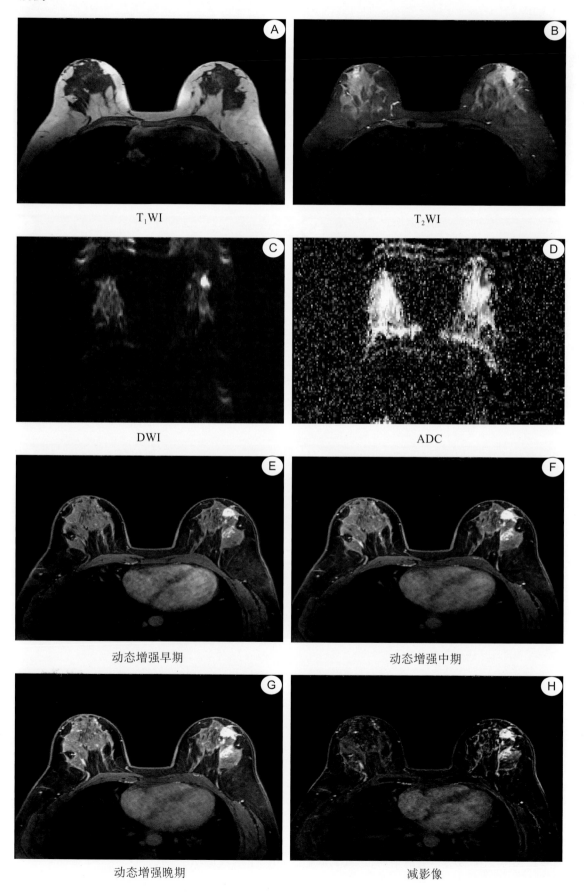

T₁WI

T₂WI

DWI

ADC

动态增强早期

动态增强中期

动态增强晚期

减影像

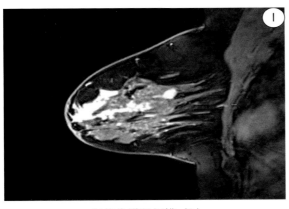

矢状位增强扫描（L）

3D-MIP

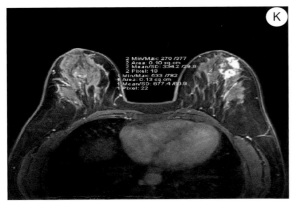

病灶 1 取点处

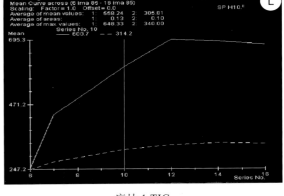

病灶 1 TIC

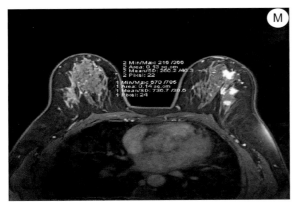

病灶 2 取点处

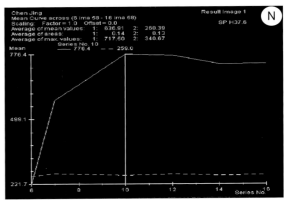

病灶 2 TIC

[病历摘要]　女性，48 岁。发现左侧乳房肿物 10 年余。触诊双侧乳腺不均质结节感。

[影像表现]　图 A ～ D 为 T₁WI、T₂WI 及 DWI、ADC，显示左侧乳腺外上象限腺体结构紊乱，其内可见团块状不均匀长 T₁ 长 T₂ 信号影，DWI 呈高信号影。图 E ～ I 为动态增强扫描早期、中期和晚期图像，减影像，以及矢状位增强扫描，显示病灶明显强化，病灶边界毛糙，信号不均匀，较大团块状病灶大小为 1.68 cm×1.21 cm、2.06 cm×1.60 cm，左侧乳腺内可见多发大小不等结节状明显强化灶。图 J 为 3D-MIP，直观地显示了左侧乳腺内团块状及片状强化灶及多个小结节状强化灶。图 K ～ N 为病灶的时间 - 信号强度曲线，显示病灶均呈平台型。

[影像诊断]　左侧乳腺外上象限多发占位性病变，考虑为乳腺癌可能，BI-RADS 5 级。

[病理诊断]　左侧乳腺浸润性导管癌。

病例 15

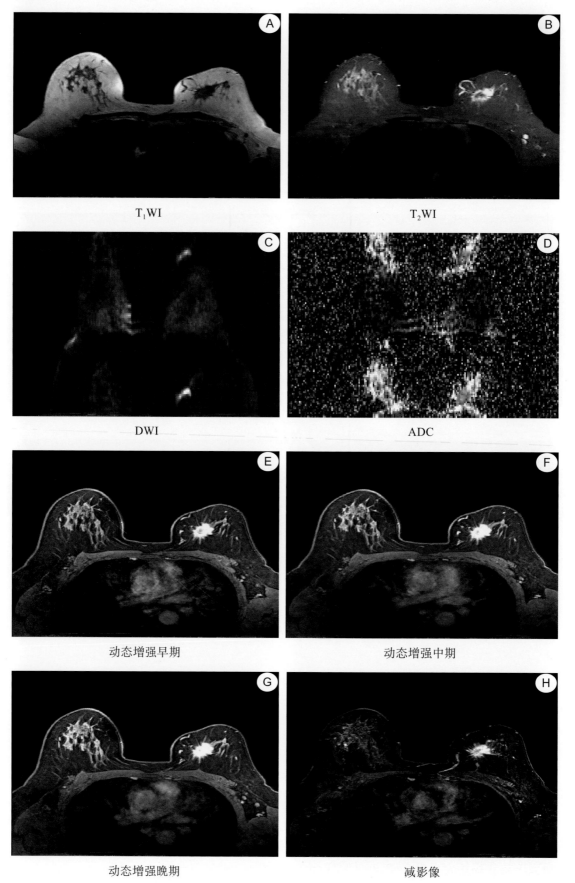

T₁WI	T₂WI
DWI	ADC
动态增强早期	动态增强中期
动态增强晚期	减影像

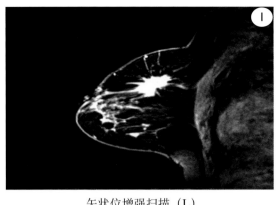

矢状位增强扫描（L）

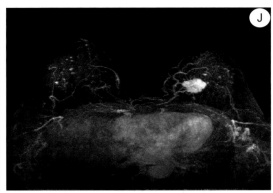

3D-MIP

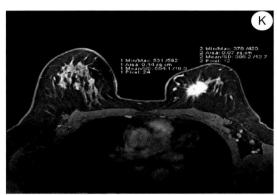

病灶 1 取点处

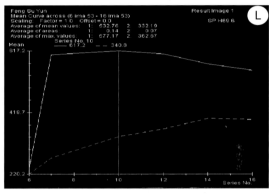

病灶 1 TIC

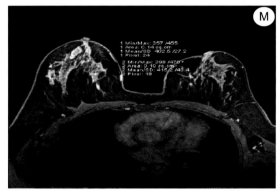

病灶 2 取点处

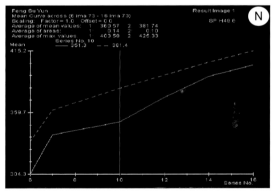

病灶 2 TIC

[病历摘要]　女性，45 岁。发现左侧乳房肿物 2 年。左侧乳房内上隆起，局部橘皮征；乳头向内凹陷；左侧乳房 10 点至 12 点可触及一个 6 cm×5 cm 的质韧肿物，活动度差。

[影像表现]　图 A ～ D 为 T₁WI、T₂WI 及 DWI、ADC，显示左侧乳头凹陷，左侧乳腺内上象限局部略凹陷，其内可见不规则团块状不均匀长 T₁ 短或长 T₂ 信号影，病灶边缘可见明显毛刺，病灶大小为 3.16 cm×2.52 cm，DWI 呈稍高信号影，ADC 呈低信号。图 E ～ I 为动态增强

早期、中期和晚期图像，减影像，以及矢状位增强扫描，显示病灶明显强化。图 J 为 3D-MIP，直观地显示了左侧乳腺内多个小结节状强化灶及腋窝多发肿大淋巴结。图 K ～ N 为病灶的时间 - 信号强度曲线，显示病灶 1 曲线呈平台型；病灶 2 曲线为上升型。

[影像诊断]　左侧乳腺内上象限恶性占位性病变，考虑乳腺癌可能性大，BI-RADS 5 级。

[病理诊断]　左侧乳腺浸润性导管癌。

病例 16

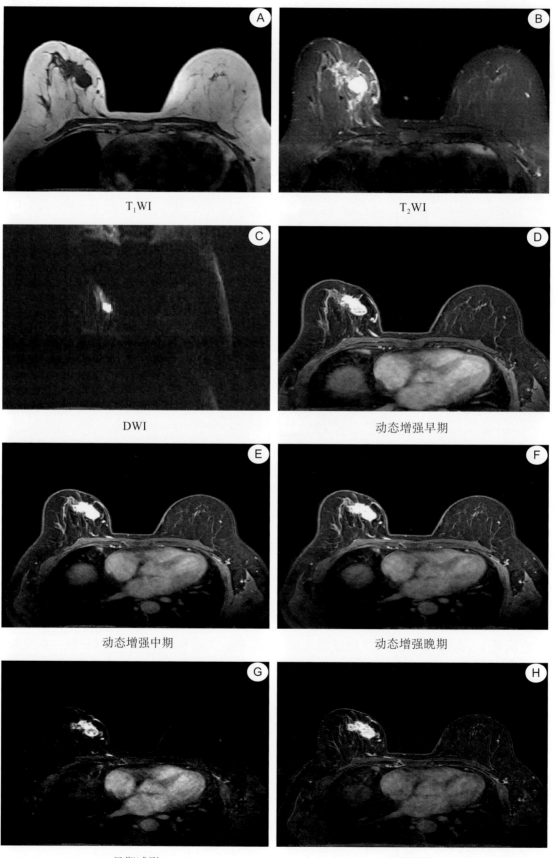

T₁WI

T₂WI

DWI

动态增强早期

动态增强中期

动态增强晚期

早期减影

晚期减影

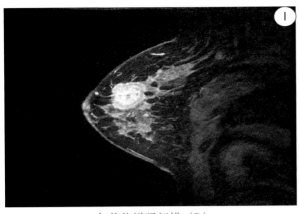

矢状位增强扫描（R）

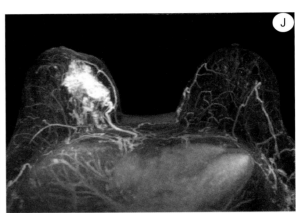

3D-MIP

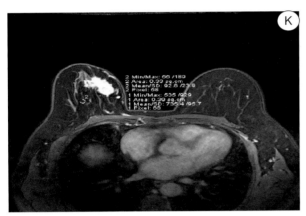

病灶 1 取点处

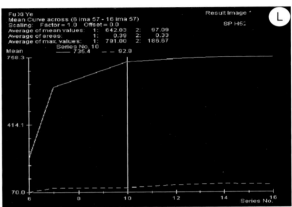

病灶 1 TIC

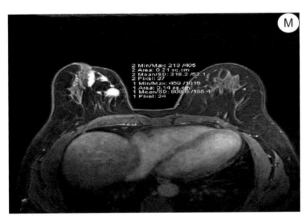

病灶 2 取点处

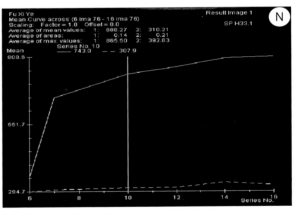

病灶 2 TIC

[病历摘要] 女性，55岁。发现右侧乳房肿物4天，入院。右侧乳房内侧可触及一个4 cm×3 cm的肿物，边界欠清，活动度可，与皮肤粘连，乳头内陷。

[影像表现] 图A～C为轴位T₁WI、T₂WI及DWI，显示右侧乳腺乳头凹陷；右侧乳腺内上象限可见散在不规则团块状、片状不均匀长T₁长T₂信号影，病灶边界欠清楚，DWI呈明显高信号。图D～I为动态增强早期、中期和晚期图像，减影早、晚期像，以及矢状位增强扫描，显示病灶明显强化。图J为3D-MIP，直观地显示了右侧乳腺内团块状强化灶。图K～N为病灶的时间-信号强度曲线，显示病灶均呈平台型。

[影像诊断] 右侧乳腺内上象限占位性病变，考虑为乳腺癌可能性大，BI-RADS 5级。

[病理诊断] 右侧乳腺浸润性导管癌。

病例 17

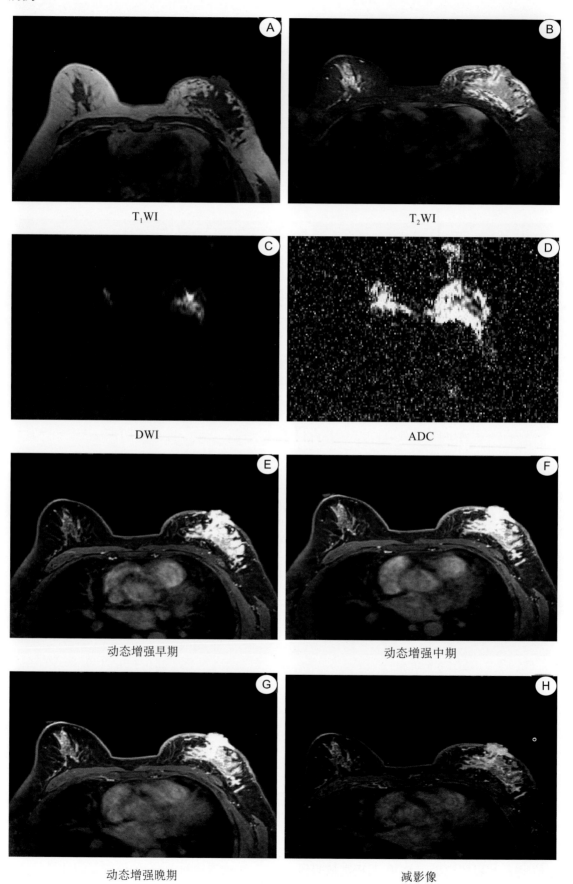

T_1WI	T_2WI
DWI	ADC
动态增强早期	动态增强中期
动态增强晚期	减影像

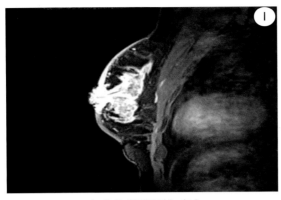

矢状位增强扫描（L）

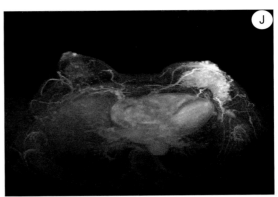

3D-MIP

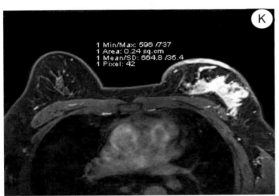

病灶 1 取点处

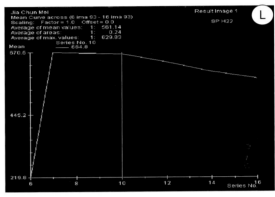

病灶 1 TIC

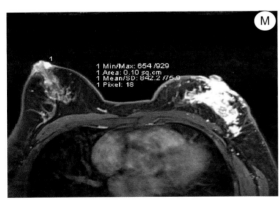

病灶 2 取点处

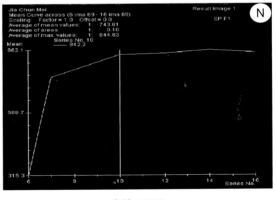

病灶 2 TIC

[病历摘要]　女性，51 岁。发现左侧乳房肿物 3 年，明显增大 7 个月。查体：左侧乳房可触及 7 cm×6 cm 肿块，边界不清，质硬，形态不规则，与皮肤、胸壁粘连。

[影像表现]　图 A ～ D 为轴位 T_1WI、T_2WI 及 DWI、ADC，显示左侧乳房外形不光整，乳腺皮肤稍增厚，呈条片状长 T_1 长 T_2 信号影；左侧乳头略凹陷；左侧乳腺正常腺体结构消失，可见不规则较大团块状长 T_1 等 - 长 T_2 信号影，病灶信号不均匀，边界不清楚，DWI 上呈高信号。

图 E ～ I 为动态增强早期、中期和晚期图像，减影像，以及矢状位增强扫描，显示左侧乳腺内病灶，左侧乳腺乳晕区病灶可见明显团块状不均匀强化。图 J 为 3D-MIP，直观地显示了左侧乳腺内团块状强化灶。图 K ～ N 为病灶的时间 - 信号强度曲线，病灶分别显示为下降型和上升型。

[影像诊断]　左侧乳腺内及乳头乳晕区占位性病变，考虑 BI-RADS 5 级，建议穿刺活检。

[病理诊断]　左侧乳腺浸润性导管癌。

病例 18

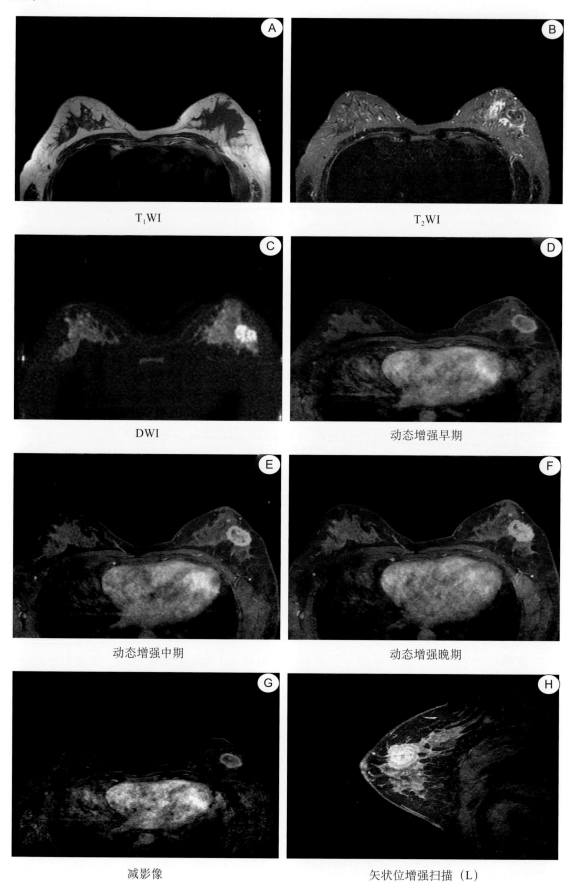

T₁WI

T₂WI

DWI

动态增强早期

动态增强中期

动态增强晚期

减影像

矢状位增强扫描（L）

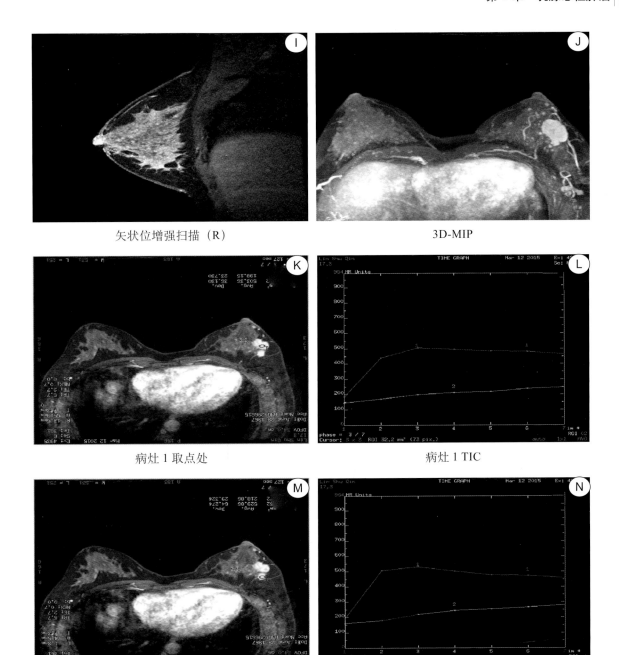

矢状位增强扫描（R）

3D-MIP

病灶 1 取点处

病灶 1 TIC

病灶 2 取点处

病灶 2 TIC

　　[病历摘要]　女性，47 岁。发现左侧乳房肿物 4 个多月。左侧乳房 1 点至 3 点区可触及一个大小为 5.0 cm×4.5 cm 的质硬肿物，边界欠清，形状尚规则，与皮肤粘连，与胸壁无粘连。

　　[影像表现]　图 A～C 为轴位 T_1WI、T_2WI 及 DWI，显示左侧乳腺外上象限一团块状长 T_1 长 T_2 信号影，大小为 3.5 cm×3.3 cm，边缘毛糙，可见毛刺，DWI 上呈高信号。图 D～I 为动态增强早期、中期和晚期图像，减影像，以及矢状位增强扫描，显示左侧乳腺病灶呈不均匀明显强化，其内可见未强化区；右侧乳腺矢状位可见腺体呈斑片状强化。图 J 为 3D-MIP，直观地显示了左侧乳腺一个明显团块状强化灶及多个小结节状强化灶。图 K～N 为病灶的时间 - 信号强度曲线，显示病灶均呈下降型。

　　[影像诊断]　左侧乳腺外上象限占位性病变，BI-RADS 5 级，考虑乳腺癌可能性大。

　　[病理诊断]　左侧乳腺浸润性导管癌。

病例 19

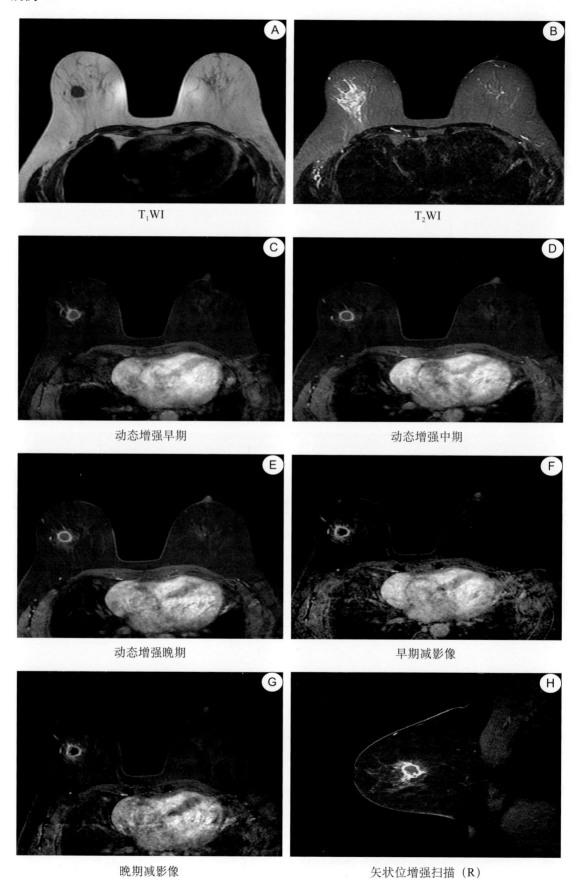

T₁WI	T₂WI
动态增强早期	动态增强中期
动态增强晚期	早期减影像
晚期减影像	矢状位增强扫描（R）

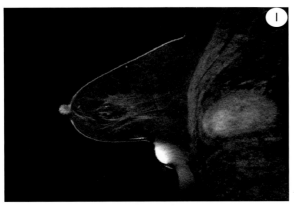

矢状位增强扫描（L）   3D-MIP

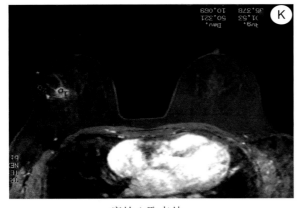

病灶 1 取点处   病灶 1 TIC

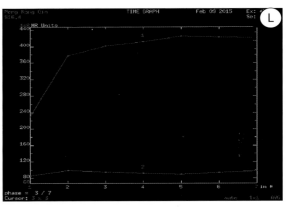

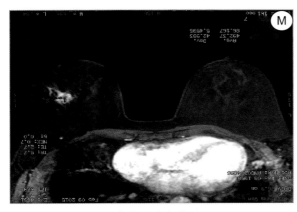

病灶 2 取点处   病灶 2 TIC

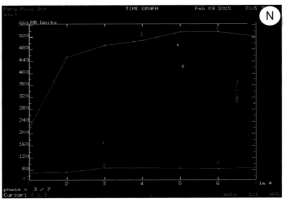

[病历摘要]　女性，56 岁。主因发现右侧乳房肿块 10 天入院。查体：右侧乳房外上象限可触及一个 2.0 cm×2.0 cm 大小的肿物，质地中等，活动度可。

[影像表现]　图 A～B 为轴位 T_1WI、T_2WI，显示右侧乳腺外上象限一长 T_1 长 T_2 结节影，边界清，大小为 1.8 cm×1.7 cm。图 C～I 为动态增强早期、中期和晚期图像，减影早期、晚期图像，以及矢状位增强扫描，显示右侧乳腺病灶呈明显环形强化，左侧乳腺体轻度强化。图 J 为 3D-MIP，直观地显示了右侧乳腺内团块状强化灶及右侧乳腺丰富血管影。图 K～N 为病灶的时间 - 信号强度曲线，显示病灶均呈平台型。

[影像诊断]　右侧乳腺外上象限良性病变，BI-RADS 3 级，考虑炎性病变可能性大。

[病理诊断]　右侧乳腺浸润性导管癌。

病例 20

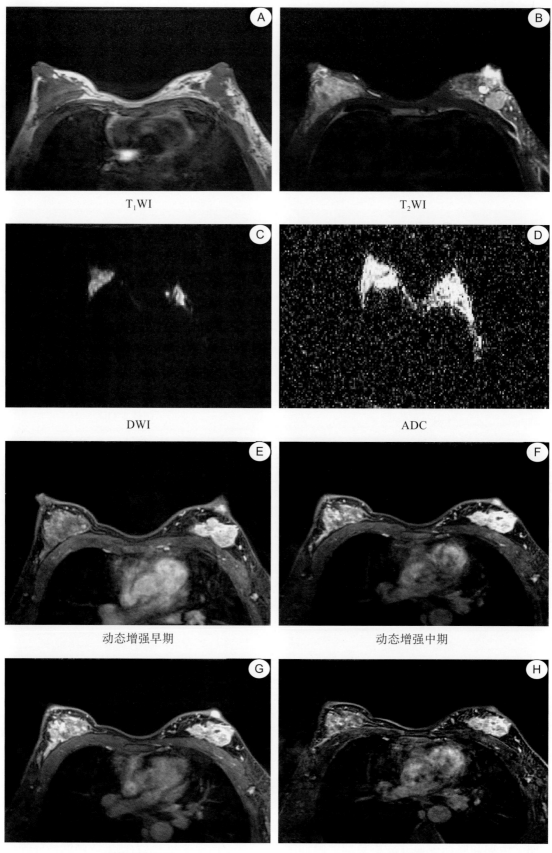

T₁WI

T₂WI

DWI

ADC

动态增强早期

动态增强中期

动态增强晚期

减影像

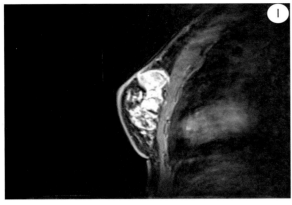

矢状位增强扫描（L）

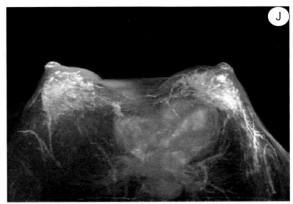

3D-MIP

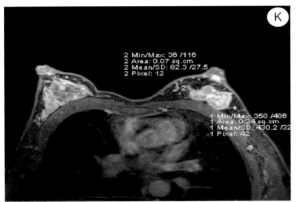

病灶 1 取点处

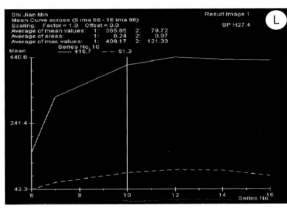

病灶 1 TIC

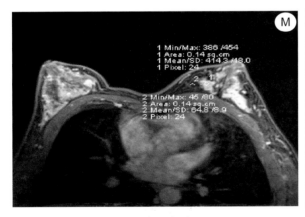

病灶 2 取点处

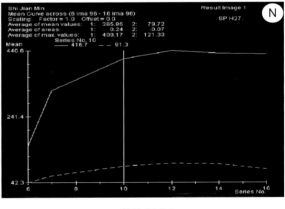

病灶 2 TIC

[病历摘要]　女性，29 岁。发现左侧乳房肿物 1 年。

[影像表现]　图 A ~ D 为轴位 T_1WI、T_2WI 及 DWI、ADC，显示左侧乳腺内、外上象限及外下象限有不规则团块状长 T_1 稍长 T_2 信号影，病灶边界不清楚，信号不均匀，可见小斑片状短 T_1 信号影，DWI 病灶呈高信号影。图 E ~ I 为动态增强早期、中期和晚期图像，减影像，以及矢状位增强扫描，显示病灶明显不均匀强化，病灶范围为 4.8 cm×2.5 cm。图 J 为 3D-MIP，直观地显示了左侧乳腺内团块状强化灶及其与周围血管的关系。图 K ~ N 为病灶的时间 - 信号强度曲线，显示病灶均呈平台型。

[影像诊断]　左侧乳腺内、外上象限及外下象限恶性占位性病变，考虑为乳腺癌，BI-RADS 5 级。

[病理诊断]　左侧乳腺浸润性导管癌。

病例 21

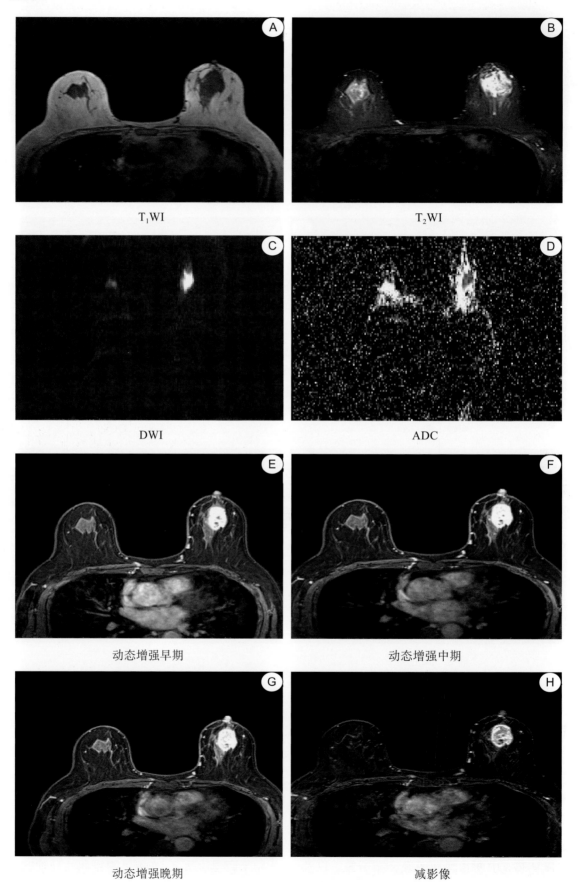

T$_1$WI	T$_2$WI
DWI	ADC
动态增强早期	动态增强中期
动态增强晚期	减影像

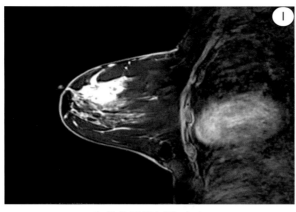

矢状位增强扫描（L）

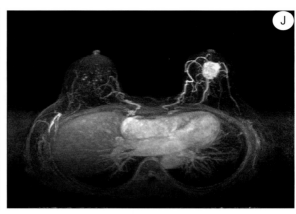

3D-MIP

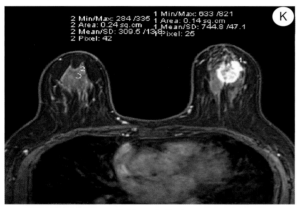

病灶 1 取点处

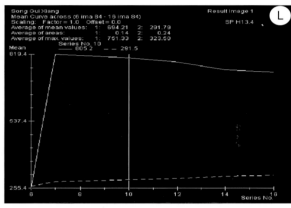

病灶 1 TIC

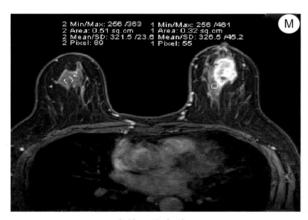

病灶 2 取点处

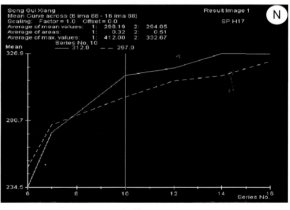

病灶 2 TIC

[病历摘要]　女性，55 岁。主因左侧乳房外伤后疼痛 2 个多月、发现左侧乳房肿物 2 个多月入院，拟行进一步治疗。

[影像表现]　图 A ～ D 为轴位 T_1WI、T_2WI 及 DWI、ADC，显示左侧乳腺结构紊乱；乳头后方可见一团块状长 T_1 长 T_2 信号影，病灶边缘可见突起，病灶大小为 3.2 cm×2.1 cm，DWI 病灶呈明显高信号影。图 E ～ I 为动态增强早期、中期和晚期图像，减影像，以及矢状位增强扫描，显示病变呈明显不均匀强化。图 J 为 3D-MIP，直观地显示了左侧乳腺内团块状强化灶及左侧乳腺内粗大血管影。图 K ～ N 为病灶的时间 - 信号强度曲线，显示病灶分别呈下降型和上升型。

[影像诊断]　左侧乳头后方占位性病变，考虑乳腺癌可能性大，BI-RADS 5 级。

[病理诊断]　左侧乳腺浸润性导管癌。

病例 22

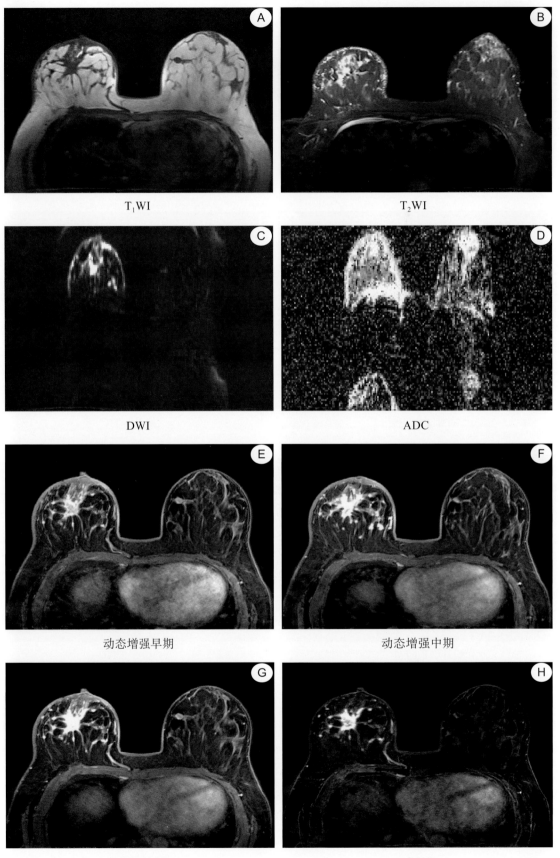

T₁WI	T₂WI
DWI	ADC
动态增强早期	动态增强中期
动态增强晚期	减影像

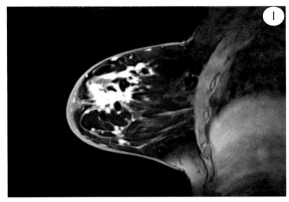

矢状位增强扫描（R）

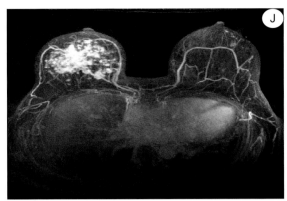

3D-MIP

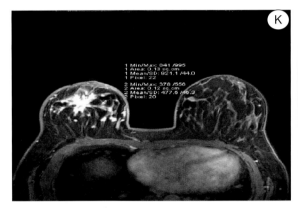

病灶 1 取点处

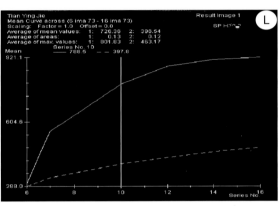

病灶 1 TIC

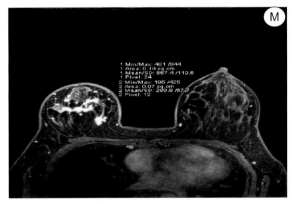

病灶 2 取点处

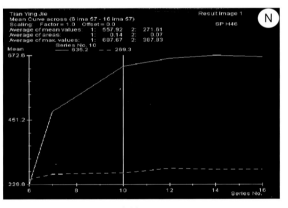

病灶 2 TIC

[病历摘要] 女性，31 岁。主要因发现右侧乳腺癌 110 天入院，拟行第 6 次新辅助化疗。右侧乳头、乳晕旁皮肤灰暗，右侧乳房外侧可触及一个 12 cm×10 cm 大小的肿块，质硬，活动度差。

[影像表现] 图 A ~ D 为轴位 T_1WI、T_2WI 及 DWI、ADC，显示右侧乳腺皮肤增厚明显，增厚皮肤呈片状不均匀长 T_1 长 T_2 信号影；右乳内可见团块状不均匀长 T_1 稍长 T_2 信号影，DWI 上病灶呈高信号影。图 E ~ I 为动态增强早期、中期和晚期图像，减影像，以及矢状位增强扫描，显示病灶明显呈团块状强化，病灶边缘不光整。图 J 为 3D-MIP，直观地显示了右侧乳腺内团块状强化灶及多个小结节状强化灶。图 K ~ N 为病灶的时间 - 信号强度曲线，显示病灶分别呈上升型和平台型。

[影像诊断] 右侧乳腺内多发占位性病变，考虑 BI-RADS 6 级并累及皮肤。

[病理诊断] 右侧乳腺浸润性导管癌。

病例 23

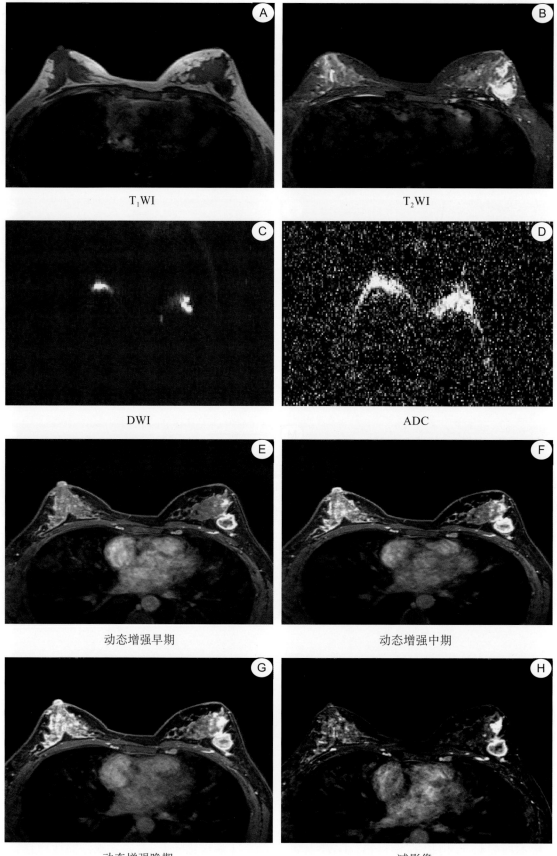

T₁WI

T₂WI

DWI

ADC

动态增强早期

动态增强中期

动态增强晚期

减影像

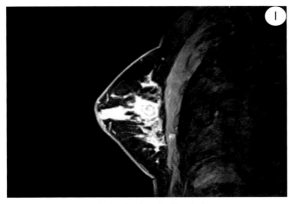

矢状位增强扫描（L）

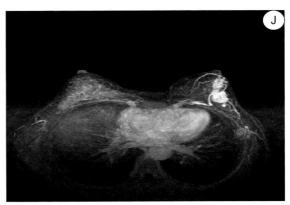

3D-MIP

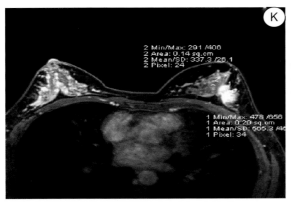

病灶 1 取点处

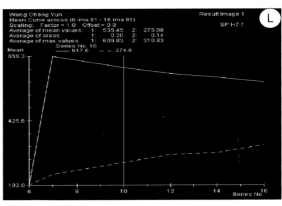

病灶 1 TIC

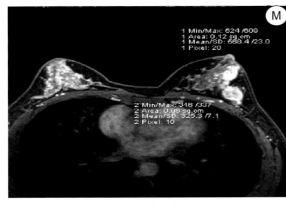

病灶 2 取点处

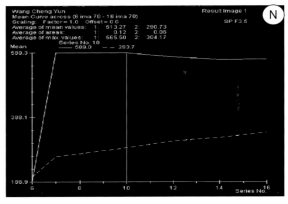

病灶 2 TIC

[病历摘要] 女性，39 岁。发现左侧乳房肿物 2 个多月，明显增大 1 个月，入院。

[影像表现] 图 A ~ D 为轴位 T₁WI、T₂WI 及 DWI、ADC，显示左侧乳头略凹陷；左侧乳腺外上象限可见大团块状长 T₁ 长 T₂ 信号影，信号不均，多发毛刺，与周围组织分界不清，DWI 呈高信号。图 E ~ I 为动态增强早期、中期和晚期图像，减影像，以及矢状位增强扫描，显示病灶明显不均匀强化，其内可见环形强化，病灶大小约为 4.6 cm × 1.8 cm。图 J 为 3D-MIP，直观地显示了左侧乳腺体内团块状强化灶及其周围血管。图 K ~ N 为病灶的时间 - 信号强度曲线，显示病灶分别呈下降型和平台型。

[影像诊断] 左侧乳腺外上象限占位性病变，BI-RADS 5 级，考虑为乳腺癌。

[病理诊断] 左侧乳腺浸润性导管癌。

病例 24

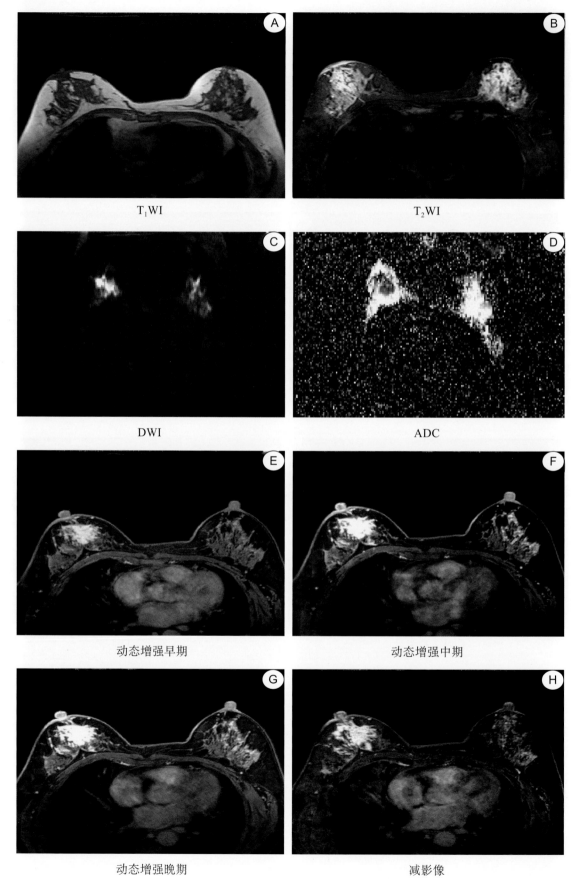

T₁WI

T₂WI

DWI

ADC

动态增强早期

动态增强中期

动态增强晚期

减影像

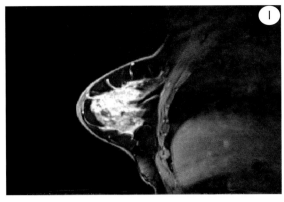

矢状位增强扫描（R）

3D-MIP

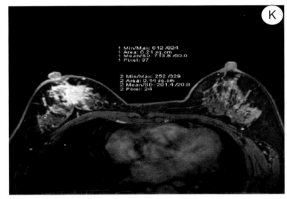

病灶 1 取点处

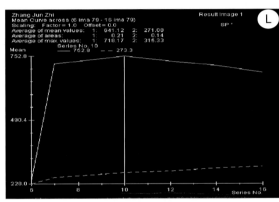

病灶 1 TIC

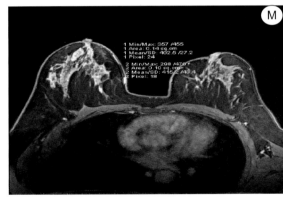

病灶 2 取点处

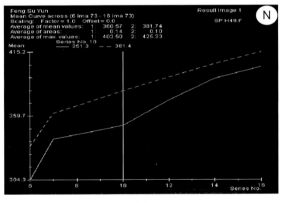

病灶 2 TIC

[病历摘要]　女性，55 岁。患者无意中发现右侧乳房有一肿物，约"核桃"大小，无疼痛，局部皮肤无红肿。行乳腺 B 超检查示右侧乳腺实性占位性病变。

[影像表现]　图 A ~ D 为轴位 T_1WI、T_2WI 及 DWI、ADC，显示右侧乳腺乳头凹陷，右侧乳晕区皮肤略增厚；右侧乳腺内象限腺体结构紊乱，可见不规则团块状长 T_1 稍长 T_2 信号影，病灶形态不规则，边界不清楚，信号不均匀，累及右侧内上、内下象限，以内上象限为著；DWI 呈高信号。图 E ~ I 为动态增强早期、中期和晚期图像，减影像，以及矢状位增强扫描，显示明显不均匀强化。图 J 为 3D-MIP，直观地显示了病灶区血管影增多。图 K ~ N 为病灶的时间 - 信号强度曲线，显示病灶分别为下降型和上升型。

[影像诊断]　右侧乳腺内象限占位性病变，考虑 BI-RADS 5 级。

[病理诊断]　右侧乳腺浸润性导管癌。

病例 25

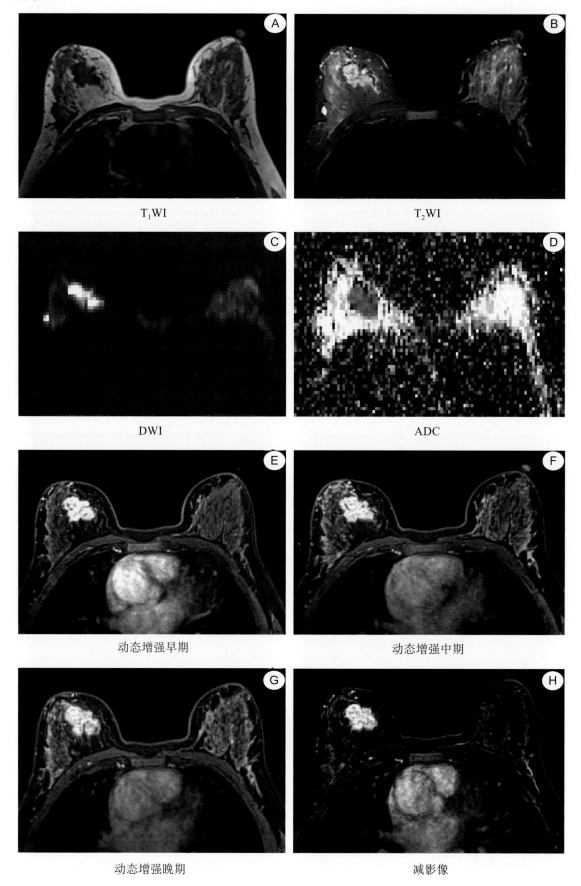

T₁WI

T₂WI

DWI

ADC

动态增强早期

动态增强中期

动态增强晚期

减影像

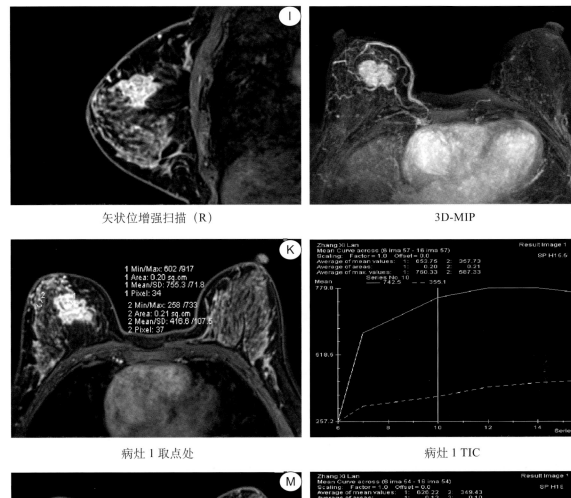

矢状位增强扫描（R）

3D-MIP

病灶 1 取点处

病灶 1 TIC

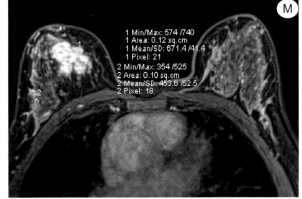

病灶 2 取点处

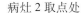

病灶 2 TIC

[病历摘要] 女性，45 岁。自查发现右侧乳房肿物半年余。

[影像表现] 图 A～D 为轴位 T_1WI、T_2WI 及 DWI、ADC，显示右侧乳腺内上象限一不规则团块状长 T_1 长 T_2 信号，边界不规整，DWI 呈高信号，ADC 呈低信号。图 E～I 为动态增强早期、中期和晚期图像，减影像，以及矢状位增强扫描，显示右侧病灶在动脉早期呈明显不均匀强化，其内可见点状、条状不强化坏死区，病灶边缘可见毛刺。图 J 为 3D-MIP，直观地显示了右侧乳腺的病灶及粗大血管。图 K～N 为病灶的时间 - 信号强度曲线，显示右侧乳腺病灶呈下降型及平台型。

[影像诊断] 右侧乳腺内上象限占位性病变，考虑乳腺癌可能性大，BI-RADS 5 级。

[病理诊断] 右侧乳腺浸润性导管癌。

病例 26

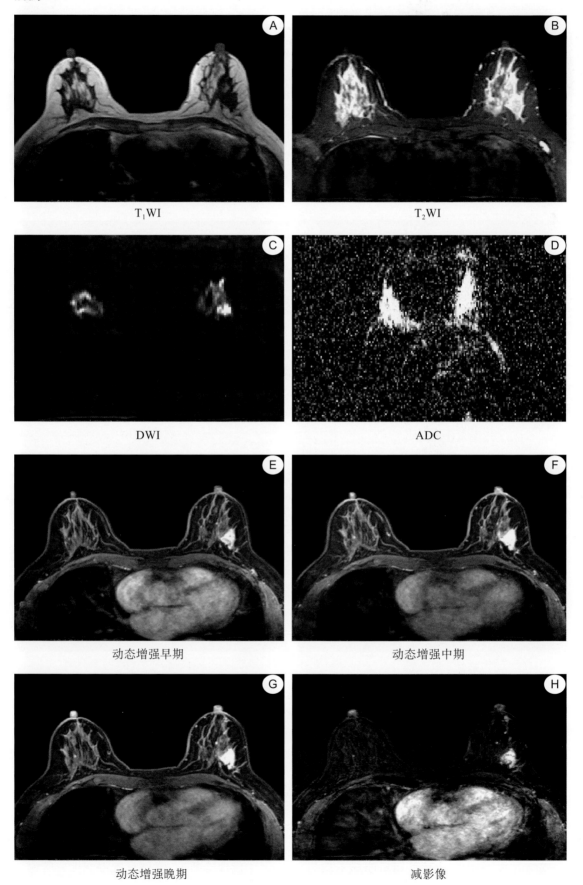

T₁WI

T₂WI

DWI

ADC

动态增强早期

动态增强中期

动态增强晚期

减影像

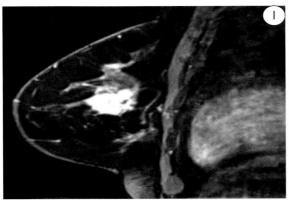

矢状位增强扫描（L）

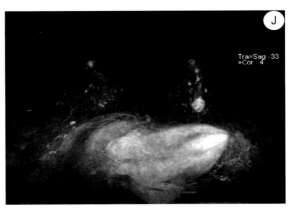

3D-MIP

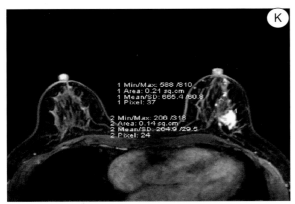

病灶 1 取点处

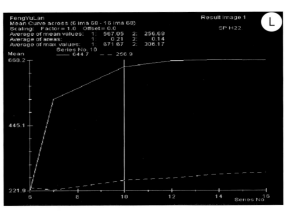

病灶 1 TIC

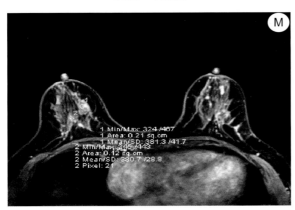

病灶 2 取点处

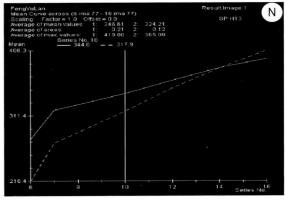

病灶 2 TIC

[病历摘要]　女性，55 岁。患者因左侧乳房肿物 10 余年、右侧乳房肿物 1 年余入院。

[影像表现]　图 A ～ D 为轴位 T_1WI、T_2WI 及 DWI、ADC，显示左侧乳腺外上象限多发的大小不等的团块状、结节状长 T_1 长 T_2 信号影；左侧外上象限可见不规则长 T_1 长 T_2 信号影，DWI 呈较高信号，边界尚清；左侧腋前可见小结节影。图 E ～ I 为动态增强早期、中期和晚期图像，减影像，以及矢状位增强扫描，显示左侧外上象限强化病灶，病灶大小为 0.7 cm×0.9 cm 至 1.6 cm×2.6 cm，双侧乳腺内见多发小结节状异常强化灶。图 K ～ N 为病灶的时间 - 信号强度曲线，显示病灶呈上升型。

[影像诊断]　左侧乳腺外上象限多发恶性占位性病变，考虑乳腺癌可能性大，BI-RADS 5 级。

[病理诊断]　左侧乳腺浸润性导管癌，右侧乳腺增生症伴纤维腺瘤。

病例 27

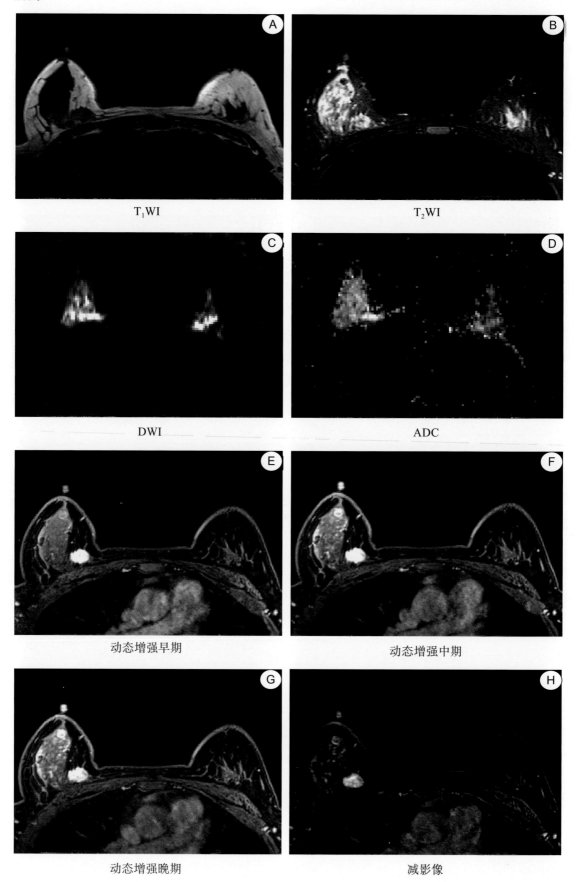

T₁WI

T₂WI

DWI

ADC

动态增强早期

动态增强中期

动态增强晚期

减影像

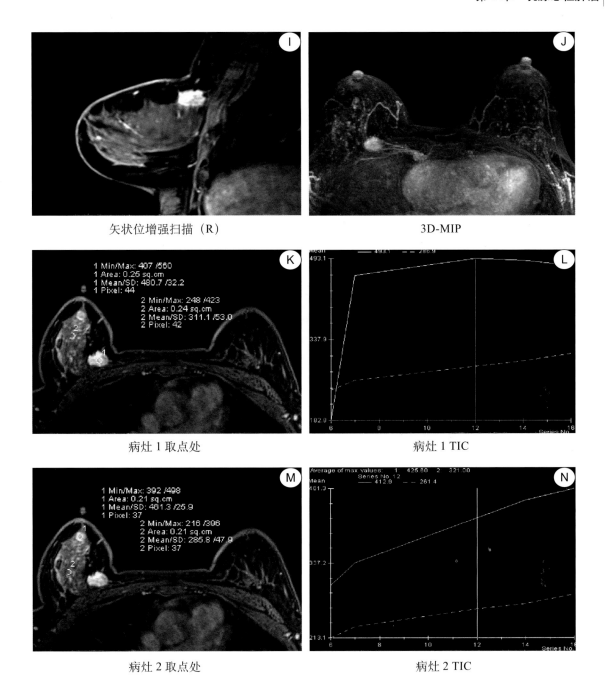

矢状位增强扫描（R）

3D-MIP

病灶 1 取点处

病灶 1 TIC

病灶 2 取点处

病灶 2 TIC

[病历摘要]　女性，49 岁。患者自查发现右侧乳房肿物 2 周余。

[影像表现]　图 A ~ D 为轴位 T_1WI、T_2WI 及 DWI、ADC，显示右侧乳腺内象限（乳头平面）近胸壁处团块状不均匀长 T_1 长 T_2 信号影，DWI 呈高信号，ADC 信号稍增高；右侧乳头后方可见小结节状长 T_1 短 T_2 信号影，DWI 信号不高。图 E ~ I 为动态增强早期、中期和晚期图像，减影像，以及矢状位增强扫描，显示病灶存在明显不均匀强化；病灶边缘部分可见毛糙；右侧乳头后方结节明显强化，边界尚光整。图 J 为 3D-MIP，直观地显示了右侧乳腺内病灶情况。图 K ~ N 为病灶的时间 - 信号强度曲线，显示右侧乳腺内象限近胸壁处病灶呈平台型，乳头后方病灶呈上升型。

[影像诊断]　右侧乳腺内象限（乳头平面）近胸壁处占位性病变，考虑乳腺癌可能性大，BI-RADS 5 级；右侧乳头后方结节强化灶，考虑腺瘤可能性大，BI-RADS 3 级。

[病理诊断]　右侧乳腺浸润性导管癌；右侧乳腺 11 点处乳腺增生症伴纤维腺瘤。

病例 28

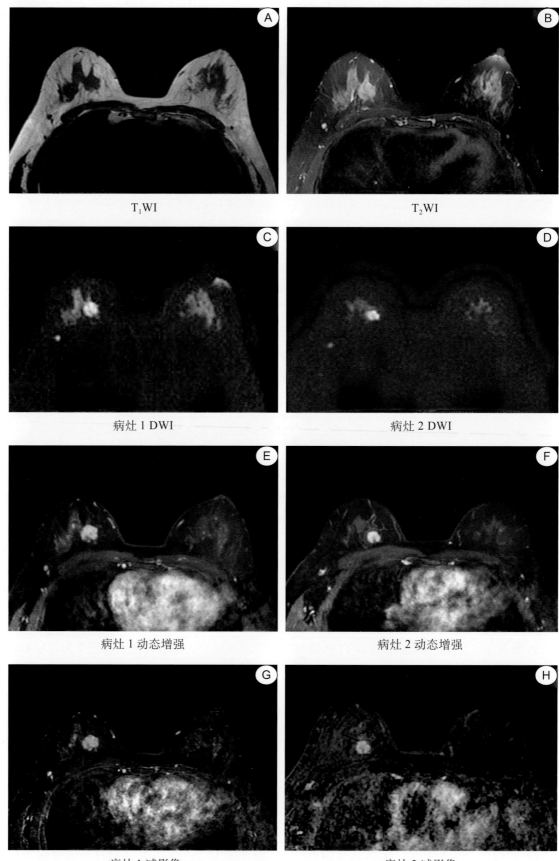

T₁WI

T₂WI

病灶 1 DWI

病灶 2 DWI

病灶 1 动态增强

病灶 2 动态增强

病灶 1 减影像

病灶 2 减影像

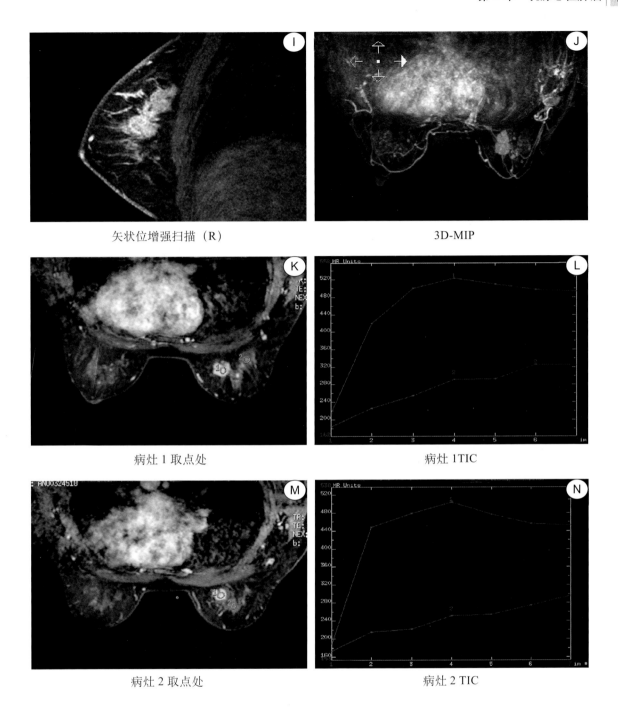

矢状位增强扫描（R）

3D-MIP

病灶 1 取点处

病灶 1TIC

病灶 2 取点处

病灶 2 TIC

[病历摘要]　女性，47 岁。体检发现右侧乳房肿物半年余。

[影像表现]　图 A ～ D 为轴位 T_1WI、T_2WI 及 DWI，显示右侧乳腺内上象限团块状等 T_1 稍长 T_2 信号，有分叶，边缘可见毛刺，病变大小为 1.9 cm×4.1 cm×1.6 cm；乳头未见明显回缩；双侧乳腺可见多发小结节状强化影；右侧腋窝可见多发、大小不等肿大淋巴结影，最大者为 2.0 cm×1.3 cm。图 E ～ I 为动态增强扫描、减影像及矢状位增强扫描，显示右侧乳腺病灶及右侧腋窝增大淋巴结明显强化影。图 J 为 3D-MIP 像，直观地显示了右侧乳腺病灶及腋窝增大淋巴结。图 K ～ N 为病灶的时间 - 信号强度曲线，显示病灶呈下降型。

[影像诊断]　右侧乳腺内上象限占位，BI-RADS 5 级；双侧乳腺多发小结节状强化影，BI-RADS 3 级；右侧腋窝淋巴结肿大。

[病理诊断]　乳腺浸润性导管癌。

病例 29

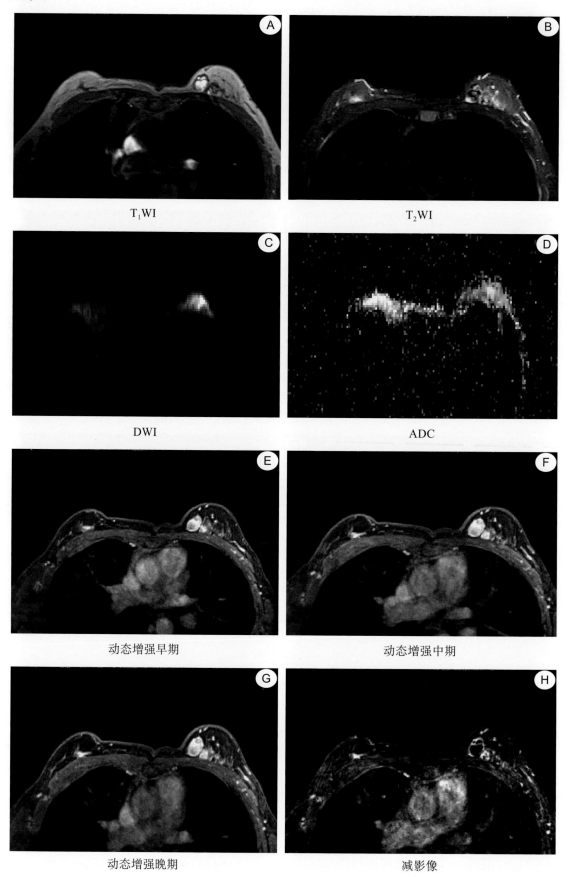

T₁WI	T₂WI
DWI	ADC
动态增强早期	动态增强中期
动态增强晚期	减影像

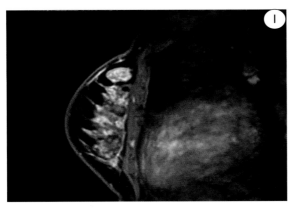

矢状位增强扫描（L）

3D-MIP

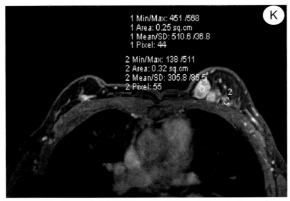

病灶 1 取点处

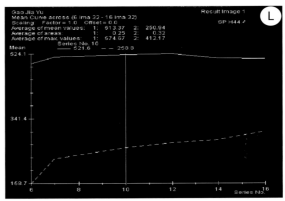

病灶 1 TIC

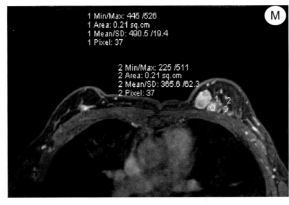

病灶 2 取点处

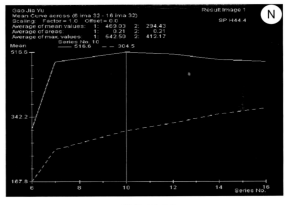

病灶 2 TIC

[病历摘要]　女性，40 岁。乳腺增生结节疼痛。

[影像表现]　图 A ～ D 为轴位 T_1WI、T_2WI 及 DWI、ADC，显示左侧乳腺信号不均匀，其内可见多个大小不等结节影，呈短 T_1 短 T_2 信号，较大者信号欠均匀，最大者位于内上象限，边界尚清，DWI 不高，增强扫描无明显强化。图 E ～ I 为动态增强早期、中期和晚期图像，减影像，以及矢状位增强扫描，显示病灶呈明显不均匀强化。

图 J 为 3D-MIP，直观地显示了左侧乳腺体内多个结节状强化灶。图 K ～ N 为病灶的时间 - 信号强度曲线，显示病灶 1 呈平台型；病灶 2 呈下降型。

[影像诊断]　左侧乳腺多发占位性病变，考虑 BI-RADS 4 级，建议活检。

[病理诊断]　左侧乳腺浸润性导管癌。

（王　宏　马巧稚　吕培培　黎　君）

第三节　炎性乳腺癌

炎性乳腺癌是一种罕见的特殊类型乳腺癌，因其临床表现酷似急性乳腺炎，例如，乳房弥漫性增大，伴乳房皮肤红、肿、热、痛等表现，由此也易被误诊为急性乳腺炎。其发病机制可能与患者的免疫水平低下有关。炎性乳腺癌发病率较低，在新确诊的病例中占有乳腺癌的 1% ～ 5%。炎性乳腺癌恶性程度极高，病程进展迅速，侵袭能力强，死亡率高，预后极差，转移发生率高达30% ～ 40%，5 年生存率仅为 5%。

炎性乳腺癌患者发病时的平均年龄为 52岁，年轻女性及妊娠期、哺乳期、绝经后女性均可发生，极少数可发生于男性。与一般乳腺癌不同，炎性乳腺癌没有明确的肿块，其症状和体征与乳腺炎相似，多数患者在就诊时已有腋窝或锁骨上淋巴结转移。

一、病理改变

炎性乳腺癌组织病理学上缺乏特征性，可出现与浸润性导管癌、小叶癌、髓样癌等相同的病理表现，并且无特殊的病理类型，多为浸润性癌，大多呈弥漫性浸润，常见淋巴管癌栓。皮肤活检在皮下淋巴组织中发现癌细胞可确诊。

二、临床表现

炎性乳腺癌起病常急骤，短期内即可出现乳腺皮肤炎性改变，并累及 1/3 以上的乳腺皮肤，多发生于乳头及其周围区域；主要表现包括乳房皮肤发红、持续瘙痒，皮温升高（图 6-2），主要是由于癌细胞播散到皮下淋巴管网形成癌栓，使淋巴回流受阻、毛细血管受阻而扩张导致大量充血所致。随着乳房迅速增大、红肿和疼痛以及病变范围的扩展，触诊乳房质韧、坚实，伴触痛，出现橘皮样外观，随后逐渐转变为似瘀血的紫红色，局部皮肤可出现丹毒样改变或斑纹状色素沉着。病变和正常组织之间可有清晰的皮肤界限，但因皮肤水肿，肿块边界常不清楚。约 1/3 的病例触诊触不到肿块而仅表现为典型的皮肤炎性改变，局部皮温常高于对侧相应位置。可伴有乳头内陷、扁平、结痂等改变和卫星结节。有的患者乳头出现干裂、结痂、回缩、抬高。半数以上患者就诊时可触及腋下或锁骨上肿大的淋巴结，部分患者甚至已存在明显的骨、肺、肝、脑等远处

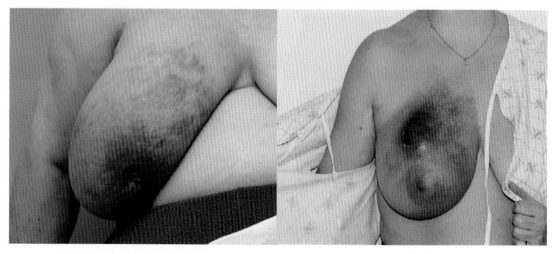

图 6-2　炎性乳腺癌

（左）右侧乳房变大，皮肤红肿，坚硬，有凹陷；（右）患者乳房皮肤颜色改变，由粉红色变成深红色并遍布整个乳房。患者患侧乳房发热并迅速增大（引自：Molckovsky A, Fitzgerald B, Freedman O, et al. Approach to inflammatory breast cancer. Can Fan Physician, 2009, 55(1):25-31.）

转移灶，并出现相应的临床表现。

炎性乳腺癌的诊断要点包括：①局部表现为乳房红、肿、热、痛，但无畏寒、发热等全身炎症反应；②血常规检查，白细胞计数多在正常范围；③早期乳房皮肤呈红色或紫色，为片状水肿及橘皮样外观，红肿范围＞乳房的 1/3，抗炎治疗无效；④在乳房红肿范围内可触及病变区；⑤同侧腋窝多可触及肿大、质硬的淋巴结；⑥细针穿刺活检等病理检查发现癌细胞。

三、MRI 表现

炎性乳腺癌的 MRI 表现无特异性，平扫主要表现为患侧乳房体积增大，皮肤增厚，乳腺腺体组织弥漫性增厚，呈不均匀长 T_1 长 T_2 信号，肿块界限不明确。增强扫描：患侧乳腺弥漫性不均匀强化，可见散在结节状小卫星灶；病灶早期强化明显，时间 - 强度曲线（TIC）表现为下降型；患侧乳腺血管影增多、增粗；同侧腋窝多可见肿大淋巴结影（图 6-3）。

四、鉴别诊断

炎性乳腺癌需与急性乳腺炎、乳腺淋巴瘤鉴别。急性乳腺炎通常发生在哺乳期妇女，常伴有发热和白细胞增高，抗生素治疗有效，穿刺可见脓液和坏死组织，涂片可见炎性细胞。乳腺淋巴瘤尤其是非霍奇金淋巴瘤，临床表现同炎性乳腺癌，病理组织学检查可以鉴别。

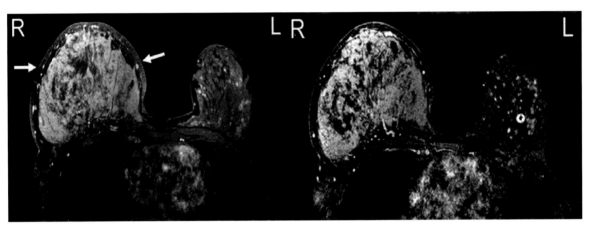

图 6-3　炎性乳腺癌
44 岁女性。右侧乳腺炎性乳腺癌。轴位增强 T_1WI 示右侧乳房明显增大，全层皮肤增厚，可见不对称性、弥漫性非肿块性实质增强（箭头）（引自：Le-Petross H T, Cristofanilli M, Carkaci S. MRI features of inflammatory breast cancer. AJR, 2011, 197(4): 769-777.）

（王　宏　张步环　吴春楠　尹媛媛）

第四节　乳腺 Paget 病

乳腺 Paget 病（mammary Paget's disease，MPD）是一种在组织病理上以表皮内有大而淡染的异常细胞（Paget 细胞）为特点的特殊类型的乳腺癌，又称为乳腺湿疹样癌等。临床上其特征性表现为乳头和乳晕皮肤瘙痒、糜烂、破溃、渗液、结痂、脱屑，伴疼痛等湿疹样改变，故又称为乳腺湿疹样癌，可伴有或不伴有乳房内肿块。1874 年，Paget 首先报道了 15 例有乳头、乳晕湿疹样改变的病例，均伴有同侧乳腺癌，故这一特殊类型的乳腺癌被命名为乳腺 Paget 病，占乳腺癌的 0.7% ～ 4.3%。

乳腺 Paget 病的高发年龄为 50 ～ 54 岁；绝大多数患者为单侧发病，双侧发病者罕见。其病理学特征为乳头表皮内可见 Paget 细胞，显微镜下呈圆形或椭圆形，其体积较同层的上皮细胞大 2 ～ 3 倍，是相对较大的恶性肿瘤细胞。仅有单纯乳头、乳晕病变患者或仅伴有导管内癌患者的预后好；伴有乳腺肿块且病理证实肿块为浸润性癌的患者的预后与一般性乳腺癌患者的预后相似或略差。

一、病理改变

2003 年，WHO 对乳腺 Paget 病的定义为：乳头鳞状上皮内出现恶性腺上皮细胞，并与乳腺深处导管内癌相关，通常累及一条以上的输乳管以及若干节段的导管，伴有或不伴有浸润性成分。组织学上，乳腺 Paget 病是一种在乳头表皮内出现大而呈圆形的或椭圆形的细胞（Paget 细胞）的乳腺癌。

组织学上，单个或呈巢排列的 Paget 细胞存在于表皮层并沿基底层排列，胞体大，呈圆形或椭圆形，无细胞间桥；细胞内含一个大的胞核，有明显的核仁；胞质丰富而淡染，甚至成空泡状，PAS 反应阳性，耐淀粉酶。Paget 细胞增多时可将周围细胞挤压成网状，还可将表皮基底膜带挤压成细线状；真皮内伴有慢性炎症细胞浸润。Paget 细胞和上皮细胞之间有明显差别，Paget 细胞可单一或成团存在，也可形成腺泡。缺乏桥粒连接和丰富的张力丝是区别 Paget 细胞和邻近鳞状上皮细胞的鉴别点。

Paget 细胞的胞质含有中性黏多糖，很少含有黑色素，因此，如果临床表现为高色素沉着损害，则增加了发展为恶性黑色素瘤的可能。

免疫组化证实，Paget 细胞与其下方的导管内癌细胞具有相似的免疫表型和癌胚抗原，低分子量细胞角蛋白和 REBB2 均为阳性，有时其中某项指标可表现为阴性。鳞癌通常不表达这些抗体，但偶尔可表达细胞角蛋白。与恶性黑色素瘤相反，Paget 病 S-100 和 HMB45 通常呈阴性。依据其伴发的浸润性的免疫特性，P53 和 ER 可呈阴性或阳性表达。

由于 Paget 病的特征性扩散方式及细胞中黑色素颗粒的存在，其与恶性黑色素瘤可能难以区别。Paget 病也有非典型深染细胞增生，也易与鳞状细胞原位癌混淆。组织化学及免疫染色方法的应用可帮助明确大多数病例的诊断。

二、临床表现

乳腺 Paget 病一般发生于单侧乳头、乳晕及其周围，呈湿疹样改变。在疾病早期，皮损多表现为边界清楚的红色斑片，表面多有渗出性结痂，表现为暗红色或灰白色角化性脱屑；并可见皲裂、糜烂及肉芽组织，常有渗液，无明显瘙痒感。皮损可以逐渐向周围扩大，但病程缓慢，数月或数年后，病变可累及乳房及前胸等部位。在疾病晚期，病变向深部扩展时可致乳头内陷，继而破溃甚至脱落。

半数以上的患者乳房因伴有深部癌灶而可触及肿物，晚期可伴有腋窝淋巴结肿大。依据其是否合并乳房深部病灶，Paget 病被分为三类：①单纯的乳头、乳晕病变，不伴有乳腺实质内的乳腺癌成分，如未突破基底膜，属于原位癌的一种；②乳头、乳晕病变同时存在同侧乳腺内的肿块（伴发乳腺实质内的乳腺癌）；③以乳腺实质内肿块为首发表现，不伴有明显的乳头、乳晕病变，其诊断依赖于术后的病理学检查，即发现乳头、乳晕部的特征性 Paget 细胞。

Paget 病的典型表现是病变开始于乳头而后播散到乳晕，这一点常可用于与乳头、乳晕湿疹进行鉴别。

三、MRI 表现

乳腺 Paget 病的 MRI 表现与乳腺导管癌相似，主要表现为乳头、乳晕处皮肤增厚，乳头凹陷，乳晕后区导管增宽。癌肿多位于导管内，发展缓慢，不易形成肿块，但易发生钙化，可以是细沙样，乳腺钼靶 X 线摄影显示明显。如果出现乳腺实质内肿块，MRI 表现为 T_1WI 等或低信号，T_2WI 高信号，病变累及乳头、乳晕。尽管有些患者可显示乳晕后肿瘤，但多数乳腺 Paget 病的 MRI 表现正常。MRI 对于判断伴有或不伴有乳头累及的准确性为 100%。乳头、乳晕后复合体弥漫性强化提示恶性累及，而未受累的对侧乳头只表现为表面线样强化。从乳头区域内的无强化到表现为初始期明显对比强化和初始期后平台期或下降现象的典型恶性征象的各种不同表现均可出现。有时乳腺 MRI 还可提供额外的诊断乳腺内肿瘤（导管原位癌、浸润性癌）所固有的肿瘤及肿瘤侵犯范围的信息。

四、鉴别诊断

乳腺 Paget 病主要应与乳头湿疹、浅表性黑素瘤及 Bowen 病鉴别。这些往往需要通过病理活检、组织化学及免疫组化染色证实。对于 50 岁以上患者，皮损单侧发生，边界清楚，基底有浸润，有乳头溢液甚至乳头凹陷，病情进展缓慢，可暂时好转后又复发，按湿疹治疗无效，应考虑乳腺 Paget 病；如活检发现表皮内存在 Paget 细胞，可确诊。不少 Paget 细胞内含有明显的黑色素，很容易误诊为浅表性黑素瘤。组织学上，黑色素瘤的黑色素是从表皮真皮连接处直接浸润到真皮乳头层，而 Paget 病的恶性细胞则弥散分布于表皮基底层浅层，确诊主要依据为免疫组织化学结果：Paget 细胞 CK-7 通常表现为阳性，PS100 为阴性，HMB-45 为阴性。病程较长的 Paget 病往往因出现过度角化不全伴上皮增生而容易被误诊为 Bowen 病。Bowen 病常表现为多发性、干燥性、边界清楚的斑块，边缘较硬，无渗出，无糜烂。细胞有明显的异型性，细胞大小形态不一，CK-5、CK-7 和 CK-19 阴性以及 CK-10 阳性可以与 Paget 病鉴别。

五、典型病例

病例 1

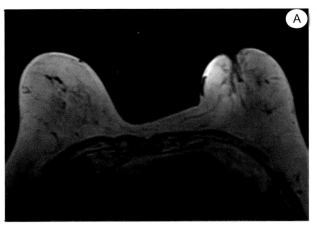
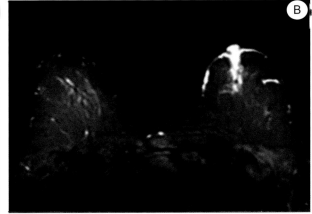

T₁WI　　　　　　　　　　　　　T₂WI

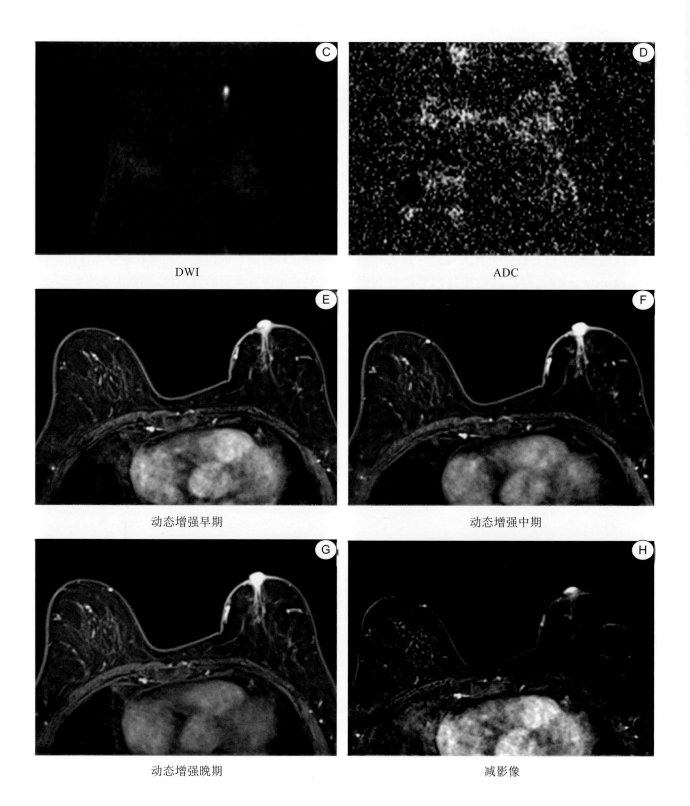

DWI

ADC

动态增强早期

动态增强中期

动态增强晚期

减影像

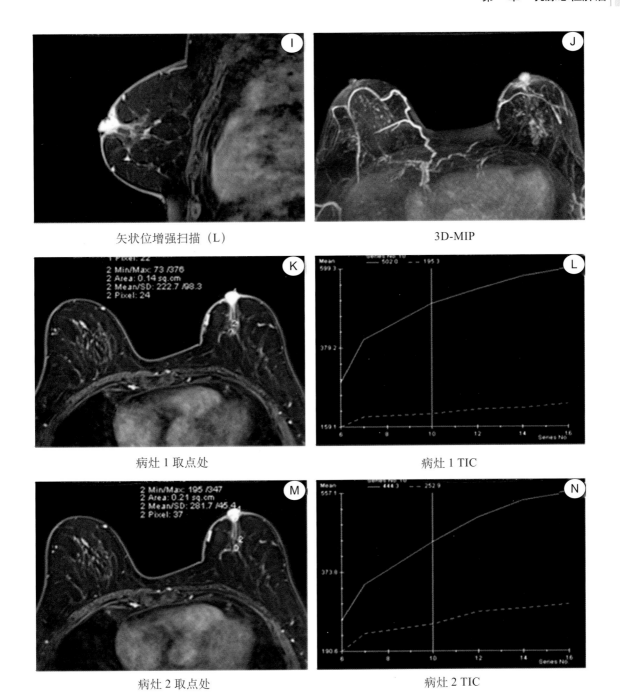

矢状位增强扫描（L）

3D-MIP

病灶 1 取点处

病灶 1 TIC

病灶 2 取点处

病灶 2 TIC

[病历摘要]　女性，59 岁。左侧乳头反复结痂 1 年，确诊乳腺 Paget 病 4 天。

[影像表现]　图 A ~ D 为轴位 T_1WI、T_2WI 及 DWI、ADC，显示左侧乳头略凹陷，乳晕区皮肤增厚，呈长 T_1 长 T_2 信号影；左侧乳头后方可见条片状不规则长 T_1 长 T_2 信号影，右侧乳腺未见明显异常信号；DWI 病灶呈高信号，ADC 信号略低。图 E ~ I 为动态增强早期、中期和晚期图像，减影像，以及矢状位增强扫描，显示左侧乳头动态增强可见明显异常强化，乳头后方也可见条索状强化影，双侧腋下未见明显肿大淋巴结。图 J 为 3D-MIP，直观地显示了左侧乳头的病变。图 K ~ N 为病灶的时间 - 信号强度曲线，显示病灶呈上升型。

[影像诊断]　左侧乳头乳晕区、乳头后方异常信号，结合病理，考虑为 Paget 病。

[病理诊断]　左侧乳腺 Paget 病，癌细胞位于大导管内。

病例 2

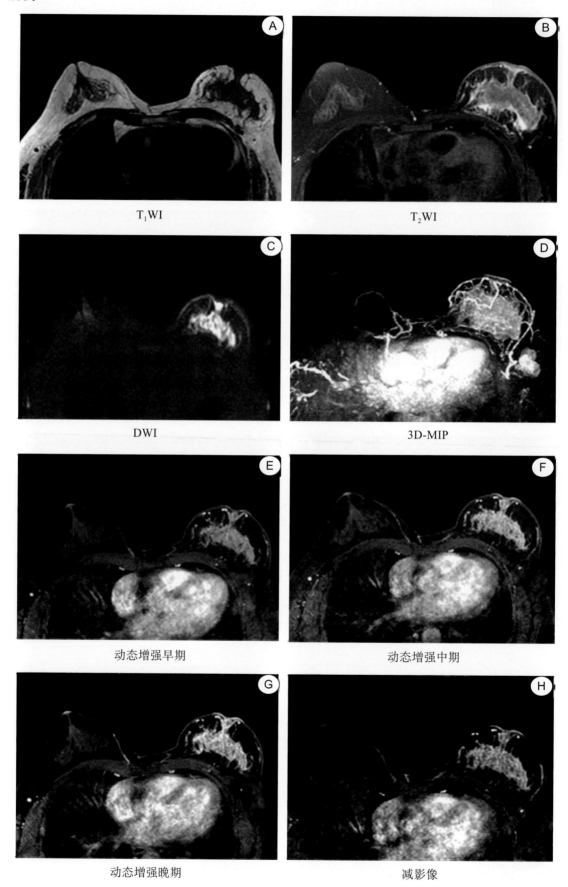

T₁WI

T₂WI

DWI

3D-MIP

动态增强早期

动态增强中期

动态增强晚期

减影像

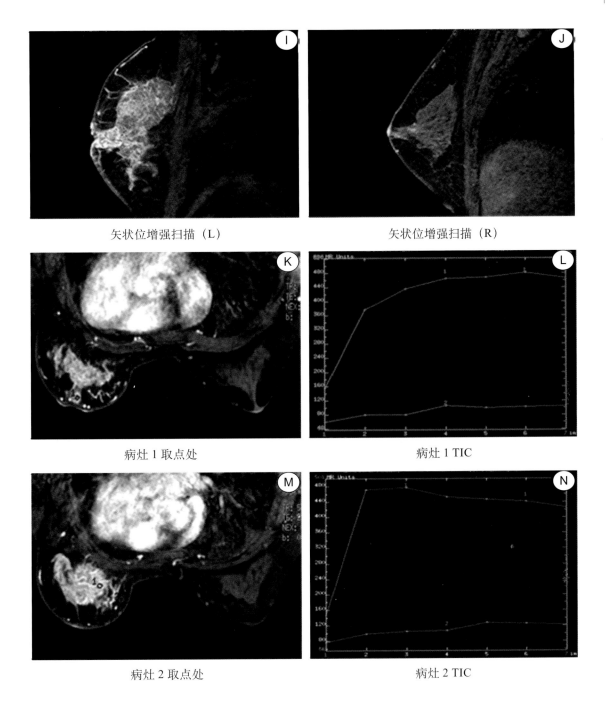

矢状位增强扫描（L）　　　　　　　矢状位增强扫描（R）

病灶 1 取点处　　　　　　　　　　病灶 1 TIC

病灶 2 取点处　　　　　　　　　　病灶 2 TIC

[病历摘要]　女性，56 岁。发现左侧乳房肿物 2 年余；左侧乳头、乳晕反复破溃、流脓和结痂伴瘙痒 1 年余。

[影像表现]　图 A ～ C 为轴位 T_1WI、T_2WI及 DWI，显示左侧乳头凹陷，乳头、乳晕皮肤增厚呈长 T_1 长 T_2 信号，左侧乳腺内也可见团块状长 T_1 长 T_2 信号，病灶与乳头病变相连，DWI病灶呈明显高信号；右侧乳腺未见明显异常信号，导管未见明显扩张。图 D 为 3D-MIP，直观地显示了左侧乳腺的病灶及腋窝肿大淋巴结，大小为

2.5 cm×3.4 cm。图 E ～ J 为动态增强早期、中期和晚期图像，减影像，以及矢状位增强扫描，显示病灶在动脉早期呈明显强化，边缘不清楚，大小为 5.0 cm×4.4 cm。图 K ～ N 为病灶的时间 -信号强度曲线，显示病灶呈平台型或下降型。

[影像诊断]　左侧乳头、乳晕及乳腺内恶性占位性病变，考虑 Paget 病，BI-RADS 5 级；左侧腋窝淋巴结肿大并伴部分淋巴结转移。

[病理诊断]　左侧乳腺 Paget 病，浸润性导管癌。

病例 3

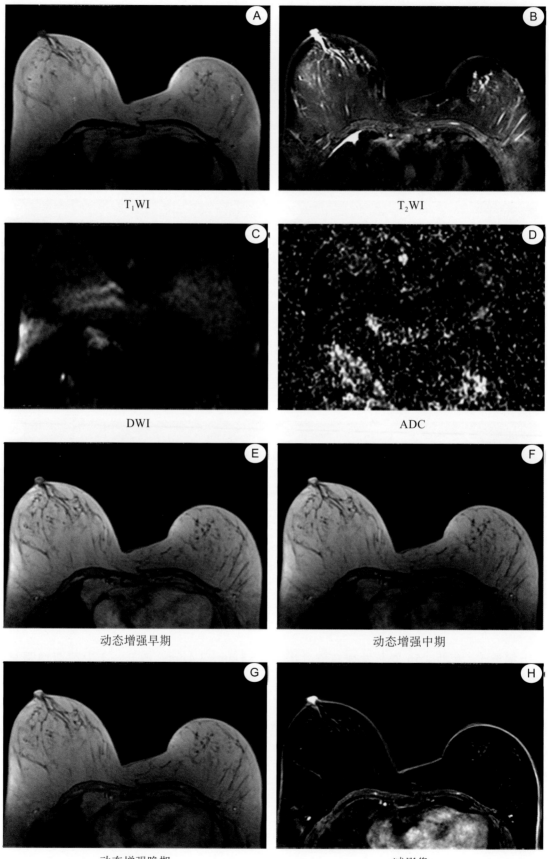

T₁WI

T₂WI

DWI

ADC

动态增强早期

动态增强中期

动态增强晚期

减影像

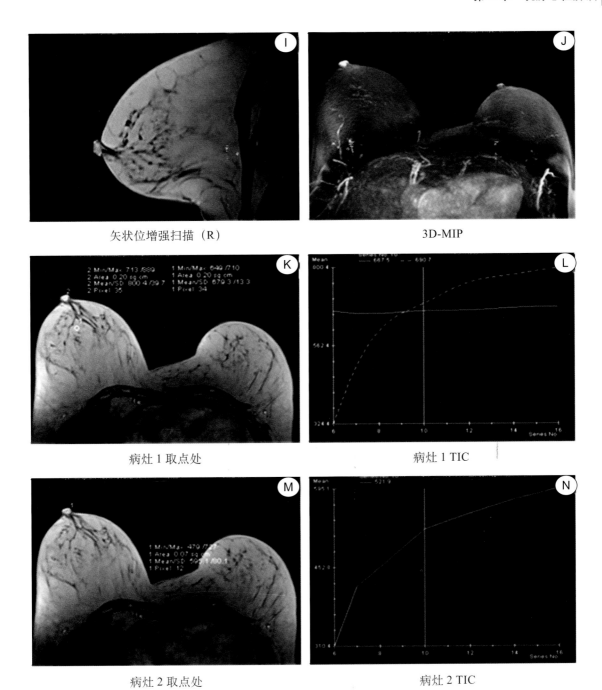

矢状位增强扫描（R）

3D-MIP

病灶 1 取点处

病灶 1 TIC

病灶 2 取点处

病灶 2 TIC

[病历摘要]　女性，65 岁。发现右侧乳头溢液 2 年；乳头呈褐色伴湿疹样改变 9 个多月。

[影像表现]　图 A ～ D 为轴位 T_1WI、T_2WI 及 DWI、ADC，显示双侧乳腺内条索状长 T_1 长 T_2 信号影；右侧乳头呈更长 T_1 更长 T_2 信号影；DWI 信号略高，ADC 未见明显降低。图 E ～ I 为动态增强早期、中期和晚期图像，减影像，以及矢状位增强扫描，显示右侧乳头斑片状异常强化影，双侧乳腺内其余结构未见明显异常强化，双侧腋下未见明显肿大淋巴结。图 J 为 3D-MIP，直观地显示了右侧乳头的病变。图 K ～ N 为病灶的时间 - 信号强度曲线，显示病灶呈上升型。

[影像诊断]　右侧乳头异常信号，考虑 Paget 病可能性大，请结合临床。

[病理诊断]　右侧乳头 Paget 病，侵及表皮及大导管。

（钟　心　彭雪辉　宋慧娜　尹媛媛）

第五节 乳腺肉瘤

乳腺肉瘤（sarcomas of breast）临床罕见，发病率在所有乳腺恶性肿瘤中不足 1%，文献中主要为个案报道。乳腺肉瘤的病理类型繁多，其中以纤维肉瘤最为常见，约占乳腺肉瘤的 1/3。乳腺肉瘤的转移主要为血行转移，常见转移部位为肺、骨盆、胸骨、纵隔、脊椎等，罕见腋下淋巴结转移。

一、乳腺血管肉瘤

血管肉瘤（angiosarcoma of breast）也称为血管内皮肉瘤，是由血管内皮细胞或血管内皮细胞分化的间叶细胞发生的恶性肿瘤。原发性乳腺血管肉瘤是一种来源于乳腺小叶或其周围毛细血管的高度恶性肿瘤。由于该病临床少见，病理形态易于混淆，术前常规检查缺乏特异性，易造成误诊和治疗延误。2003 版 WHO 的乳腺肿瘤组织学分类将血管肉瘤定义为由具有上皮细胞形态特征的肿瘤细胞构成的恶性肿瘤，包括以前命名为血管性肉瘤、血管网状细胞瘤、淋巴血管肉瘤和化生性血管瘤的全部肿瘤。

血管肉瘤多发生于皮肤及软组织，原发于乳腺的血管肉瘤罕见。文献报道，乳腺血管肉瘤发病率占乳腺肿瘤的 0.03% ~ 0.04%。血管肉瘤是乳腺肉瘤中相对常见的类型，占所有乳腺肉瘤的 2.7% ~ 9.1%。血管肉瘤的病因尚未明确，有报道依据其好发于 30 ~ 40 岁年轻女性以及妊娠、哺乳期妇女和乳腺癌保乳术后患者发病率明显高于正常人群，推测其发生可能与雌激素水平有关，但对此存在争议。

（一）病理改变

乳腺血管肉瘤存在于乳腺实质内，多无包膜，边界不清，呈浸润性生长；质地软或脆，切面为鱼肉样、海绵状，呈灰白色或灰红色，含扩张的血管腔，常合并出血、坏死，可侵及皮肤。

（二）临床表现

乳腺血管肉瘤的临床表现缺乏特异性，通常表现为短期内迅速增大的乳房肿物，伴或不伴疼痛；少数病例无明显肿块，仅表现为弥漫性全乳房肿大或持续性皮下出血。表浅瘤组织处的皮肤可呈局限性斑点状或边界不清的紫蓝色或紫红色改变，这被认为是乳腺血管肉瘤的较特异性的表现。肿瘤一般体积较大，大多数直径 > 4 cm，边界不清，质地较软，活动度好，与皮肤或胸壁无粘连。与乳腺癌不同，乳腺血管肉瘤皮肤凹陷、乳头溢液非常少见。乳腺血管肉瘤以血行转移为主，常见的转移部位为皮肤、肺、骨骼及腹腔脏器（特别是肝及卵巢）等，甚少发生淋巴结转移，故目前手术治疗多采用肿物局部广泛切除或全乳腺切除。乳腺血管肉瘤的预后很差，复发率高，复发和转移与病理分级有关。

（三）MRI 表现

乳腺血管肉瘤的 MRI 表现缺乏特异性，一般肿块多较大，常呈分叶状，边缘锐利或模糊；若累及皮肤，可造成局限皮肤增厚，但罕有水肿或橘皮样改变。MRI 常表现为 T_1WI 低信号，T_2WI 高信号，增强后肿瘤强化较明显；肿瘤内的囊性含血液区在 T_2WI 上表现为点状或片状高信号，此为乳腺血管肉瘤的特征性表现（图 6-4）。

（四）鉴别诊断

乳腺血管肉瘤文献报道较少，其临床及影像学表现缺乏特异性，皮肤凹陷、乳头溢液非常少见，可帮助与乳腺癌鉴别，最后诊断依靠病理学检查。

二、乳腺横纹肌肉瘤

乳腺横纹肌肉瘤（rhabdomyosarcoma of the breast）是由分化程度不同的横纹肌细胞构成的，相当罕见，国内外仅见少数个案报道。大体上表

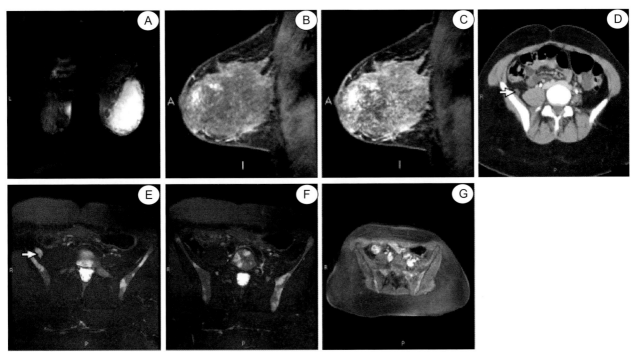

图 6-4　乳腺血管肉瘤

女性，23 岁。右侧乳腺内可见巨大不规则团块状致密影，T₂WI 呈高信号（A），增强扫描早期呈斑点状强化（B），晚期呈片状强化（C）。患者同时伴有远处盆腔及骨骼转移（D ~ G）（引自：Cucci E, Ciuffreda M, Tambaro R. MRI findings of large low-grade angiosarcoma of the breast with subsequent bone metastases：a case report. Journal of breast cancer, 2012, 15(2): 255-257.）

现为肿瘤无包膜，界限不规整，质地坚实，切面呈灰白色或灰红色，常伴出血坏死。显微镜下，乳腺横纹肌肉瘤分为腺泡型横纹肌肉瘤、胚胎型横纹肌肉瘤和多形型横纹肌肉瘤。乳腺横纹肌肉瘤的临床表现缺乏特异性，通常为迅速增大的乳房肿物伴疼痛，界限不清，以血行转移为主。影像学上多表现为较大的肿块性病变，缺乏特征性表现（图 6-5）。

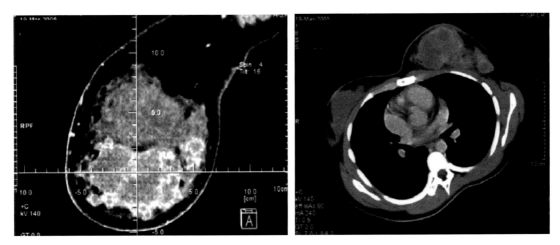

图 6-5　乳腺横纹肌肉瘤

女性，13 岁。横纹肌肉瘤，左侧乳腺内团块影，境界清楚（引自：Nogi H, Kobayashi T, Kawase K. Primary rhabdomyosar-coma of the breast in a 13-year-old girl：report of a case. Surg Today, 2007, 37(1): 38-42.）

三、乳腺恶性纤维组织细胞瘤

乳腺恶性纤维组织细胞瘤（malignant fibrous histiocytoma of the breast）是一种罕见肿瘤。大体上多呈结节状，质地中等。预后根据细胞分化程度不同而不同。细胞分化高、异型性不明显的肿瘤生长缓慢，病程长，可有假包膜，预后良好，临床及 X 线表现类似于良性肿瘤；反之，细胞分化低、异型性明显、核分裂象多见、向周围组织浸润性生长的肿瘤，即使手术切除生存率也较低。文献报道，影像学上主要表现为边缘清晰的软组织肿块多不侵犯皮肤，肿块较大时其内可发生液化坏死，一般无钙化（图 6-6）。

四、乳腺癌肉瘤

乳腺癌肉瘤（carcinosarcoma of the breast）极其罕见，发病率占乳腺肿瘤总数的 0.12% ～ 3%。乳腺癌肉瘤首先于 1864 年由 Virchow 提出，是乳腺的上皮和间质成分都具有恶性变特征的恶性肿瘤。乳腺癌肉瘤可从叶状肿瘤的上皮成分癌变而来，也可由纤维腺瘤上皮和间质两种成分同时恶变而来，还可由乳腺直接发生，即其起源于能多方向分化的干细胞，是同时向癌和肉瘤两个方向分化的结果。

（一）病理改变

乳腺癌肉瘤大体上可见肿瘤呈结节状，边界清楚，质地硬韧，直径为 2 ～ 16 cm，切面呈灰白色，部分为鱼肉状，可间杂散在钙化灶及骨化灶。显微镜下可见肿瘤由真性癌和真性肉瘤两种成分混合组成，可以是任何类型的癌（以浸润性导管癌多见）和任何类型的肉瘤（以纤维肉瘤、骨或软骨肉瘤多见）按任何比例的组合，两者之间无过渡。

（二）临床表现

乳腺癌肉瘤多见于中老年女性，其病程可由数周至数年不等，肿物一般生长较快，或起初较为缓慢，就诊前迅速增大。瘤体大，边界欠清，质地硬，活动度差。文献报道，乳腺癌肉瘤的两种成分均可转移，癌多转移至区域淋巴结，肉瘤成分则以血行转移为主。

（三）MRI 表现

对于乳腺癌肉瘤的影像学表现，国内外文献报道较少，术前常常误诊。乳腺癌肉瘤既有癌的成分，又有肉瘤的成分，因此其影像学表现可具有上述两种恶性肿瘤的任意一种表现特点，与单纯的乳腺癌或单纯的乳腺肉瘤很难区分，最后诊断依靠病理学检查。

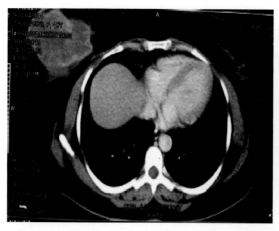
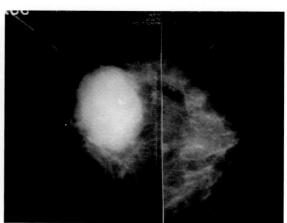

图 6-6　乳腺恶性纤维组织细胞瘤

右侧乳腺可见团块状信号影，界限尚清楚（引自：Suhani，Thomass，Ali S，et al. Denovo malignant fibrous histiocytoma of breast: report of a case and review of literature. Breast disease, 2014, 34(3): 135-138.）

文献复习及作者报道的病例影像学上可表现为两种类型：一种具有乳腺癌的特征，即 MRI 上呈肿块或不规则致密浸润，边界不清，边缘毛糙，血供丰富；另一种具有肉瘤的特征，即肿块较大，轮廓可呈分叶状，缺乏典型乳腺癌的毛刺表现。动态增强 MRI 检查，肿瘤信号强度表现为快速明显增高且快速减低的恶性特征（图 6-7）。

五、乳腺平滑肌肉瘤

乳腺平滑肌肉瘤（leiomyosarcoma of the breast）少见，其组织病理学特征和免疫表型与发生在其他部位的平滑肌肉瘤一致，肿瘤表现为边缘清楚或不规则浸润，由交叉束状排列的梭形细胞构成。临床上，肿瘤体积多较大，表面光滑，边界清楚，质地较软，恶性程度高者可出现血行转移，多见肺、骨、肝及中枢神经系统转移。影像学表现为边界清楚的肿块，类似于纤维腺瘤，最后诊断依靠病理学检查（图 6-8）。

六、乳腺脂肪肉瘤

乳腺脂肪肉瘤（liposarcoma of the breast）罕见，在所有乳腺肉瘤中其发生率不足 1%。其来源于血管周围的幼稚间叶细胞，呈肿瘤性增生，向脂肪细胞分化而形成。组织病理学特征和免疫表型与发生在其他部位的脂肪肉瘤相同，任何一种类型的脂肪肉瘤均可在乳腺发生。临床上以乳房肿块为主要表现，界限清楚，质地较软，一般无皮肤改变及腋窝淋巴结肿大。手术治疗以广泛切除肿瘤或单纯切除乳腺为主。影像学表现为边界清楚的肿块，MRI 和 CT 检查对诊断有帮助（图 6-9）。

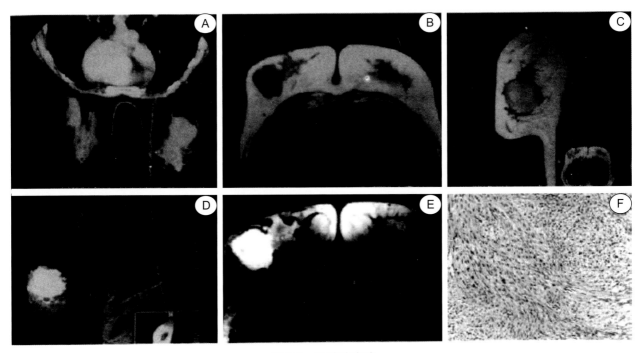

图 6-7　乳腺癌肉瘤

A. MRI 平扫示左侧乳腺外向象限皮下有一个直径约 5 cm 的分叶状毛刺肿物，该肿物挤压邻近腺体，分界尚清。局部皮肤内皮增厚，皮肤与肿物间可见多发细小毛刺；B. 横轴位 T_1WI 示肿物略呈分叶状，混杂低信号；C. 矢状位 T_2WI 示肿物略呈分叶毛刺状，呈以高信号为主的混杂信号，其内可见更高信号坏死；D. 矢状位脂肪抑制序列像呈高信号，周围可见大量扭曲索条状高信号；E. T_1WI 脂肪抑制增强像，病变呈明显强化，其内仍可见多发不规则坏死性低信号；F. 病理片：该肿瘤内癌与肉瘤两种病变混合存在（HE 10×5）（引自：Tokudome N, Sakamoto G, Sakai T. A case of carcinosarcoma of the breast. Breast cancer, 2005, 12(2):149-153）

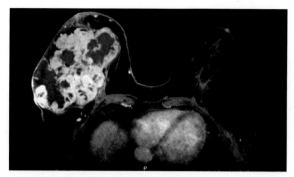

图 6-8　乳腺平滑肌肉瘤

右侧乳腺内可见巨大团块影，信号不均匀（引自：Sokolovskaya E, Liu Z, Weintraub K, et al. Case report: primary leiomyosarcoma of the breast with unusual metastasis to the femur. F1000 Research, 2014(3): 211）

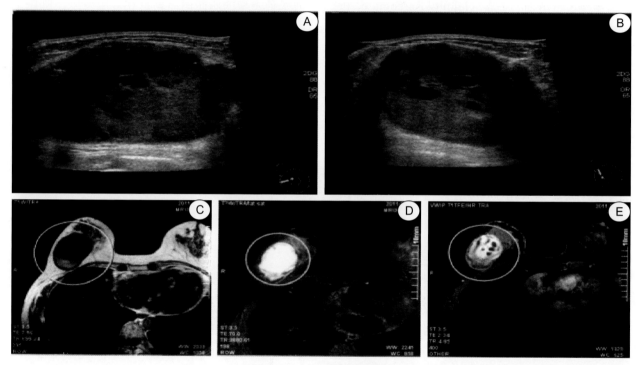

图 6-9　乳腺脂肪肉瘤

女性, 70 岁。右侧乳腺内可见团块影（超声 A 和 B）。MRI：T_1WI 低信号（C），T_2WI 高信号（D），增强后呈不均匀强化（E）（引自：Saito T, Ryu F, Fukumura F. A case of myxoid liposarcoma of the breast. Int J Clin Exp Pathol, 2013, 6(7): 1432-1436）

七、乳腺骨肉瘤

乳腺骨肉瘤（osteosarcoma of the breast）是一种罕见的恶性肿瘤。其病理诊断需与伴有骨和软骨化生的乳腺癌鉴别。关于乳腺骨肉瘤的来源，目前尚无定论，有学者认为其是胚胎期间叶细胞向骨组织分化而来；也有学者认为其是中胚叶成分残留而后形成骨质，其中成骨成分大量增殖；还有人认为其是乳腺间质的成纤维细胞在外部或内部因素刺激下骨化形成。

乳腺骨肉瘤主要发生于老年女性，临床表现为逐渐增大的肿块，伴或不伴疼痛，碱性磷酸酶可升高。本病恶性程度较高，易发生血行转移，但很少有淋巴结转移。影像学上多表现为边界清楚的肿块，可呈分叶状，病变内有粗大钙化是其较特征性表现。乳腺骨肉瘤中约 10% 出现坏死，超声检查有利于观察坏死表现，但最终确诊依靠病理学检查（图 6-10）。

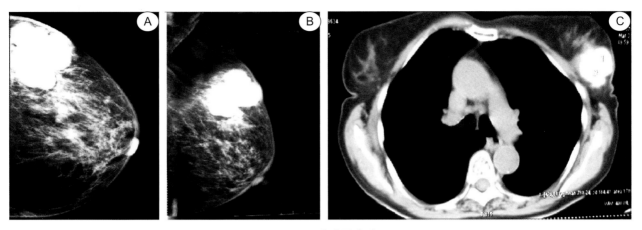

图 6-10　乳腺骨肉瘤

左侧乳腺内可见团状高密度影，边界清楚，可见分叶（引自：Krishnamurthy A. Primary breast osteosarcoma: a diagnostic challenge. J korean Surg Soc. 2015, 30(1): 39-41, 2014.）

八、乳腺软骨肉瘤

乳腺间质肉瘤或纤维肉瘤的灶状软骨化生较为多见，而乳腺纯软骨肉瘤（chondrosarcoma of breast）十分少见，占乳腺原发性恶性肿瘤的 1%，偶尔有国内外文献报道。病理学上，乳腺软骨肉瘤与乳腺骨肉瘤一样，也可能是由乳腺间质内纤维组织通过化生和异种组织发育过程演变而成的。乳腺软骨肉瘤虽然可以生长得很大，但累及邻近的皮肤和局部淋巴结者十分少见。影像学上表现为不规则团块，其内可有分隔，边界不清，T_1WI 呈低信号影，T_2WI 呈高信号影（图 6-11）。

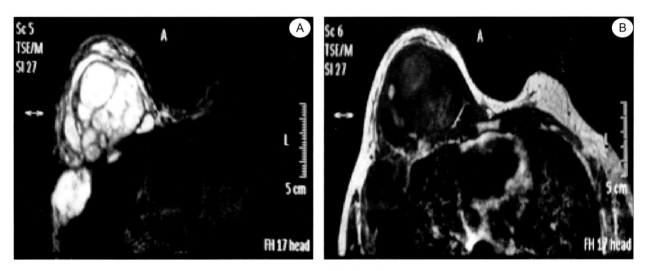

图 6-11　乳腺软骨肉瘤

女性，65 岁。右侧乳腺内团块影，T_1WI 呈低信号影（B），T_2WI 呈高信号影（A）（引自：Bagri P K, Beniwal S, Sharma A. Malignant mesenchymal tumor of male breast: primary chondrosarcoma. Iran J Cancer Prev, 2015, 8(1): 63-65.）

（梁　莹　王　宏　张东方）

第六节　乳腺转移瘤

乳腺原发性恶性肿瘤是成年女性最常见的恶性肿瘤之一，但由于乳腺富有纤维组织，血供差，乳腺肿瘤中转移瘤极其少见；据学者报道，其仅占乳腺恶性肿瘤的 1.7% ~ 6.6%。向乳腺内转移是位于对侧乳腺的原发性恶性肿瘤最常见的表现，其他原发性肿瘤位于乳腺外（例如支气管肺癌、黑色素瘤）或呈恶性表现的系统性疾病（例如淋巴瘤和白血病）。可发生乳腺转移的乳腺外原发性肿瘤包括浆细胞瘤、肾癌、膀胱癌、胃癌、子宫癌、卵巢癌和肠道类癌瘤。结肠腺癌和直肠腺癌极少出现乳腺转移。经针道种植转移至乳腺的病例少有报道。对于已存在恶性肿瘤的患者，在针道部位出现增长较快的单发乳腺肿物，应考虑乳腺针道种植转移的可能。最常见的乳腺外原发性恶性肿瘤为淋巴瘤，最常见的乳腺外原发性实体瘤为肺癌。

一、病理改变

乳腺转移瘤的病理特点与乳腺外原发恶性肿瘤、乳腺外原发性实体瘤、乳腺内肿瘤的病理类型一致。

二、临床表现

乳腺继发性病变和原发性肿瘤之间的临床表现很难区分，但当有恶性肿瘤病史的患者出现新发乳腺结节时，须考虑乳腺转移的可能，而不能因为乳腺转移罕见而诊断为乳腺第二原发性肿瘤。有研究显示，乳腺转移多表现为增长较快的无痛性乳腺结节，皮肤改变和血性乳头溢液非常罕见。乳腺外原发性肿瘤转移的特点以单发结节最为常见，好发于乳腺外象限，因为乳腺外象限的腺体和血供相对丰富。26% 的患者为双侧或单侧乳腺多发结节，多见于软组织肉瘤，只有 4% 的患者表现为乳腺弥漫性改变。62.5% 的患者可自行扪及乳腺转移结节，29.2% 的患者为在诊断、治疗和随访过程中常

规进行胸部 CT 检查时发现乳腺新发结节，仅有 8% 的患者表现为乳腺弥漫性肿胀的炎性改变。乳腺转移可与原发性肿瘤同时发生，但在多数患者是在肿瘤发展的过程中出现，4% 的患者乳腺转移发生在原发性肿瘤诊断后的 21.3 个月。乳腺转移患者的预后较差，平均中位生存时间为 9.2 个月。对于已存在恶性肿瘤的患者，出现快速增长的乳腺肿物应考虑乳腺转移的可能。

三、MRI 表现

乳腺转移瘤 MRI 多呈边缘光滑的圆形或椭圆形病变，T_1WI 呈低于或等于乳腺实质的信号，边缘光滑，因此病变位于乳腺实质内时，难以检出；病变位于脂肪组织内时，肿瘤边界很明显，很容易检出。淋巴瘤可能表现为皮肤增厚，T_2WI 呈边缘光滑的等信号或略高信号；弥漫性浸润性病变可导致受累乳腺呈较高信号，表现无特异性。增强扫描多呈显著强化，也可呈环状强化。时间 - 强度曲线（TIC）呈平台型或下降型（图 6-12 至 6-14）。

四、鉴别诊断

有乳腺外原发性恶性肿瘤病史的患者出现新发乳腺结节时，乳腺转移容易诊断。向乳腺内转移是位于对侧乳腺的原发性恶性肿瘤最常见的表现，鉴别比较困难，其特点如下。

1. 依据生长部位　原发性乳腺癌多位于乳腺的外上象限，生长在乳腺实质中；而转移性乳腺癌一般位于乳腺内侧象限或近胸正中线的脂肪组织中。

2. 依据生长方式　原发性癌灶常为单发，呈浸润性生长，边缘毛刺状；而转移癌灶常多发，部分转移瘤在乳腺内呈膨胀性生长，边界清晰，皮肤、乳头多无累及，类似良性肿瘤，大多为圆形或类圆形，边缘规则，少有钙化形成。

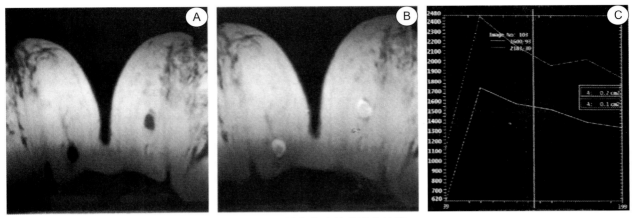

图 6-12　黑色素瘤的乳腺内转移

A. T_1WI 示两侧乳腺的病灶呈椭圆形低信号；B. 增强扫描呈环状强化；C. TIC，动脉早期显著对比增强，动脉后期下降现象（引自：陈军，等. 实用磁共振乳腺成像. 北京：中国医药科技出版社，2010: 136-137.）

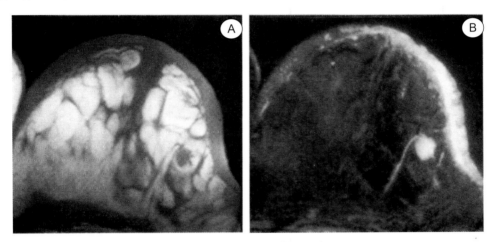

图 6-13　乳腺霍奇金淋巴瘤

A. T_1WI 显示皮肤增厚；B. 增强后部分皮肤呈增强影，乳腺外侧可见一边界不清的富血供病灶，为霍奇金淋巴瘤（引自：陈军，等. 实用磁共振乳腺成像. 北京：中国医药科技出版社，2010: 136-137.）

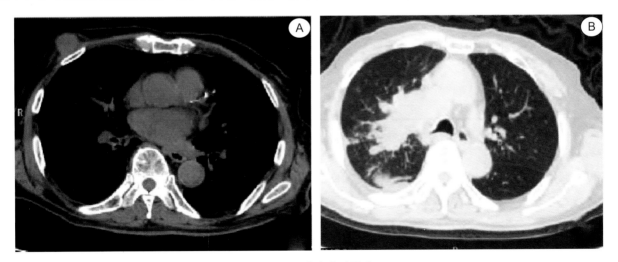

图 6-14　肺癌乳腺转移

男性，90 岁。发现右侧乳房肿物 3 天，于外上象限可触及一质硬肿物，有触痛，无乳头溢液、皮肤橘皮样改变等表现。A. CT 示右侧乳腺区一结节，边界不清；B. CT 示右肺上叶近肺门区一肿块，双肺内多发小结节（引自：张翠萍. 男性肺小细胞癌乳腺转移 1 例. 诊断病理学杂志，2015，22(2): 126-127.）

3. 依据组织类型　转移癌的组织类型与原发性癌完全相同。

（董　悦　王　宏　陈金宏　范跃星）

第七节　乳腺淋巴瘤

原发性乳腺淋巴瘤（primary breast lymphoma, PBL）属于原发于乳腺的结外型淋巴瘤，以非霍奇金淋巴瘤（Non-hodgkin's lymphoma）最为常见。乳腺的淋巴瘤极为少见，占结节外淋巴瘤的 1.7% ~ 2.2%，占所有乳腺恶性肿瘤的 0.04% ~ 1.1%，占所有非霍奇金淋巴瘤的 3.2%。乳腺淋巴瘤多为原发，也可为继发，即为全身淋巴瘤的一部分。

一、病理改变

病理学上，Wiseman 等学者于 1972 年首先提出了诊断原发性乳腺淋巴瘤应具有的条件，包括：①有足够的材料供检查；②淋巴瘤与乳腺组织关系密切；③既往无乳腺外淋巴瘤病史，乳腺淋巴瘤为临床首发部位；④显微镜下示瘤细胞浸润乳腺小叶及导管而乳腺上皮无恶性证据。其后多数文献将病变首发并局限在乳腺内或同时伴相应侧腋下淋巴结肿大但无乳腺外淋巴瘤病史者归为原发性乳腺淋巴瘤。乳腺淋巴瘤由乳腺内小血管旁的未分化间叶细胞衍生而来，乳腺小叶间有淋巴小结存在，小叶内有淋巴细胞浸润，PBL 在此基础上发生。PBL 病理类型大多为弥漫性大 B 细胞淋巴瘤，其次为黏膜相关淋巴组织型边缘区 B 细胞淋巴瘤，少数为 T 细胞淋巴瘤、霍奇金淋巴瘤及滤泡型淋巴瘤。在乳腺 B 细胞型淋巴瘤瘤，细胞单一，大小一致，弥漫分布，染色质呈彩点状，细胞核多形性不如 T 细胞型淋巴瘤明显。

二、临床表现

乳腺淋巴瘤多见于女性，发病年龄范围广，为 13 ~ 88 岁，平均 55 岁。临床上多表现为乳腺内有一个或数个迅速增大、无痛性、圆形或椭圆形结节或肿块，质地中等，有弹性，边缘清晰。患者早期往往无明显感觉；晚期常有触痛，表现为单侧或双侧乳腺弥漫性增大；但皮肤无橘皮样改变，无增厚，无乳头凹陷及溢液，可伴有腋窝淋巴结肿大。原发性乳腺淋巴瘤多为单侧发生，单发或多发。继发性淋巴瘤多为双侧弥漫型，也可为单侧结节型。

三、MRI 表现

乳腺淋巴瘤影像学表现大致可分为结节或肿块型及致密浸润型。表现为结节或肿块者可为单侧乳腺单发或多发，也可为双侧乳腺多发；肿块边缘多清楚，表现为部分边缘不清者多为与周围腺体重叠；而周围浸润少，无毛刺、钙化或漏斗征及皮肤凹陷征等乳腺癌典型征象（图 6-15）。表现为致密浸润型者病变较弥漫，常累及 1/4 以上的乳房体积，界限多不清楚，多数伴有皮肤的弥漫水肿、增厚。病灶在信号上并无特异性，T_1WI 呈低信号、等信号、高信号或混杂信号，以低信号为多见；T_2WI 多呈高信号，也可为混杂信号；DWI 呈明显高信号，ADC 值明显降低；增强扫描：注入对比剂后，肿块早期快速强化，延迟期信号减低，时间 - 信号强度曲线（TIC）多呈平台型（图 6-16）。

四、鉴别诊断

1. 浸润性导管癌　浸润性导管癌的肿块更多表现为浸润状或星芒状等恶性边缘征象。肿块伴钙化时，钙化颗粒多 > 10 个，质地不均；钙化灶分布范围通常 ≥ 3 cm。当肿块较大或位置较表浅时，常伴有局部皮肤增厚、乳头凹陷或大

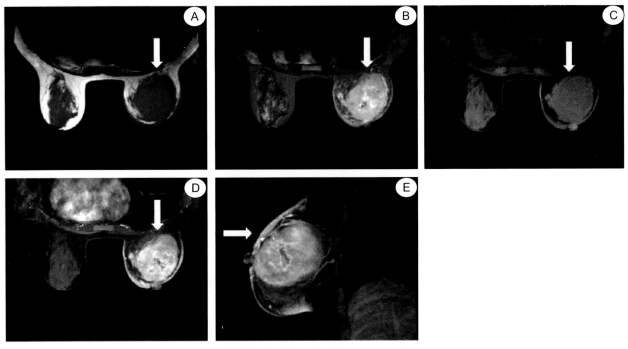

图 6-15　**右侧乳腺 B 细胞淋巴瘤**

女性，44 岁。右侧乳腺内可见团块状致密影，边缘欠清，局部皮肤增厚，T_1WI 常呈低信号（A），T_2WI 呈较高信号（B），脂肪抑制序列呈稍高信号（C）。因内部较少出现退变坏死，信号较均匀，增强后病变呈中等或明显强化（D 和 E）（引自：Liu K, Xie P, et al. The features of breast lymphoma on MRI. Br J Radiol, 2013, 86: 20130220.）

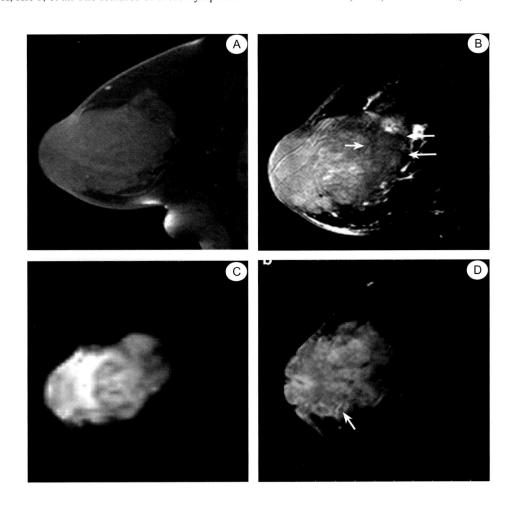

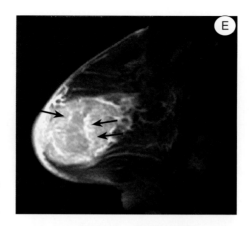

图 6-16 乳腺淋巴瘤

A. T₁WI，肿瘤相对于乳腺实质呈等信号；B. T₂WI，肿瘤相对于乳腺实质呈高信号，C. DWI，肿瘤呈高信号；D. 增强 MRI，肿瘤早期强化明显，E. 增强 MRI 延迟期，肿瘤强化减弱，间隔可见明显强化（引自：Jung S P, Kim M, Han KM, et al. Primary breast lymphoma: a single institution's experience. Korean Surg Soc, 2013, 84(5): 267-272.）

导管增粗，而淋巴瘤较少出现以上征象。在增强 MRI 上，浸润性导管癌病灶边缘呈不规则星芒状、蟹足状更为明确，强化特点为不规则环形或周边强化及不均质显著强化，3 分钟内肿块明显强化，时间 - 信号强度曲线（TIC）常呈典型的下降型。

2. 乳腺黏液腺癌　乳腺黏液腺癌好发于年龄较大的绝经后妇女，MRI 信号多不均匀，尤其是多黏液量病灶；混合型黏液腺癌常见边缘浸润或星芒状；T₂WI 信号较高，但增强扫描强化不

明显，与淋巴瘤不同。

3. 乳腺纤维腺瘤　乳腺纤维腺瘤的肿块大部分边缘光滑锐利，瘤周常伴有环形、低密度、细带状透亮影，好发于腺体较丰富的浅表处。退变性腺瘤常可见特征性碎石状或块状致密钙化影，同侧或双侧乳腺多个病灶也是乳腺纤维腺瘤的特点。增强 MRI，肿块明显强化；病灶较大时，灶内可见特征性的低信号分隔样改变；时间 - 信号强度曲线多为持续上升型。

五、典型病例

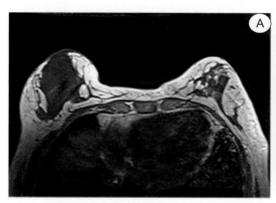

T₁WI

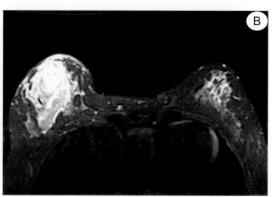

T₂WI

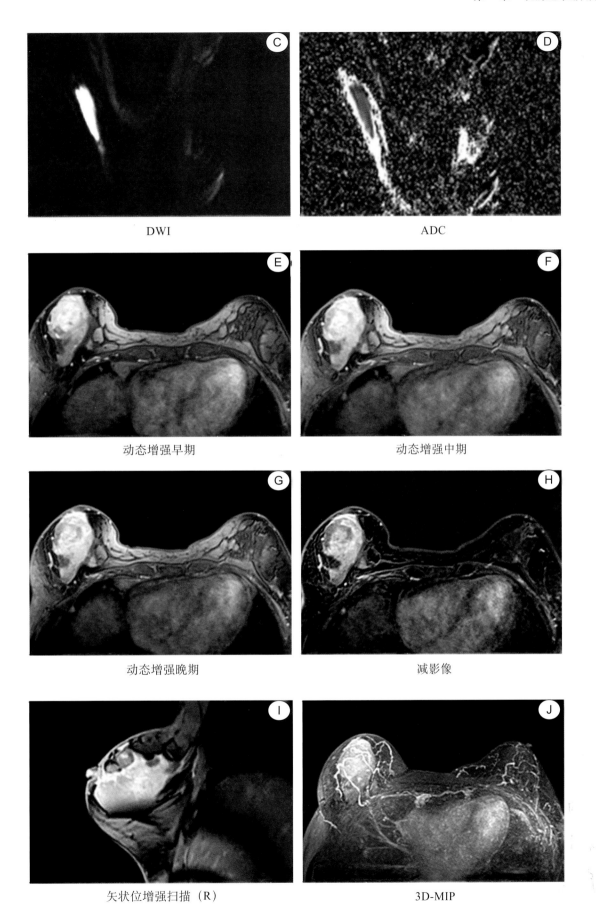

DWI

ADC

动态增强早期

动态增强中期

动态增强晚期

减影像

矢状位增强扫描（R）

3D-MIP

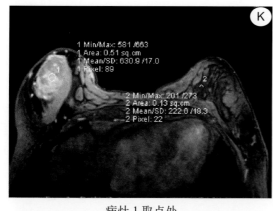

病灶 1 取点处

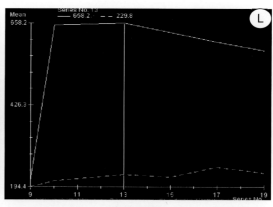

病灶 1 TIC

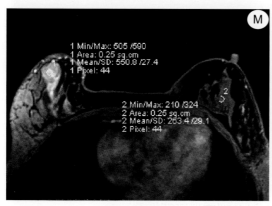

病灶 2 取点处

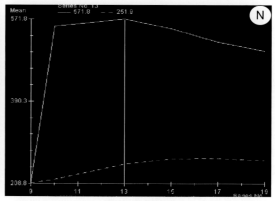

病灶 2 TIC

[病历摘要] 女性，73 岁。自查发现右侧乳房肿物 3 天，无压痛。

[影像表现] 图 A ～ D 为轴位 T_1WI、T_2WI 及 DWI、ADC，显示右侧乳腺外象限不规则团块状稍长 T_1 长 T_2 信号影，信号不均匀，边缘欠规则，大小为 6.9 cm × 4.4 cm，DWI 呈高信号，ADC 信号减低。图 E ～ I 为动态增强早期、中期和晚期图像，减影像，以及矢状位增强扫描，显示病灶在增强早期明显强化，后期强化程度缓慢下降。图 J 为 3D-MIP，直观地显示了右侧乳腺的团块状异常强化影。图 K ～ N 为病灶的时间 - 信号强度曲线，显示病灶呈平台型或下降型。

[影像诊断] 右侧乳腺外象限占位性病变，考虑低度恶性病变可能性大，建议活检。

[病理诊断] 右侧乳腺弥漫性非霍奇金淋巴瘤，B 细胞性。

（王　宏　彭　湃　吴春楠　赵春艳）

第八节　乳腺的少见恶性肿瘤

一、乳腺黏液癌

乳腺黏液癌（mucinous carcinoma，MC），又称为黏液腺癌、胶样癌或黏液样癌，发生于乳腺导管上皮，是浸润性导管癌的一种特殊类型，临床上较少见，占乳腺癌总数的 1% ～ 6%。WHO 将乳腺黏液癌定义为含有大量细胞外黏液，显微镜下可见肿瘤细胞内和周围的黏液的癌组织。病理学上根据其肿瘤内是否含有其他类型的肿瘤成分分为单纯型和混合型两种亚型。癌组织全部是黏液腺癌结构者称为单纯型，黏液癌成分 > 90%，一般生长缓慢，转移率低，预后明显好于其他类型的乳腺癌。混合型黏液癌是指癌组织中混有导管、小叶浸润癌成分的黏液癌，最常见的成分为浸润性导管癌，预后明显差于单纯型黏液癌，淋巴结的转移状况是影响其预后的主要因素。乳腺黏液癌的预后主要与肿瘤细胞与黏液的构成比例、合并的其他癌成分以及淋巴结转移状况相关。现在大多数人认为，黏液含量越多，预后越好。

（一）病理改变

乳腺黏液癌的病理特点为：癌组织中有大量的细胞外黏液，小而一致的肿瘤细胞团漂浮于黏液之中，并由富含毛细血管的纤维间隔分割。大体上，约50%的肿瘤呈膨胀性生长，界限清楚，但无包膜；质地较软，切面可呈凝胶样；混合型黏液癌的切面无包膜，呈灰白色，质地粗糙，较硬实。显微镜下，单纯型黏液癌可见大片黏液弥散在间质中，形成黏液湖，癌细胞呈不规则团状、巢状、簇状、乳头状漂浮于黏液湖中；癌细胞的异型性不明显，呈圆形或多边形，核小色深，核分裂象少见；黏液湖之间可见断裂或吻合的纤维间隔。混合型黏液癌细胞外黏液量较少，癌细胞的异型性较单纯型明显；癌细胞及纤维间质不同比例增加，形成明显的浸润性生长的特点。

（二）临床表现

乳腺黏液癌发病年龄较大，患者多为50岁以上的绝经后妇女，比常见的浸润性导管癌患者年龄大，35岁以下年龄组中乳腺黏液癌所占比例不到1%。临床表现无特异性，各象限发生无差异，多为单侧，也可双侧，可单发或多发，主要表现为乳腺的无痛性包块，部分伴有疼痛。肿块一般生长较慢，少数可因外伤出血而导致短期内体积迅速增大。触诊界限常清楚，移动度好，有一定张力，质地中软，甚至有囊感，偶尔与皮肤固着。乳腺黏液癌肿块直径介于1～20 cm，平均为2.8 cm，且单纯型直径多小于混合型。病变的质地及黏稠度主要取决于细胞外黏液与纤维间质的比例。

（三）MRI 表现

乳腺黏液癌 MRI 上多表现为肿块，单纯型黏液癌常呈边界清楚的类圆形或分叶状肿块，而混合型黏液癌多表现为边缘不规则或有毛刺的肿块，但两者形态上可有交叉。单纯型黏液癌因含有大量细胞外黏液，纤维间质少且分散，肿块呈膨胀性生长，可存在一定程度的生长不均匀，故可表现为边界清晰的分叶状肿块；随着黏液含量下降，单纯型黏液癌的形态趋于不规则。混合型黏液癌因存在其他浸润性癌成分，肿瘤细胞未被细胞外黏液包绕，纤维间质较多，故其多表现为边缘模糊或有毛刺的不规则肿块。

肿块平扫上，T_1WI 信号表现多样，呈低或等信号；T_2WI 因肿块含有大量的黏液成分而呈高信号，部分呈明显高信号。有时病变内部出现变性、坏死、出血或钙化、纤维化等继发性改变，可造成 T_2WI 信号不均，其内可出现条索状、点片状的等或较低信号。

动态增强扫描，由于大量黏液的存在，对比剂在瘤体内的充填受限，黏液癌强化方式多为不均匀轻度强化、环形强化或渐进性向心性强化；单纯型黏液癌的时间-强度曲线（TIC）多表现为上升型，少数可为平台型；混合型黏液癌由于含其他浸润性癌成分，TIC 可呈下降型或平台型。黏液癌的强化方式及其 TIC 表现可在一定程度上反映其恶性特征。

有学者认为，病变内部出现低信号分隔征是区分边界清楚的乳腺癌与良性纤维腺瘤的有效征象之一。原因是：黏液癌内的纤维间隔富含毛细血管，然而由于受大量细胞外黏液的阻碍，导致其早期无明显强化而呈延迟强化的表现；而纤维腺瘤中的低信号纤维间隔无明显强化。

黏液癌颇有特征性，DWI 上呈明显高信号，而 ADC 值不降反升，这可能是由黏液癌的高黏液量及少细胞量所致。而且单纯型黏液癌的 ADC 值较混合型黏液癌的 ADC 值高，考虑是受混合型黏液癌中混有其他浸润性癌成分影响所致（图6-17 至 6-19）。

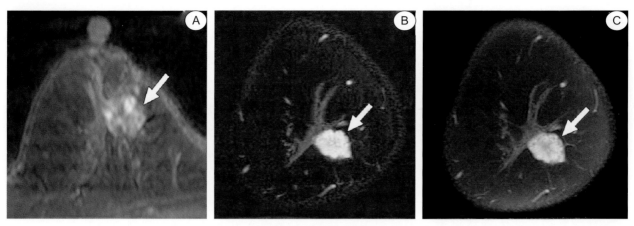

图 6-17　单纯型黏液癌

女性，70 岁。乳腺内可见类圆形、边缘较光滑的肿块，T_2WI 呈高信号（A），增强早期呈轻度不均匀强化（B），延迟期呈明显不均匀强化（C）

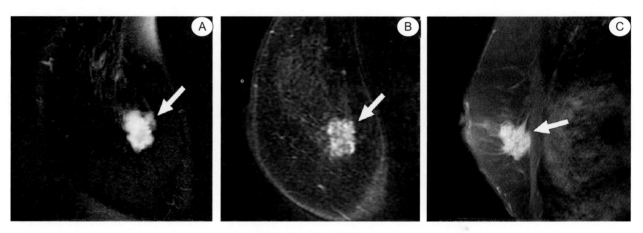

图 6-18　混合型黏液癌

女性，66 岁。乳腺内肿块形状不规则，边缘不光滑，T_2WI 呈高信号（A），增强早期（B）及延迟期（C）均呈明显不均匀强化

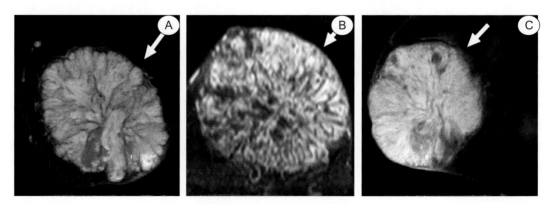

图 6-19　巨大单纯型黏液癌

女性，48 岁。乳腺内可见巨大分叶状、边缘不规则的肿块，T_2WI 呈高信号（A），其内可见低信号分隔，增强早期（B）及延迟期（C）病灶呈明显不均匀强化，其内分隔不强化

（四）鉴别诊断

乳腺黏液癌 MRI 上主要应与乳腺良性病变及边界清楚的其他乳腺恶性肿瘤鉴别。

1. 乳腺纤维腺瘤　乳腺纤维腺瘤多表现为边界清晰的类圆形或分叶状肿块。若乳腺纤维腺瘤伴有黏液样变性，则易与乳腺黏液癌混淆。但其发病年龄较轻，T_2WI 上极少出现明显高信号。

2. 乳腺良性叶状肿瘤　乳腺良性叶状肿瘤多表现为边界清晰的分叶状或卵圆形肿块。若乳腺良性叶状肿瘤间质丰富且有黏液样改变，T_2WI 表现为高或明显高信号，则与乳腺黏液癌较难鉴别。但其平均发病年龄稍轻，为 40 ～ 50 岁，且病变平均直径较乳腺黏液癌大，为 4 ～ 5 cm，且其肿块短期内增大较黏液癌常见。

3. 乳腺浸润性导管癌　乳腺浸润性导管癌多表现为边缘不规则的毛刺状肿块，少数边界较为清晰，需与乳腺黏液癌鉴别，但实性成分强化明显，TIC 多呈下降型，DWI 呈高信号而 ADC 值减低。

二、乳腺神经内分泌癌

神经内分泌癌（neuroendocrine carcinoma，NEC）可发生于人体的任何部位，常见于消化系统和呼吸系统，以胃肠及胰腺最为常见。原发于乳腺的神经内分泌癌罕见，占乳腺癌的 2%～ 5%，在所有神经内分泌癌中比例少于 1%。WHO（2003）分类将乳腺神经内分泌癌（neuroendocrine breast carcinoma，NEBC）定义为一组形态上与来源于胃肠道或者肺的神经内分泌肿瘤相似，细胞总数的 50% 以上表达神经内分泌标志物的肿瘤，但临床上多缺乏神经内分泌综合征的表现。该肿瘤中含有嗜银颗粒，也称为嗜银细胞乳腺癌。

因为在正常乳腺组织并未发现神经内分泌细胞，NEBC 的组织学来源尚无定论，越来越多的研究者倾向于此种肿瘤是乳腺干细胞在致癌因素作用下活化并向不同方向恶性转化的结果。2003年 WHO 乳腺及女性生殖器官肿瘤组的分类正式将 NEBC 归入浸润性导管癌，并将其分为三个亚类：实性型、小细胞/雀麦细胞型及大细胞型，实性型最为多见。

目前随着免疫组化标志物的广泛应用，NEBC 逐渐引起注意。除小细胞型外其他类型的预后良好，病理学级别、区域淋巴结转移程度是最重要的预后指标之一，有黏液分化是预后好的指征。

（一）病理改变

NEBC 病理学上及免疫组化表达上均有其特征性。其病理学上表现为肿瘤实质细胞增多，而间质细胞减少，以膨胀性生长为主。显微镜下表现为腺泡样结构或实性细胞网状结构。特殊染色可见细胞质内嗜银染色阳性的神经内分泌颗粒，术前可经细针穿刺细胞学检查确定诊断。

文献报道的 NEBC 各病例之间的病理学类型不完全一致，几乎没有一例与肺和胃肠道的 NEC 相同。NEBC 的细胞形态各异，Sapino 等建议将其分为五个亚型，分别为实性黏附型、腺泡型、小细胞/Merkel 细胞样、实性乳头型和细胞黏液型。他们认为可能有三条提示 NEBC 的线索：①细胞实性片状排列，周围有栅栏状结构或岛状排列，由纤细的纤维血管分隔；②向产生黏液方向分化，既可以是细胞内黏液，也可以是细胞外黏液；③低级别的核分裂象。如果在乳腺癌中出现上述特点，则应进行神经内分泌标志物的免疫组化染色，以确定是否是 NEC。

（二）临床表现

NEBC 易见于老年女性，多发生在 60 ～ 70 岁，也有个别文献报道可发生于年轻女性和男性。从绝经后的妇女易发病及男性发病的角度看，其发生可能与雄激素有关。

临床上多表现为乳腺的无痛性肿块，边界清、质硬、固定，常为单发，肿块内无钙化，部分患者可伴有乳头溢液或皮肤溃疡，也可同时出现全身消耗性表现和其他脏器转移的表现，如腋窝淋巴结肿大等。肿瘤进展较慢，病史可持续数年甚至更长。

因临床无特异性表现，术前很难做出明确诊断。术前常行 X 线胸片及腹部超声检查，以排除肺和腹部异常。确诊本病依靠病理检查。免疫组织化学神经内分泌标志物检测在 NEBC 的诊断和鉴别诊断中具有非常重要的意义。目前公认的确诊指标有 CgA、Syn、NSE 三种，但任何一种均不能单独确诊 NEBC，三种标志物中至少有两种阳性表达率 > 50% 方可诊断，否则则为神经内分泌细胞分化。

（三）MRI 表现

原发性 NEBC 与其他类型的乳腺癌在影像学上并无明显差别，根据针对此病的一般性检查手段做出诊断是非常困难的，例如钼靶 X 线、超声或 MRI 检查都存在一定的缺陷。

大多数 NEBC 在钼靶 X 线检查中表现为致密的类圆形或不规则肿块，边界清晰，不伴恶性钙化；超声检查以低回声多见，表现为边界清晰的实性肿块，无毛刺，后方回声无明显衰减。

MRI 对于乳腺癌的诊断具有较高的敏感性，但特异性较差。与发生于胃肠道的 NEC 的影像学表现类似，NEBC 病灶的 MRI 表现主要与病灶的病理学特征密切相关。因 NEBC 的肿瘤细胞多形成腺泡状及实性的细胞巢结构，似有包膜与周围组织分界，故 MRI 上肿瘤结构多表现为边界清晰的实性肿块，与周围乳腺实质分界清楚，少见液化坏死，呈等 T_1 等 T_2 较均匀信号影。因肿瘤细胞 50% 以上表达神经内分泌标志物，所以肿瘤实性成分多在早期明显强化，强化峰值多出现在动态增强第 1 期，时间 - 信号强度曲线（TIC）多呈下降型。

（四）鉴别诊断

1. 乳腺纤维腺瘤　乳腺纤维腺瘤好发于育龄期女性，活动度好，边界清晰，形态规则，包膜完整，信号一般较均匀。NEBC 好发于中老年女性，边界欠清，信号欠均匀，实性结节包膜呈低信号。

2. 乳腺浸润性导管癌　NEBC 肿块即使最大径达到 5cm，也少有液化坏死，这点与浸润性导管癌不同。NEBC 的细胞成分丰富，间质成分少，无恶性钙化，常有假包膜，与实质分界清楚；而浸润性导管癌肿块呈浸润性生长，形态不规则，呈毛刺或蟹足样改变，且多伴有簇状分布的砂粒样钙化。

3. 乳腺浸润性小叶癌　乳腺浸润性小叶癌与 NEBC 在影像学上存在一定重叠，免疫组化染色有助于两者的鉴别。小叶癌 E 钙黏蛋白表达呈阴性，而所有小细胞性 NEBC E 钙黏蛋白表达均呈阳性。

4. 乳腺转移性神经内分泌癌　免疫组化标志物人乳腺珠蛋白及囊泡病液体蛋白 -15 均属来源于乳腺上皮的标志物，可有效鉴别 NEBC 或其他部位的 NEC 转移至乳腺。

5. 伴神经内分泌分化的乳腺癌　两者的病理形态类似，关键在于：在 NEBC，神经内分泌多肽类激素阳性表达率 > 50%，而伴神经内分泌分化的乳腺癌仅有散在的神经内分泌标志物表达。

（五）典型病例

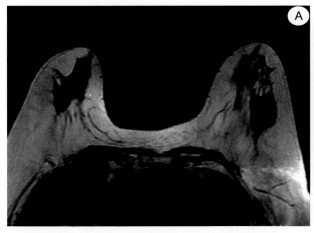

T_1WI

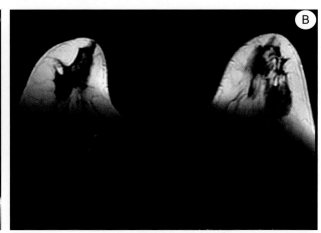

T_2WI

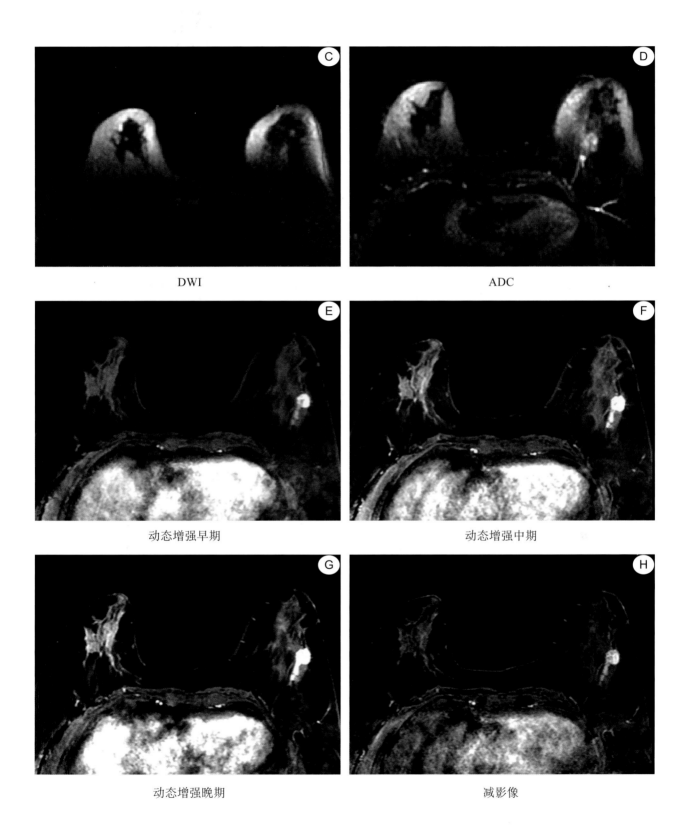

DWI

ADC

动态增强早期

动态增强中期

动态增强晚期

减影像

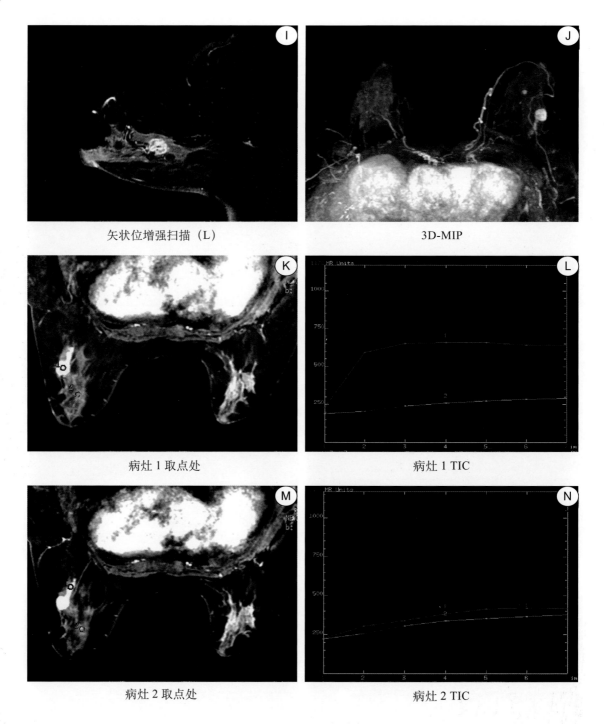

矢状位增强扫描（L）

3D-MIP

病灶 1 取点处

病灶 1 TIC

病灶 2 取点处

病灶 2 TIC

[病历摘要]　女性，62 岁。自查发现左侧乳房肿物 1 个月余。

[影像表现]　图 A ～ D 为轴位 T_1WI、T_2WI 及 DWI、ADC，显示左侧乳腺外象限内团块状稍长 T_1 稍长 T_2 信号影，边缘欠清楚，DWI 信号略高，ADC 信号未见明显减低。图 E ～ I 为动态增强早期、中期和晚期图像，减影像，以及矢状位增强扫描，显示病灶在增强早期呈中度强化，后期强化程度渐明显。图 J 为 3D-MIP，直观地显示了左侧乳腺的病灶及周围多支迂曲血管。图 K ～ N 为病灶的时间 - 信号强度曲线，显示病灶呈上升型。

[影像诊断]　左侧乳腺外象限占位性病变，考虑 BI-RADS 4 级，建议穿刺活检或密切随访。

[病理诊断]　左侧乳腺浸润性导管癌伴神经内分泌分化。

三、乳腺髓样癌

乳腺髓样癌（medullary carcinoma）是一种特殊类型的浸润性乳腺癌，发病年龄较年轻，属低度恶性，发病率不高，占浸润性乳腺癌的5%～7%。乳腺髓样癌实质细胞丰富，质软如髓，故曰"髓样"，又称为实质性边界清晰癌，需与发生在年轻女性乳腺中的其他良性肿瘤鉴别，特别是纤维腺瘤。对其病理学概念的争议由来已久，典型者预后较好。

（一）病理改变

2012 版"WHO 乳腺肿瘤分类"在浸润性癌中明确列出一类肿瘤，称为"具髓样特征的癌"（carcinoma with medullary feature），其定义包括髓样癌、不典型髓样癌、非特殊型浸润性癌的某亚型。该版分类对其病理形态描述为肿瘤部分或全部具有如下特征：边缘清楚或呈推挤状，合体细胞结构占肿瘤的 75% 以上，不形成腺管，核分裂象多见，伴有明显的淋巴细胞浸润。

有学者总结认为，所谓髓样癌应当必备两项基本条件：首先，必须是实性癌，不形成腺腔或腺管；其次，一定是肿瘤实质细胞丰富，细胞为合体结构，纤维性间质少。具备全部五项条件者为典型髓样癌；只具备以上两项基本条件、不具备全部五项者属不典型髓样癌或伴有髓样特征的浸润癌。

典型髓样癌大体上边界清楚，质地较软，似有包膜。显微镜下可见大量癌细胞排列紧密，纤维间质少，肿瘤细胞分化差，核异型性明显，核分裂象常见，伴有大量淋巴细胞浸润，但淋巴结转移率较低，发生较晚，提示其生物学行为与临床行为不符合。预后较好是本病的一大特征。

（二）临床表现

乳腺髓样癌多见于年轻女性，临床上多表现为乳腺内的无痛性肿块，以外上象限常见。因髓样癌不论肿块大小均为局限性膨胀性生长，且生长缓慢，早期症状常不明显，患者就诊时往往肿块已较大，可扪及圆形或类圆形肿块，边界清楚，质软或韧，表面平滑，移动度好。

（三）MRI 表现

典型乳腺髓样癌瘤体与周围乳腺组织有明显界限，呈膨胀性生长；癌组织内成分较为单一，表现为圆形、卵圆形或分叶状肿块。平扫，T_1WI 呈低信号，T_2WI 呈高信号或明显高信号。动态增强，早期边缘明显强化，肿瘤内部呈渐进性强化，由病灶边缘逐渐向中心渗透。有时由于与邻近腺体组织重叠，部分边界不清。较大肿瘤中央可有坏死及较粗大钙化。非典型髓样癌肿瘤边缘呈灶性或明显的浸润性生长，轮廓欠规整，影像学表现与浸润性导管癌相似。

MRI 的时间 - 强度曲线（TIC）是病灶血流灌注和流出等多种因素的综合反映，不同病理类型乳腺癌可能具有不同的 TIC 和参数。髓样癌 TIC 主要以平台型和（或）下降型为主。由于此型乳腺癌患者较为年轻，常呈现边界清晰、锐利的良性征象，应与纤维腺瘤区别开，后者的 TIC 以上升型为多见（图 6-20 至 6-21）。

（四）鉴别诊断

1. 乳腺纤维腺瘤　乳腺髓样癌肿瘤无包膜，部分边界不清，甚至可见毛刺或蟹足征，血流信号丰富，常伴腋窝淋巴结肿大；而乳腺纤维腺瘤边界多清楚，常可见纤细规则的包膜影，血流不丰富，多无腋窝淋巴结肿大。

2. 乳腺囊肿　乳腺囊肿以单纯囊肿、潴留囊肿多见，常表现为边缘光滑整齐或部分模糊的圆形或卵圆形均匀信号影；一般为双侧发病，较大的囊肿可凭借其边缘的特征性弧形压迹做出诊断，而孤立囊肿一般边缘多光滑，多表现为低信号；边缘线状钙化可作为诊断囊肿的特征性依据。

3. 乳腺叶状肿瘤　影像学上乳腺叶状肿瘤多表现为边缘光滑的圆形或分叶状异常信号影，分叶相对较乳腺纤维腺瘤常见，体积较大，且皮肤无增厚。而乳腺髓样癌肿块边缘多有浸润，分叶不如叶状肿瘤显著。

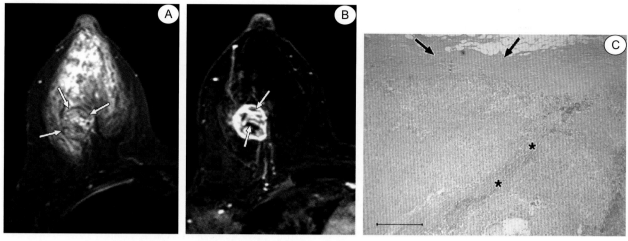

图 6-20　女性，50 岁。右侧乳房可触及肿块

（A）轴位 T$_2$WI 示乳腺内类圆形肿块，边缘伴有低信号环（箭头）；（B）增强早期图像显示病灶边缘明显强化，内部分隔强化（箭头）；（C）病理照片显示肿瘤周围包绕厚纤维囊（箭头），内部散在纤维上皮细胞条索（引自：Jeong S J, Lim H S, Lee J S, et al. Medullary carcinoma of the breast: MRI findings. Am J Roentgenol, 2012, 198(5): 482-487.）

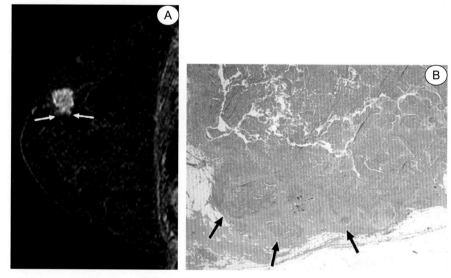

图 6-21　女性，50 岁。左侧乳房外上象限可触及肿物

（A）增强早期，乳腺内肿块形状不规则，边缘不光滑，尤其是肿块下方边缘，且边缘强化较为明显；（B）病理照片显示，肿瘤较低部位可见多个具淋巴细胞反应的次级结节（箭头）（引自：Jeong S J, Lim H S, Lee J S, et al. Medullary carcinoma of the breast: MRI findings. Am J Roentgenol, 2012, 198(5): 482-487.）

　　4.乳腺黏液腺癌　乳腺黏液腺癌常见于老年女性，而乳腺髓样癌在年轻患者中有较高比例，年龄可以作为两者鉴别的基础。另外，乳腺黏液腺癌因瘤体间质含大量黏液，癌细胞量少，故 MRI 上信号较髓样癌信号高。

（尹媛媛　吴春楠　高红梅　郑乔元）

推荐阅读文献

[1]　陈杰，李甘地.病理学.北京：人民卫生出版社，2013: 375-376.

[2]　Kerslake R W, Carleton P J, Fox J N, et al. Dynamic Gradient-echo and Fat-suppressed Spin-echo Contrast-enhanced MRI of the Breast. Clin Radiol, 1995, 50(7): 440-454.

[3]　Kuhl C K, Mielcareck P, Klaschik S, et al. Dynamic breast MR imaging: are signal intensity time course data useful for differential diagnosis of enhancing lesions? Radiology, 1999, 211(1): 101-110.

[4]　Liu P F, Debatin J F, Caduff R F, et al. Improved diagnostic accuracy in dynamic contrast enhanced MRI of the breast by combined quantitative and qualitative analysis. Br J Radiol, 1998, 71(845): 501-509.

[5]　汪晓红, 耿道颖, 王玖华. MRI 技术在鉴别乳腺良恶性病变方面的价值. 国外医学：临床放射学分册, 2004, 27(2): 90-93.

[6]　范晓彧, 杨军. 乳腺浸润性导管癌的 MRI 诊断. 放射学实践, 2010, 25(1): 59-62.

[7]　Makower D, Sparano J A. How do I treat inflammatory breast cancer. Curr Treat Options Oncol, 2013, 14(1): 66-74.

[8]　Bonnier P, Charpin C, Lejeune C, et al. Inflammatory carcinomas of the breast: a clinical, pathological, or a clinical and pathological definition? Int J Cancer, 1995, 62(4): 382-385.

[9]　Chaher N, Arias-Pulido H, Terki N, et al. Molecular and epidemiological characteristics of inflammatory breast cancer in Algerian patients. Breast Cancer Res Treat, 2012, 131(2): 437-444.

[10]　Kleer C G, van Golen K L, Merajver S D. Molecular biology of breast cancer metastasis inflammatory breast cancer: clinical syndrome and molecular determinants. Breast Cancer Res, 2000, 2(6): 423-429.

[11]　Huong T. Le-Petross1, Cristofanilli M, et al. MRI features of inflammatory breast cancer. American journal of roentgenology, 2011, 197(4): 769-777.

[12]　吉华明, 张继. 乳腺钼靶与 MRI 检查对炎性乳腺癌的诊断价值. 中国中西医结合影像杂志, 2012, 10(6): 537-538.

[13]　Molckovsky A, Fitzgerald B, Freedman O, et al. Approach to inflammatory breast cancer. Can Fam Physician, 2009 Jan, 55(1): 25-31.

[14]　姜军. 现代乳腺外科学. 北京：人民卫生出版社, 2014: 406.

[15]　Shaheen Z, Gouri P, Karthik G, et al. Paget's disease of the breast: accuracy of preoperative assessment. Breast Cancer Res Treat, 2007, 102(2): 137-142.

[16]　Morrough M, Morris E A, Liberman L, et al. MRI indentifies otherwise occult disease in select patients with Paget disease of the nipple. J Am Coll Surg, 2008, 206(2): 316-321.

[17]　Amano G, Yajima M, Moroboshi Y, et al. MRI accurately depicts underlying DCIS in a patient with Paget's disease of the breast without palpable mass and mammography findings. Japan J Clin Oncol, 2005, 35(3): 149-153.

[18]　Frei K A, Bonel H M, Pelte M F, et al. Paget disease of the breast: findings at magnetic resonance imaging and histopathologic correlation. Invest Radiol, 2005, 40(6): 363-367.

[19]　袁晓玲, 乳腺 Paget 病 2 例报告及相关文献复习. 黑龙江医学, 2014, 38(1): 23-24.

[20]　K-haft A S, Beechey N N, Hamed H, et al. Paget disease of nipple: a multifocal manifestation of higher-risk disease. Cancer, 2002, 95(11): 1-7.

[21]　Cucci E, Ciuffreda M, Tambaro R. MRI findings of large low-grade angiosarcoma of the breast with subsequent bone metastases: a case report, J Breast Cancer, 2012, 15(2): 255-257.

[22]　Nogi H, Kobayashi T, Kawase K, Primary rhabdomyosarcoma of the breast in a 13-year-old girl: report of a case. Surgery Today, 2007; 37(1): 38-42

[23]　Suhani, Thomas S, Ali S, et al. Denovo malignant fibrous histiocytoma of breast: report of a case and review of literature. Breast disease, 2014, 34(3):135-138.

[24]　Tokudome N, Sakamoto G, Sakai T. A case of carcinosarcoma of the breast. Breast cancer, 2005, 12(2):149-153.

[25]　Sokolovskaya E, Liu Z, Weintraub K. Case report: Primary Leiomyosarcoma of the breast with unusual metastasis to the femur. F1000 Research, 2014(3): 211.

[26]　Saito T, Ryu M, Fukumura Y. A case of myxoidliposarcoma of the breast. Int J Clin Exp Pathol, 2013, 6(7): 1432-1436.

[27]　Krishnamurthy A. Primary breast osteosarco-ma: A diagnostic challenge. Indian J Nucl Med, 2015, 30(1): 39-41.

[28]　Bagri P K, Beniwal S, Sharma1 A.Malignant mesenchymal tumor of male breast: primary chondrosarcoma. Iran J Cancer Pret, 2015, 8(1): 63-65.

[29]　陈军. 实用磁共振乳腺成像. 北京：中国医药科技出版社, 2010: 136-137.

[30]　张翠萍. 男性肺小细胞癌乳腺转移 1 例. 诊断病理学杂志, 2015, 22(2): 126-127.

[31]　董珉, 沈文荣, 郭震, 等. 原发性乳腺淋巴瘤的

CT 及 MR 表现 . 医学影像学杂志 , 2013, 23(12): 1931-1935.

[32]　周纯武 , 李二妮 , 李静 , 等 . 原发性乳腺淋巴瘤的临床、病理及影像学特点 . 肿瘤影像学 , 2013, 22 (2): 81-83.

[33]　Takemura A, Mizukami Y, Takayama T, et al. Primary malignant lymphoma of the breast. Jpn J Radiol, 2009, 27(5): 221-224.

[34]　Avenia N, Sanguinetti A, Cirocchi R, et al. Primary breast lymphomas: a multicentric experience. World J Surg Oncol, 2010, 8(1): 53.

[35]　Gkali C A, Chalazonitis A N, Feida E, et al. Primary non-Hodgkin lymphoma of the breast: ultrasonography, elastography, digital mammography, contrast-enhanced digital mammography, and pathology findings. Ultrasound Q, 2015, 31(4):279-282.

[36]　Jung S P, Kim M, Han K M, et al. Primary breast lymphoma: a single institution's experience. J Korean Surg Soc, 2013, 84(5): 267-272.

[37]　Martinelli G, Ryan G, Seymour J F, et al. Primary follicular and marginal-zone lymphoma of the breast: clinical features, prognostic factors and outcome: a study by the International Extranodal Lymphoma Study Group. Ann Oncol, 2009, 20(12): 1993-1999.

[38]　程玉书 , 周正荣 , 杨文涛 , 等 . 乳腺神经内分泌癌的影像学表现和临床病理特征 . 中华肿瘤杂志 , 2012, 23(4): 917-922.

[39]　皋岚湘 , 刘光 , 李琳 , 等 . 乳腺神经内分泌癌的病理形态和亚型 . 中华病理学杂志 , 2012, 9(1): 904-909.

[40]　李桂梅 , 李祥周 , 赖任胜 , 等 . 乳腺神经内分泌癌 18 例病理形态观察 . 临床与实验病理学杂志 , 1999, 15(1): 104-106.

[41]　Tavassoli F, Devile P. WHO classification of tumours, pathology and genetics of the breast and female organs. Lyon: IARC Press, 2003: 32-34.

[42]　Zekioglu O, Erhan Y, Ciris M, et al. Neuroendocrine differentiated carcinomas of the breast: a distinct entity. Breast, 2003, 12(4): 251-257.

[43]　Adegbola T, Connolly C E, Mortimer G. Small cell neuroendocrine carcinoma of the breast: a report of three cases and review of the literature. J Clin Pathol, 2005, 58(7): 775-778.

[44]　Woods E R, Helvie M A, Ikeda D M, et al. Solitary breast papilloma: comparison of mammographic, galactographic, and pathologic findings. Am J Roentgenol, 1992, 159(3): 487-491.

[45]　赵卫红 , 徐兵河 , 李青 , 等 . 70 岁以上老年女性乳腺癌患者的特点和预后分析 . 中华肿瘤杂志 , 2006, 28(5): 385-388.

[46]　Tsang W Y, Chan J K. Endocrine ductal carcinoma in situ(EDCIS)of the breast: a form of low-grade DCIS with distinctive clinicopathologic and biologic characteristics. Am J Surg Path, 1996, 20(8): 921-943.

[47]　Perkins G H, Green M C, Middleton L P, et al. Medullary breast carcinoma: outcomes and prognosis with the utilization of chemotherapy. J Clin Oncol, 2004, 22(14S): 671.

[48]　Kiyamova R, Kostianets O, Malyuchik S, et al. Identification of tumor-associated antigens from medullary breast carcinoma by a modified SEREX approach. Mol Biotechnol, 2010, 46 (2): 105-112.

[49]　Nielsen D L, Andersson M, Andersen J L, et al. Antiangiogenic therapy for breast cancer. Breast Cancer Res, 2010, 12(5): 209.

[50]　Oh S J, Kim O, Lee J S, et al. Inhibition of angiogenesis by quercetin in tamoxifen-resistant breast cancer cells. Food Chem Toxicol, 2010, 48(11): 3227-3234.

[51]　吴丽足 , 林礼务 , 何以枚 , 等 . 高频彩色多普勒超声在乳腺髓样癌与腺纤维瘤鉴别诊断中的价值 . 中国超声医学杂志 , 2009, 25(8): 738-741.

[52]　Jeong S J, Lim H S, Lee J S, et al. Medullary carcinoma of the breast: MRI findings. Am J Roentgenol, 2012, 198(5): 482-487.

[53]　Abdul R S, Rahmat K, Jayaprasagam K, et al. Medullary carcinoma of the breast: Role of contrast-enhanced MRI in the diagnosis of multiple breast lesions. Biomed Imaging Interv J, 2009, 5(4): 27.

第 7 章　乳腺叶状肿瘤

乳腺叶状肿瘤（phyllodes tumor of the breast）临床少见，发病率占乳腺原发性肿瘤的 0.3% ～ 1.0%，占所有乳腺纤维上皮性肿瘤的 2.5%；1838 年由 Muller 首次报道，因肿瘤在低倍镜下表现为叶状并有囊肿，故曾命名为"乳腺叶状囊肉瘤"，并曾认为该肿瘤为良性，直到 1931 年 Lee 等报道了该肿瘤有复发和转移的恶性特征；2003 年，WHO 将其命名为乳腺叶状肿瘤，并将其分为良性、交界性及恶性三类。

一、病理改变

乳腺叶状肿瘤由乳腺间质和上皮两种成分构成，与纤维腺瘤同属纤维上皮型肿瘤，具有双相分化能力。大体上，乳腺叶状肿瘤为分叶多结节状，边界较清楚，但无真性包膜。显微镜下，肿瘤呈管内生长，上皮可有萎缩或增生，偶尔伴有鳞状上皮及大汗腺化生，但无异型性增生。间质成分为过度增生的纤维母细胞及肌纤维母细胞呈孤立、散在、不均匀分布。由于其本身呈分叶状、有指状突、包膜不一定完整等特点，其不易完全切除，这是导致其术后局部易复发的重要因素。三种类型的叶状肿瘤都可能复发，但只有交界性和恶性容易发生转移，主要是血行转移，淋巴转移少见，腋窝淋巴结阳性率为 1% ～ 2%。

乳腺叶状肿瘤及其良性和恶性的诊断标准如下：①间质过度增生，由此形成的叶状结构主要用于乳腺间叶上皮性肿瘤的分类，是确定叶状肿瘤的前提和必备条件，也是叶状肿瘤与纤维腺瘤最重要的鉴别点之一；良性、交界性和恶性的间质增生程度随病理学等级的升高而有所增加。

②肿瘤生长方式，良性呈膨胀性生长，交界性可有小的点或灶性浸润，交界性复发后和恶性多表现为较大范围的浸润。③瘤细胞异型性，良性为轻度异型，类似纤维性肿瘤；恶性为明显异型，似肉瘤样，介于两者间者为交界性。④核分裂象，在细胞密集区连续计数 10 个 HPF，良性为 0 ～ 4 个，交界性为 5 ～ 9 个，恶性为 > 10 个；少数病例核分裂象为 2 ～ 4 个，但伴有明显异型性、明确的浸润和肿瘤性坏死 3 项中的 2 项或有其中 1 项并伴有异源性分化时应诊断为交界性；如果肿瘤呈明确的浸润生长，具有明显的异型性，则有 5 ～ 9 个核分裂象即可诊断恶性；其他项改变不明显时，核分裂象 > 10 个也可诊断为恶性。⑤肿瘤性片状坏死：出现肿瘤性坏死，特别是片状坏死，要与梗死和肿瘤累及皮肤出现的溃疡性坏死区别；坏死细胞与存活细胞之间界限清楚，其间无肉芽或透明变性组织，坏死灶内可见瘤细胞残骸。伴有瘤细胞高度异型性、浸润性边缘或核分裂象 > 10 个时，患者几乎均因肿瘤致死。因此，第②、③和④项中有两项具有恶性特征，出现片状坏死时即可诊断恶性，如果其他项均不具有恶性特征，出现片状坏死，则提示临床患者可能预后不良。

二、临床表现

乳腺叶状肿瘤好发于中年女性，常见发病年龄为 40 ～ 50 岁，单侧多见，有极少男性病例报道。在亚洲国家，乳腺叶状肿瘤的发病年龄较轻（25 ～ 30 岁）。临床上主要表现为乳腺的无痛性肿块，少数伴有局部轻度疼痛。触诊，肿块质地硬韧，边界清楚，可以活动，部分肿块有囊性感，短期内肿块突然快速增大有助于诊断。

乳腺叶状肿瘤的生物学特性与其病理类型并不完全吻合：良性病变的局部复发率为 5%～15%，远处转移率为 2%～5%；恶性病变的局部复发率为 20%～30%，远处转移率为 10%～30%。腋窝淋巴结转移罕见。肿瘤复发可能与切除不完全有关；多数复发肿瘤的组织学表现与原来的肿瘤类似或侵袭性更强。有研究认为，乳腺叶状肿瘤可能起源于先前存在的纤维腺瘤，但是对该说法尚有争议。

乳腺叶状肿瘤的治疗核心原则是：无论肿瘤是良性还是恶性，均需行扩大切除，以保证切缘阴性；对于肿瘤 > 5 cm 者可考虑单纯乳房切除术。放疗及化疗的作用尚不明确。

三、MRI 表现

乳腺叶状肿瘤有以下特点：①无论良性、交界性或恶性，均多呈分叶状，小的肿瘤可为圆形、椭圆形；分叶的切迹可能与显微镜下所见分叶状结构间的裂隙有关。②无论良性、交界性抑或恶性，边界均清楚，与肿瘤膨胀性生长、周围腺体被挤压形成假包膜有关；虽然在显微镜下可见部分交界性及恶性肿瘤浸润周围组织而边界不清，但在影像学图像上这些不易显示，仍表现为边界清楚。③钙化少见。④实性成分信号多均匀，在 MRI 上为 T_1WI 稍低、T_2WI 稍高信号。肿瘤是否出现囊变与肿瘤大小有关，≤ 5 cm 者不易出现囊变，而 > 5 cm 者无论良性还是非良性均易出现囊变，推测囊变主要与肿瘤生长较迅速、体积增大较快而出现血供障碍有关；有文献报道，肿瘤囊变为叶状肿瘤的特点。⑤不易出现腋下淋巴结及远处转移。

从形态学上无法将良性与非良性叶状肿瘤区分开。有研究认为，肿瘤大小有助于鉴别良性和恶性，肿瘤越大，交界性及恶性的可能性越大，

术后复发的可能性也增加。但目前尚无判断良性和恶性肿瘤大小的界值。

功能 MRI 可见该肿瘤有以下特点：①血供丰富，无论良性还是非良性，MRI 可见肿瘤明显强化。②功能 MRI 表现，DWI 高信号更多出现于交界性及恶性叶状肿瘤；磁共振波谱（magnetic resonance spectroscopy，MRS）可见高大的胆碱峰，提示细胞膜代谢活跃。从以上功能 MRI 表现可见，DWI 及 MRS 可能有助于鉴别良性和非良性叶状肿瘤（图 7-1 和 7-2）。

四、鉴别诊断

1. **乳腺纤维腺瘤**　两者均表现为边界清楚的肿块，不易鉴别，但肿块大小有一定的参考意义。乳腺纤维腺瘤直径多在 1～3 cm，达 3 cm 后肿瘤停止生长或缓慢生长，少数可能发展为巨大；而乳腺叶状肿瘤瘤体常较大，> 5 cm 者应高度怀疑。乳腺纤维腺瘤以圆形、椭圆形为主，分叶状及不规则形少见；而乳腺叶状肿瘤分叶状多见。钙化在乳腺纤维腺瘤中常见，但在乳腺分叶状肿瘤中少见。如果肿块内有囊变，则支持乳腺叶状肿瘤的诊断。另外，MRI 如果能提供支持肿瘤恶性的功能信息，则更提示乳腺叶状肿瘤。临床信息也有助于鉴别：乳腺纤维腺瘤好发于年轻女性，而乳腺叶状肿瘤发病年龄较晚。乳腺叶状肿瘤生长较乳腺纤维腺瘤迅速，尤其是在长期稳定的乳腺肿块短时间内迅速增大者，迅速增大的肿瘤可导致皮肤静脉怒张，甚至局部皮肤溃烂及迁延不愈。

2. **一些特殊类型的乳腺恶性肿瘤**　如髓样癌、黏液样癌等，这些肿瘤也可表现为边界清楚的分叶状肿块，但多见于近绝经期或绝经后期女性，短时期内可形成较大肿块，信号多不均匀，病灶内常可见钙化灶。

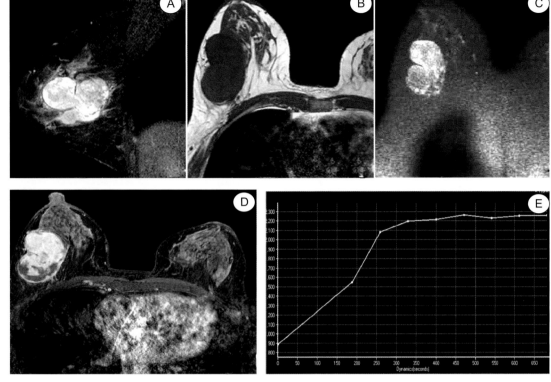

图 7-1　右侧乳腺交界性叶状肿瘤

A. 矢状位 T_2WI 示分叶状肿块，呈多发结节状改变，分叶间可见条状分隔延伸至瘤体内部，肿块信号不均，可见多发条状、裂隙状极高信号；B. 横断面 T_1WI 示分叶状肿块呈低信号；C. DWI（b 值 = 800 s/mm²）显示病灶扩散受限，呈较高信号；D. 增强扫描示分叶状肿块实质区明显强化，囊变区无强化；E.TIC 呈平台型（引自：曾小伟，徐绽蕾，舒月红，等 . 乳腺叶状肿瘤 MRI 表现特征分析 . 医学影像学杂志，2014, 24(11): 1920-1923.）

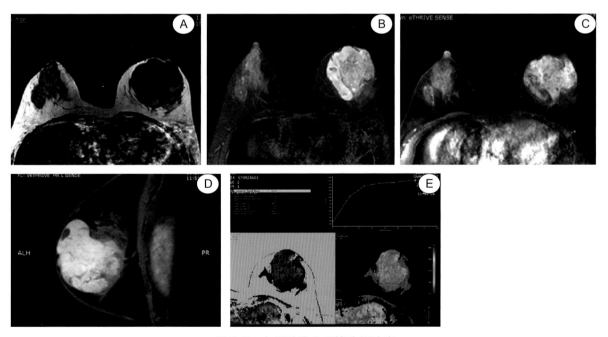

图 7-2　左侧乳腺交界性叶状肿瘤

A. 平扫 T_1WI 示左侧乳腺内等信号分叶状肿块；B. 平扫 T_2WI 示肿块呈混杂高信号影，其内可见低信号分隔影；C. 轴位增强扫描示病灶明显强化，其内低信号分隔未见强化，并可见小片状无强化之囊变区；D. 矢状位增强扫描示病灶明显强化，其内低信号分隔未见强化，并可见小片状无强化之囊变；E. TIC 呈平台型（引自：侯伟伟，于小平 . 乳腺叶状肿瘤的 MRI 表现特征与病理对照研究 . 中南大学学报，2015, 40(4): 392-397.）

五、典型病例

病例 1

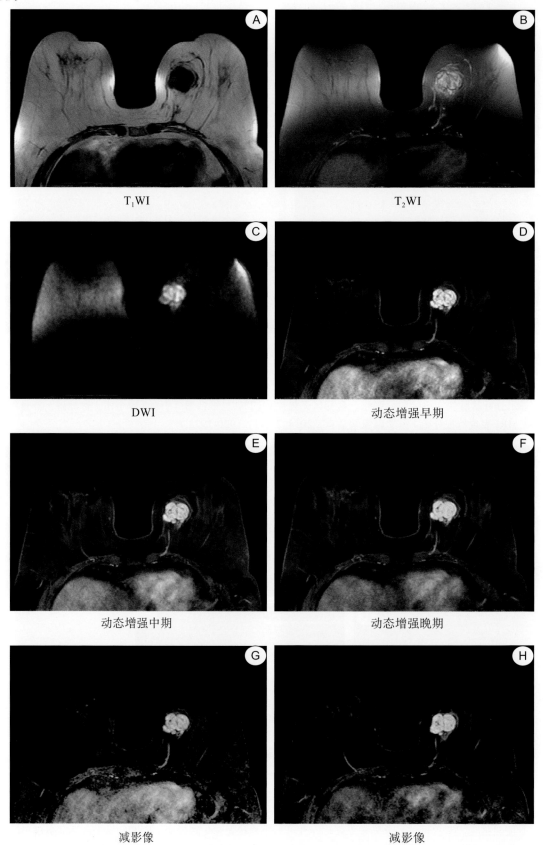

T₁WI

T₂WI

DWI

动态增强早期

动态增强中期

动态增强晚期

减影像

减影像

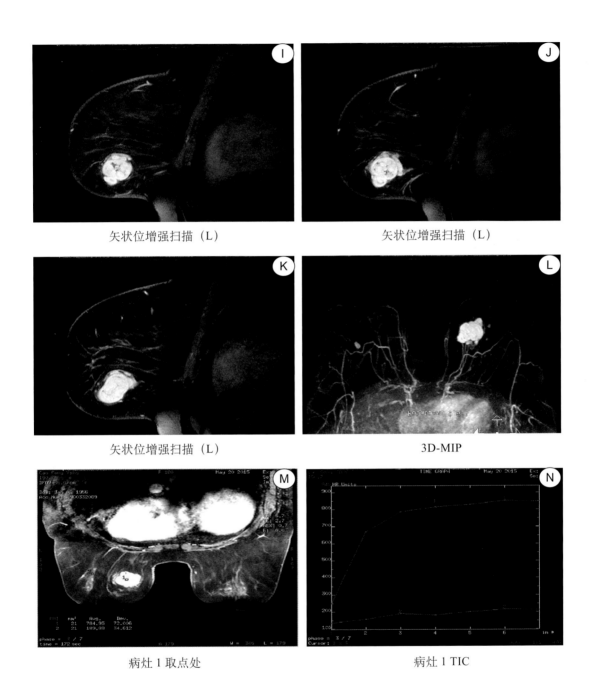

矢状位增强扫描（L）　　　　　　　　　矢状位增强扫描（L）

矢状位增强扫描（L）　　　　　　　　　3D-MIP

病灶 1 取点处　　　　　　　　　　　　病灶 1 TIC

[病历摘要]　女性，59 岁。自查发现左侧乳房内下肿物 4 个月余。触诊：左侧乳腺内下象限可触及一大小为 5.0 cm×3.0 cm 的质硬肿物，表面欠光滑，边界欠清，有压痛。

[影像表现]　图 A ~ C 为轴位 T_1WI、T_2WI 及 DWI，显示左侧乳腺内下象限团块状不均匀长 T_1 长 T_2 信号影，病灶有分叶，其内可见低信号分隔影，DWI 呈高信号。图 D ~ K 为动态增强早期、中期和晚期图像，多层面减影像，以及矢状位增强扫描，显示病灶明显强化，其内低信号分隔未见强化。图 L 为三维最大强度投影（3D-MIP），直观地显示了左乳腺病灶及周围血管。图 M ~ N 为病灶及其时间 - 信号强度曲线，显示病灶呈平台型。

[影像诊断]　左侧乳腺内下象限占位性病变，考虑乳腺影像报告和数据系统（BI-RADS）4 级。

[病理诊断]　左侧乳腺叶状肿瘤。

病例 2

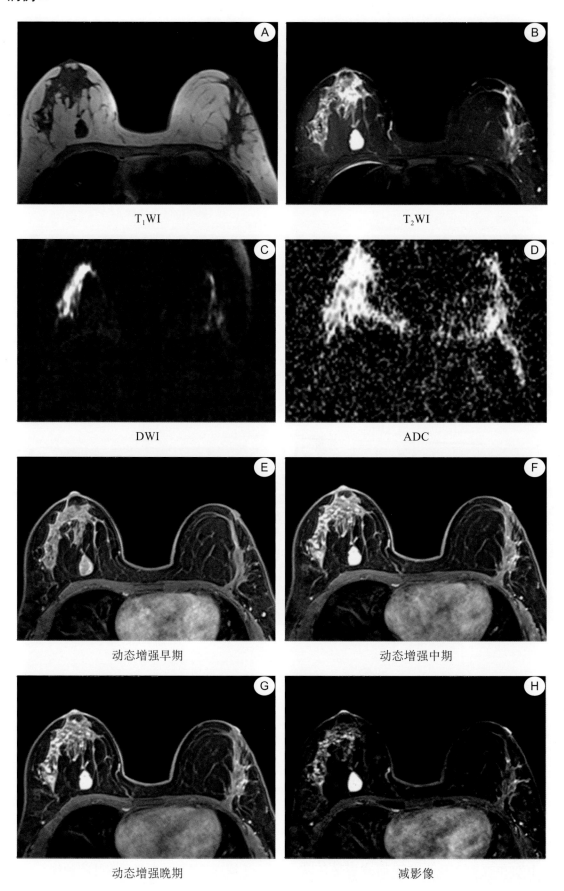

T₁WI

T₂WI

DWI

ADC

动态增强早期

动态增强中期

动态增强晚期

减影像

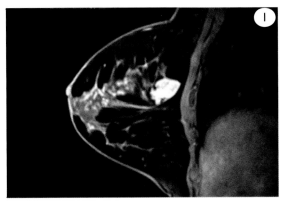

矢状位增强扫描（R）

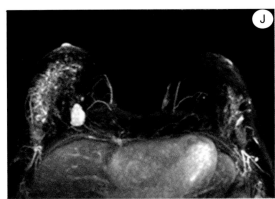

3D-MIP

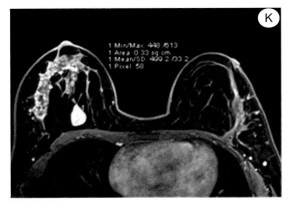

病灶 1 取点处

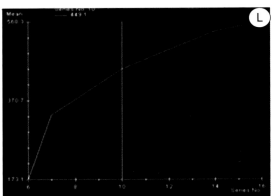

病灶 1 TIC

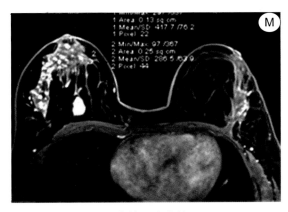

病灶 2 取点处

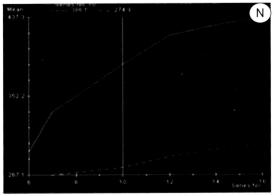

病灶 2 TIC

[病历摘要]　女性，34 岁。双侧乳腺不均质、结节感。

[影像表现]　图 A ～ D 为轴位 T_1WI、T_2WI 及 DWI、表观弥散系数（ADC），显示左侧乳腺乳头后方条索状长 T_1 长 T_2 信号影，边界不清楚，DWI 信号略高，ADC 信号未见明显减低；右侧乳腺近胸壁处可见类圆形长 T_1 长 T_2 信号影，边缘清楚。图 E ～ I 为动态增强早期、中期和晚期图像，减影像，以及矢状位增强扫描，显示左侧乳腺病灶增强早期呈中度强化，后期呈明显强化；

双侧腋下未见明显肿大淋巴结。图 J 为 3D-MIP，直观地显示了左侧乳腺的病灶及右侧乳腺的多发结节。图 K ～ N 为病灶及其时间 - 信号强度曲线，显示病灶呈上升型。

[影像诊断]　左侧乳腺乳头后方异常信号，考虑为良性，不除外叶状肿瘤；右乳近胸壁处异常信号，考虑为纤维腺瘤可能性大；双侧乳腺增生。

[病理诊断]　左侧乳腺分叶状肿瘤。

（张　雨　尹媛媛　夏乂欣　唐志全）

推荐阅读文献

[1] Tavassoli F A, Devilee P. World health organization classification of tumors; pathology and genetics of tumors of the breast and female genital organs. Lyon IARC Press, 2003: 100.

[2] 史凤毅，叶海军，柴薇，等 . 乳腺叶状肿瘤的临床病理学研究 . 中华病理学杂志，2002, 31(3): 208-212.

[3] 姜蕾，周意明，李惠章，等 . 应用乳腺报告和数据系统分析乳腺叶状肿瘤的影像表现 . 实用放射学杂志，2012, 28(7):1031-1036.

[4] 张玲，廖昕，徐维敏，等 . 乳腺叶状肿瘤的影像学分析 . 实用放射学杂志，2013, 29(7):1087-1090, 1101.

[5] 侯伟伟，于小平 . 乳腺叶状肿瘤的 MRI 表现特征与病理对照研究 . 中南大学学报 (医学版), 2015, 40(4):392-397.

[6] 曾小伟，徐绽蕾，舒月红，等 . 乳腺叶状肿瘤 MRI 表现特征分析 . 医学影像学杂志，2014, 24(11): 1920-1923.

[7] Guillot E, Couturaud B, Reyal F, et al. Management of phyllodes breast tumors. Breast J, 2011, 17(2):129-137.

[8] Kamitani T, Matsuo Y, Yabuuchi H, et al. Differentiation between benign phyllodes tumors and fibroadenomas of the breast on MR imaging. European Journal of Radiology, 2014, 83(8): 1344-1349.

第 8 章　副乳及副乳病变

第一节　正常副乳

副乳（图 8-1）是常见的先天性乳腺畸形，常有遗传性，通常位于"乳线"上，尤以腋窝或乳头与脐之间的部位多见，男性、女性皆可发生，女性多于男性（约为 5 ∶ 1）。副乳在经期、妊娠期或哺乳期可肿胀、疼痛甚至分泌乳汁。人类胚胎第 6 周时，沿躯干前壁两侧在自腋部至腹股沟的"乳线"上形成 6 ～ 8 对乳腺始基，随着生长发育，大多数乳腺始基退化消失，仅留存胸前一对，如果正常乳腺外的乳腺始基没有及时萎缩而继续发育，则形成副乳。也有部分人是因长期穿着不当，将胸部的肌肉往外推挤而形成后天性假性乳房。副乳可有多种表现形式，Kajava 等根据乳头、乳晕及腺体组织的有无，将副乳分为八种类型，有乳头、乳晕及腺体俱全的完全型，也有

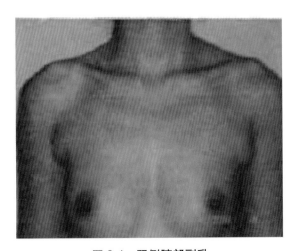

图 8-1　双侧腋部副乳
（引自：何俭，刘晓夏，殷剑波 . 腋下小切口行副乳切除术 . 中国美容医学，2011, 20(01): 24-25.）

仅表现为其中任意一种或两种组合的不完全型。副乳发育一般都不完全，常为非正常乳腺部位出现的局部隆起或肿块，常为梭形或椭圆形，触之质地较软，边界不清，极少数具有乳头者有正常的分泌功能。

一、病理改变

大体上，送检的组织均为有梭形皮肤组织的皮肤及皮下组织，体积不等，形态不规则，多为扁圆形，富有多量脂肪组织；切面可见黄色的脂肪组织内分布着灰白色较致密的条索状组织，有的可见叶状结构，有的可见扩张的小囊腔，其内充填灰黄色黏稠状液体。

显微镜下，可见乳腺小叶结构，每个小叶内可见 5 ～ 10 个管状导管；小叶间为致密的结缔组织或脂肪组织；可见小导管或大导管，但未见输乳管。显微镜下所见基本上与静止期乳腺相似，有的切片中同时可见皮肤及真皮组织，并可见毛囊、皮脂腺及汗腺。

二、临床表现

副乳在青春期前一般处于相对静止状态，不易被发现。随着月经的出现，副乳逐渐增大，多在女性生育期（一般 20 ～ 40 岁）出现临床症状，或者无症状，仅在体检或洗澡时偶然发现。副乳主要表现为腋窝部肿块，许多患者在妊娠期才首次出现症状。因副乳受内分泌影响，故一般月经

来潮前有胀痛、增大，月经过后胀痛感消失，哺乳期腺体可分泌乳汁，无乳头的副乳则表现为局部隆起和胀痛。

三、MRI 表现

腋窝部副乳的影像学表现有一定特异性，通常表现为腋内与正常乳腺组织不相连的似正常腺体样的致密影。MRI 对于腋下难以分辨的副乳与淋巴结有较好的诊断和鉴别诊断作用。副乳的 MRI 表现主要为：T_1WI 为较低或中等信号，与肌肉组织大致呈等信号；也可有脂肪组织，脂肪样副乳界限多不清晰，范围较大，T_1WI 和 T_2WI 均呈高信号；T_2WI 腺体组织表现为中等信号（高于肌肉信号，低于液体和脂肪信号）；在 T_2WI 抑脂序列上腺体组织表现为中等或较高信号。因副乳的类型不同，MRI 表现也可有差异。增强扫描，正常副乳实质通常表现为轻度、渐进性强化，且增强幅度不超过增强前信号强度的 1/3，但若在经期或经前期，也可呈中度甚至重度强化表现。

四、鉴别诊断

当副乳仅有乳腺组织而无乳头、乳晕时，临床仅可扪及包块，不能确定其性质，应与脂肪瘤、纤维瘤、肿大的淋巴结等进行鉴别。

1. 正常乳腺　乳腺尾部向腋窝处延伸的部分为正常的乳腺结构，可见于 95% 的正常女性，

与正常组织相连是其特点，并且其对应的外侧皮肤上无乳头、乳晕也可用作鉴别。

2. 增厚的脂肪　增厚的脂肪多发生于肥胖的女性，在腋窝内或腋前线处可见脂肪堆积，患者常误以为是腋窝肿块而就诊，其 MRI 信号为正常增厚的脂肪组织表现。

3. 乳腺脂肪瘤　T_1WI 脂肪瘤病变呈边界清楚的高信号，与脂肪信号相同；也可为囊状低信号，壁薄，其内充填脂肪组织结构，周围可见低信号包膜。T_2WI 脂肪瘤病变边界清楚，信号强度与皮下脂肪信号相同。

4. 乳腺纤维腺瘤　T_1WI 乳腺纤维腺瘤病变呈边界清楚的圆形、椭圆形或分叶状肿块，与乳腺实质信号相等或稍低；若病变位于乳腺实质内，则很难或不可能检出病灶；若病变位于脂肪组织内，则相对明显；极少数病例中会出现大量钙化，导致肿瘤内信号降低。T_2WI 信号表现取决于纤维腺瘤的组织成分，上皮组织成分所占比例高时（较常见于年轻女性），信号通常表现为高信号，增强扫描表现为显著强化；当肿瘤大部分是纤维性成分时（较常见于年龄较大的女性），与周围实质相比，其信号强度相等或稍低，增强扫描时显示为不摄取或少量摄取对比剂。

5. 淋巴结　淋巴结一般为多发，结节边界清楚，并可见淋巴结门的表现。

第二节　副乳病变

一、副乳乳腺炎

副乳可发生炎症、感染，并可形成脓肿。在具备乳头的副乳，细菌可通过乳头导管进入而引发副乳乳腺炎症；而在仅有腺体或有腺体及乳晕的副乳，副乳乳腺炎则可能由其周围组织的感染性病灶蔓延而引发。

（一）病理改变

副乳乳腺炎病理上可分为急性和慢性、肉芽肿性、浆细胞性或副乳乳腺增生性等。其中，肉芽肿性副乳乳腺炎以小叶为中心，呈多灶性分布，形成大小不等的结节性肉芽肿，结节中央为中性粒细胞，可见微脓肿，周围可见淋巴细胞、上皮样细胞及多核巨细胞浸润；浆细胞性副乳乳腺炎可见浆细胞、泡沫细胞、淋巴细胞、

中性粒细胞等。

（二）临床表现

急性副乳乳腺炎或脓肿的临床表现与非哺乳期乳腺炎或脓肿相似，即表现为副乳红肿、皮温升高，可伴有明显触痛，此种疼痛是持续性的，而非副乳乳腺组织受激素水平周期性变化而表现为周期性胀痛。另外，患者还可出现寒战、高热等急性感染性症状。血生化检查可有白细胞升高。反复炎症感染可导致表面炎性窦道形成。腋区副乳乳腺炎性病变还可导致同侧腋窝淋巴结肿大、触痛等。

（三）MRI 表现

通常副乳乳腺炎 T_1WI 多为低或等信号，T_2WI 多为不均匀高信号；增强后强化表现多样，如环状强化、明显不规则强化或局灶性均匀强化等，但多数为非肿块样强化，这可能与副乳乳腺炎病变分布散在、范围广、与正常腺体交错有关。

（四）鉴别诊断

1. 副乳乳腺癌　副乳乳腺癌和副乳乳腺炎两者在组织结构上的差异为：副乳乳腺癌可分泌"肿瘤血管因子"，促使肿瘤微血管生成，Cosgrove 等指出，癌血管壁薄，肿瘤内的新生血管不能形成正常的血管平滑肌；而副乳乳腺炎可刺激细胞释放组胺，作用于微循环中的 H_1 受体，引起血管扩张，使原来闭合的毛细血管床开放；副乳血管结构正常，故副乳乳腺炎血管存在正常的血管平滑肌。另外，副乳受交感神经支配，两者在组织结构上存在一定差异，故运动试验时反应也有所不同：副乳乳腺炎存在正常血管平滑肌，运动后交感神经兴奋，血管平滑肌收缩，血流速度加快；副乳乳腺癌血管不存在正常血管平滑肌，运动后交感神经兴奋对其无明显影响。

2. 炎性乳腺癌　炎性乳腺癌又称为急性乳腺癌，由于其发病急、进展快、临床表现与急性乳腺炎相似而得名，多见于妊娠期或哺乳期妇女。病理学上可见于各种类型的乳腺癌，如浸润性导管癌、小细胞癌、髓样癌等，临床典型表现为乳腺弥漫性增大、变硬，乳房皮肤红、肿、热、痛并出现橘皮样外观，触诊感觉乳房坚实。炎性乳腺癌由于侵犯乳房皮内及乳房内淋巴管，组织水肿和张力增加，乳房皮肤肿胀、发红，形成丹毒样表现；偶尔可见发冷、发热等全身炎症表现，体温和白细胞多在正常范围，抗感染治疗效果不佳。而副乳乳腺炎则相反，病灶多局限于副乳某一部位，副乳皮肤炎性改变较局限，白细胞升高，全身炎症反应较显著。

二、副乳乳腺癌

副乳乳腺癌的发病率为 1% ~ 6%，即副乳发生癌变的概率更低。副乳乳腺癌是指以副乳乳腺组织为原发灶的异位乳腺癌，是一种特殊类型的乳腺癌，其临床及病理表现国内外报道均少见。副乳乳腺癌的病因尚不明确，激素可能为其致病因素。其症状多为腋窝下或腋前无痛性肿物，生长迅速。多数患者的腋下肿物发现时较小且无痛，容易被忽略，因此患者通常是至肿物生长迅速、明显增大时才来就诊，导致延误治疗。

（一）病理改变

副乳乳腺癌的病理学类型可分为单纯性癌、浸润性导管癌、乳头状腺癌、腺癌伴灶性鳞癌分化、鳞癌、腺癌、髓样癌、浸润性导管癌伴乳头状腺癌。病理分期（根据 AJCC 乳腺癌分期 2002 第 6 版）中最常见的为 Ⅱ、Ⅲ 期，Ⅰ 期、Ⅳ 期也可见到，但较少。

（二）临床表现

副乳乳腺癌的主要临床表现为：腋下或腋前肿物，质实，无痛，边界不清，表面欠规则，活动性较差，可与皮肤粘连或与基底部固定，甚至出现皮肤破溃。由于腋下淋巴和血供丰富，可发生同侧乳腺肿物及同侧锁骨上淋巴结转移或扩散，因此预后较差。老年患者腺体萎缩，副乳及其病变常不明显，临床上容易被忽略。

（三）MRI 表现

T_1WI 上副乳乳腺癌病变信号低于正常乳腺组织，与肌肉相仿；T_2WI 上病变呈中等信号或中等信号间夹杂高信号。增强扫描癌灶均有不同程度强化，可有早期强化征及边缘强化征等。有时可见淋巴结转移，MRI 表现为淋巴结内正常脂肪组织信号被肿瘤组织信号所取代，可清楚显示腋窝深部和胸骨旁的淋巴结（图 8-2）。

（四）鉴别诊断

1. 乳腺腋尾部癌 全乳腺连续病理切片检查，腋下副乳组织与同侧乳腺无联系，不是正常乳腺的延续，而是一个孤立的结构；癌旁组织中见到大导管时可除外乳腺腋尾部癌，因为乳腺腋尾部不具有此成分；镜下见到乳腺小叶或腺导管内癌成分，支持副乳乳腺癌的诊断。

2. 腋下淋巴结转移癌 乳腺癌、肺癌等恶性肿瘤常伴有腋下淋巴结转移，因此，临床上要仔细检查患者全身各器官，询问病史，以排除淋巴结转移癌。此外，镜下未见淋巴结被膜等正常淋巴结结构，可排除转移癌的可能。免疫组化等方法也可为鉴别诊断提供有力依据。

3. 腋下淋巴结淋巴瘤 若为淋巴瘤，临床上患者可能还伴有非副乳发生部位的其他淋巴结肿大。病理大体检查可见瘤组织为粉白色或黄白色，切面质软细腻。镜下瘤组织由大量异型增生的淋巴细胞构成，弥漫分布；而副乳乳腺癌肿瘤大体呈黄白色或灰白色，切面质脆，镜下可见瘤细胞呈立方形，排列成腺样结构。当副乳乳腺癌分化较低时，可借助免疫组化染色进行鉴别诊断，如 CK18、ER、PR 在乳腺癌中呈阳性表达，在淋巴瘤中呈阴性表达；LCA 在淋巴瘤中阳性表达，且 CD20、CD3 等抗原因淋巴瘤类型不同而有不同程度的表达，而在乳腺癌中不表达。

4. 除外来源于其他组织的癌 如皮肤附件的大汗腺癌等，可行组织学检查鉴别诊断。

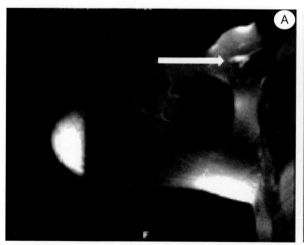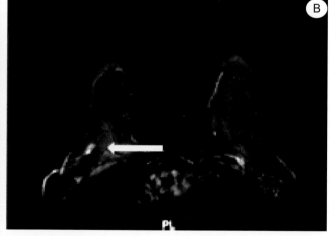

图 8-2 右侧腋前副乳乳腺癌

A：矢状位增强扫描，右侧腋窝尾部内可见非肿块样强化（箭头所指）；B：轴位增强扫描，右侧腋窝肿块最大径线达 3 cm（引自：Patel B K, Jafarian N, Abbott A M, et al. Imaging findings and management of primary breast cancer in accessory axillary breast tissue. Clinical breast cancer, 2015.15(4): 223-229）

（王　宏　吕培培　董玉茹）

推荐阅读文献

[1] Dalal S, Nityasha, Dahiya R S, et al. Spontaneous milk fistula from an accessory breast: an annoying complication. Internet journal of surgery, 2009, 18 (2):22.

[2] Kajava Y. The proportions of supernumerary nipples in the Finnish population. Duodecim, 1915, 31(2): 143-170.

[3] Irvin W P, Cathro H P, Grosh W W, et al. Primary breast carcinoma of the vulva：a case report and literature review. Gynecol Oncol, 1999, 73(1): 155.

[4] Gutermuth J, Audring H, Voit C, et al. Primary carcinoma of ectopic axillary breast tissue. J Eur Acad Dermatol Venereol, 2006, 20(2): 217-221.

[5] Kahraman-Cetintas S, Turan-Ozdemir S, Topal U, et al. Carcinoma originating from aberrant breast tissue: a case report and review of the literature. Tumori, 2008, 94(3): 440-443.

[6] Bhatnagar K P, Ramsaroop L. Dorsal scapular breast in a woman. Plast Reconstr Surg, 2003, 112(2): 571-574.

[7] Reck T, Dworak O, Thaler K H, et al. Hamartoma of aberrant breast tissue in the inguinal region. Chirurg, 1995, 66(9): 923-926.

[8] 袁破，徐兵河，赵龙妹，等 . 副乳腺癌 13 例临床分析 . 实用癌症杂志 , 2004, 19(2): 186-187.

[9] 吴阶平，裴法祖，黄家驷，外科学 .6 版 . 北京：人民卫生出版社 , 1999: 896-897.

第 9 章 乳腺发育异常

第一节　男性乳腺发育症

男性乳腺发育症（gynecomastia，GYN）又称为男性乳腺增生症或男性女性型乳房，是指男性乳腺组织的异常增生、发育，通常表现为乳腺无痛性、进行性增大或乳晕下区域出现乳腺触痛性肿块，一般是由于雄激素与雌激素作用比例失调、睾酮分泌减少或作用不足和（或）雌激素过多所致。

GYN 可发生于任何年龄，临床上通常将 GYN 分为生理性和病理性两种。生理性 GYN 包括青春期及老年期男性乳腺发育，多为双侧，可同时或先后出现，增生程度一般较轻，数月后可自行消退。病理性 GYN 的常见原因为：雄激素分泌减少或雄激素受体对雄激素不敏感、雌激素和雄激素平衡失调、雌激素产生增加、基因突变或常染色体遗传性疾病、肥胖症、外源性药物影响、环境因素等。在各种原因引起的 GYN 中，血浆泌乳素（PRL）水平通常是正常的。有学者认为，PRL 在本病的发病中不起直接作用。在约半数或半数以上的 GYN 患者找不到明确原因，临床上将这种情况称为特发性 GYN。

一、病理改变

GYN 的病理变化主要为乳腺腺体增生及腺泡形成，其次为腺管外胶原组织及脂肪组织增多。早期病理上可见导管数量增加、变长，管腔增大；有上皮增生，而无真正的腺泡形成，也称为充分发育期。晚期则导管减少，可见大量玻璃样变的纤维组织，也称为纤维静止期。早期病例若去除致病因素，GYN 尚可逆转消退；一旦纤维组织明显增生，则不可逆转。

二、临床表现

GYN 是一种良性乳腺增生，通常发生于青春期和 50 ~ 80 岁；多为双侧，少为单侧，程度不一。男性患者乳腺出现女性特征样发育，乳头和乳晕发育正常（图 9-1）。可在乳晕下触及盘状肿物，质地中等、均匀，无结节感，多为单个。偶尔在乳房某一象限伴有触痛。通常同侧腋窝淋巴结可有肿大，有时伴有局部皮肤瘙痒及乳头溢液现象。

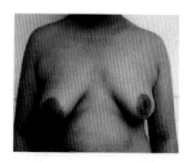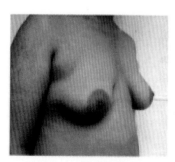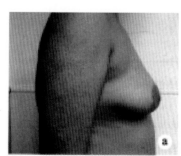

图 9-1　男性，15 岁。双侧乳腺发育，乳房增大且下垂
（引自：沈干，宁官森，李昌，等 . 男性乳腺发育的手术方式选择 . 中华整形外科杂志，2013，29(3): 189-191.）

三、MRI 表现

在 T_1WI 上正常乳腺的纤维和腺体组织通常不能区分，纤维腺体组织表现为较低或中等信号，与肌肉信号大致相等。在 T_2WI 上，正常乳腺的腺体组织表现为中等信号（高于肌肉、低于液体和脂肪信号），增强扫描呈轻度、渐进性强化。若在男性乳头后方有任何较明显的异常致密的腺体信号，都应怀疑 GYN 或其他疾病。

GYN 的 MRI 特征是：乳头后方可见呈扇状或分枝状的致密等 - 长 T_1 长 T_2 信号影，代表了组织学上不同程度的导管和基质增生。GYN 可分为下列三种类型。

1. 结节型：也称为发育良好型。MRI 表现为乳头后方乳腺组织内出现边界清楚的结节，可呈扇状，向深部组织延伸，后缘较模糊，逐渐消失于前胸壁脂肪内。在严重病例，结节可形成以乳头为顶点的三角形，或形成乳头后方盘状肿块样结构。

2. 分支型：特征是乳头后方的分枝状结构，呈线状、条状、放射状伸向乳腺深部脂肪组织内，

以外上象限更为显著。

3. 弥漫型或弥漫结节型：表现为增大的乳腺组织内弥漫的结节样腺体信号，类似于女性致密型乳腺的表现。

四、鉴别诊断

首先要确定增大的组织是否为乳腺组织，GYN 应是可触及的乳晕下坚实的乳腺组织，底端游离，直径常大于 2 cm。

1. 乳房脂肪沉积　乳房脂肪沉积常见于肥胖男性，外观类似乳腺发育，但并无腺体组织。

2. 乳腺癌　乳腺腺瘤病变组织表面不光滑，生长不规则及质地坚硬，往往提示恶性病变，局部出现溃疡或邻近淋巴结肿大则是晚期乳腺癌的表现。

3. 假性男性乳腺发育症　在肥胖的老年男性，如果有乳房增大及变柔软的症状但体检未能触及乳头后方质韧的乳腺组织，尚不能除外乳腺发育，只有当增大的乳腺内均为脂肪沉积而无腺体信号时才能诊断为 GYN。

第二节　巨　乳　症

巨乳症又称为乳房肥大，是指女性乳房过度发育，包括腺体及脂肪和结缔组织的过度增生，与躯体的比例明显失调。巨乳症多见于青春期少女和妊娠后女性，常两侧同时发生，偶尔见于一侧。巨乳症患者乳房过大，势必妨碍体力活动和影响生活。

巨乳症的病因尚不清楚，可能与局部乳腺组织的雌激素增多有关，也可能与靶细胞对雌激素的敏感性增强有关。近年来有文献报道，个别患者出现高泌乳素血症，特别是与妊娠相关的巨乳症患者可用溴隐亭治疗，此类患者当血中泌乳素降至正常水平后可阻止或逆转巨乳症的发展；据此可以说明：乳腺组织对泌乳素的高敏感性是与妊娠相关巨乳症的特征。然而，用同样方法治疗伴高泌乳素血症的青春期巨乳症患者却无效。因此，巨乳症的病因主要还是与乳腺组织对雌激素

的敏感性增高有关。

一、病理改变

乳腺肥大，显微镜下可见乳腺导管扩张，以间质纤维组织、脂肪组织及血管增生为主（图 9-2），部分内含分支小导管或有分支小管及腺泡形成趋势。

二、临床表现

巨乳症患者多见于 10 ~ 15 岁青春期少女，与月经是否来潮无关，月经无异常改变，也可无内分泌异常。乳房肥大可为单侧或双侧，为永久性病变，不能自行缩小，增大的乳房重量往往在 2 ~ 8 kg，有文献报道增大的乳房可达 13.7 kg 及 15 kg。肥大的乳房与正常的乳房在组织学上无显著区别，其上皮组织增生不明显，而脂肪和

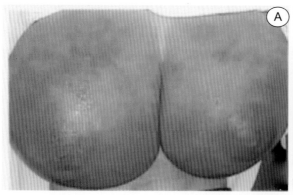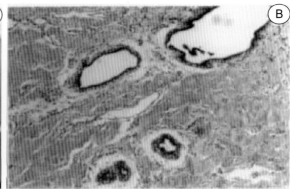

图 9-2 巨乳症（14 岁患者）

A.基底部至乳头距离为 23 cm；B.乳腺导管扩张，以间质纤维组织、脂肪组织及血管增生为主（引自：秦映芬，沈寒蕾，黄松，等.巨乳症的临床与病理学观察.临床与病理学杂志，2004, 20(3): 292-294.）

结缔组织显著增生。

三、MRI 表现

增生的腺体 T_1WI 呈低或等信号，T_2WI 呈稍高信号。乳腺的腺体组织增生明显,间质纤维、脂肪组织及血管均可见增生。增强扫描腺体可见均匀强化信号。

四、鉴别诊断

1.妊娠期乳房肥大症　妊娠期乳房肥大症由内分泌激素作用引起，由于雌激素及孕激素是引起妊娠期乳房肥大的主要原因，加之乳房对上述两种激素过度敏感，或激素对乳腺的刺激过强，乳房迅速增大。妊娠期乳房肥大症多发生于 20 ～ 25 岁妊娠期女性，在妊娠第 2 个月时乳房开始肥大，至约 5 个月时迅速增大，多数病例分娩后患侧乳房可缩小。

2.假性乳房肥大症　假性乳房肥大症并非乳房的真性肥大，而是由垂体功能障碍引起的乳房脂肪性变，导致非乳腺组织大量增生而使乳腺体积增大，存在正常的乳腺结构；有时肥大的乳房主要是由脂肪沉积所致。

（虎玉龙　马　毅　徐　红）

推荐阅读文献

[1] Schroder, Rudlowski C, Walqenbach-Brunaqel G, et al. Surgical strategies in the treatment of gynecomastia grade I- II: the combination of liposuction and subcutaneous mastectomy provides excellent patient outcome and satisfaction. Breast Care (Basel), 2015, 10(3): 184-188.

[2] Brown R H, Siy R, Friedman J, et al. Trends in the surgical correction of gynecomastia. Semin Plast Surg, 2015, 29(2): 122-130.

[3] 李桂萍，刘洁华，李汉茹.男性乳腺发育症的钼靶 X 线诊断.中国医学影像技术杂志，2003, 19(8): 1058-1059.

[4] 沈干,宁官森,李昌,杨荣华,等.男性乳腺发育的手术方式选择.中华整形外科杂志，2013, 29(3): 189-191.

[5] Uslu L, Ozbayrk M, Vatankulu B, et al. Bilateral breast uptake of radioiodine in a male patient with gynecomastia: A case report. Indian J Nucl med, 2015, 30(4): 345-346.

[6] 秦映芬，沈寒蕾，黄松，等.巨乳症的临床与病理学观察.临床与病理学杂志，2004, 20(3): 292-294.

[7] 王晓华，闫冰冰，李云峰.少女巨乳症 1 例.第四军医大学学报，2005, 26(1):13.

[8] 周新丽，徐进，郭军，等.男性乳腺发育症.山东医药，2010, 50(17): 110-111.

第**10**章 乳房假体 MRI

乳房增大成形术，又称为隆乳术或丰胸，是通过人工置入医用材料或自体脂肪组织，使乳房体积增大、形态丰满匀称，从而达到恢复女性特有曲线的目的。现今接受乳房增大成形术的人有增多趋势，因此，影像科医师对丰胸术后患者的检查、假体在体内的情况及并发症要有充分的认识。

一、临床表现

乳房增大成形术目前主要有以下三种方法。第一种是假体置入。假体置入方式目前主要有：腋下置入法、乳腺下褶皱置入法、乳晕外半围切法、乳头环切法。置入假体的材料主要有：人工海绵假体、硅橡胶囊假体、硅凝胶假体、水凝胶假体及生理盐水假体等。假体可为单腔，也可为双腔，体积可调节。目前临床应用较多且效果较为肯定的是单腔硅凝胶假体和生理盐水假体；第二种是假体注入，注入物主要为水凝胶；第三种是自体脂肪移植。

二、假体置入种类及术后 MRI 表现

（一）聚丙烯酰胺水凝胶隆乳术及术后 MRI 表现

聚丙烯酰胺水凝胶（polyacrylamide hydrogel，PAHG）是水溶性材料，主要由 5% 的聚丙烯酰胺聚合体和 95% 的水构成。MRI 可以清楚地显示 PAHG 在乳房内的位置、层次、分布、大小、形态及其与周围组织的关系，从而为临床整形手术的术后评估及后续治疗提供重要的指导信

息。因假体内含有大量的水分，故在 T_1WI 上表现为均匀稍低信号，T_2WI 表现为均匀高信号，且 T_2WI 信号明显高于正常的腺体组织，DWI 呈略高信号。PAHG 隆乳术后的正常 MRI 表现为乳腺后间隙或胸大肌后间隙内可见形态完整的半球形异常信号，结构完整，内部信号均匀一致，T_1WI 呈稍低信号，T_2WI 呈明显高信号，DWI 呈略高信号。假体周围可见完整纤维包膜包绕，呈细线样低信号。增强扫描由于假体无血供而不强化，周围低信号包膜可见线样强化。

PAHG 隆乳术后可造成不同并发症，较常见的是假体包膜破裂、水凝胶游走。根据破损程度可分为聚集型破裂和游离型破裂两种：前者 MRI 表现为假体边缘完整，T_2WI 可见高信号的假体内出现低信号的分隔影；后者 MRI 表现为假体包膜不完整，水凝胶游离，可在腺体内、皮下、胸大肌间隙及腋窝下形成一些大小不等的类圆形、小团块状长 T_1 长 T_2 信号影，水凝胶聚集则可呈蜂窝状表现。少数患者注射 PAHG 后出现纤维结缔组织大量增生，炎性细胞、单核细胞浸润，形成局部肉芽肿和厚壁多囊腔结构。

（二）硅凝胶假体隆乳术及术后 MRI 表现

硅凝胶假体包膜的化学结构为：在甲基和硅酮间加入一些化学键，形成具有弹性的固体硅凝胶。硅凝胶假体填充物为硅胶冻或生理盐水。假体多为单腔，偶尔为双腔。假体可放置在腺体后方、胸大肌前方或胸大肌后方。假体放置后在其周围形成一个纤维包膜，MRI 检查显示假体囊壳和纤维包膜均为低信号，硅凝胶填充物 T_1WI 呈

均匀等信号，T_2WI 呈均匀高信号，T_2WI 抑脂像呈低信号；生理盐水填充 T_1WI 呈低信号，T_2WI 呈高信号，T_2WI 抑脂像呈高信号。

硅凝胶假体最常见的并发症为假体破裂，分为囊内破裂和囊外破裂。囊内破裂指假体弹性壳破裂，但其内容物未漏出纤维包膜之外，囊内破裂时 MRI 可见"发丝征""拉开征""匙孔征"等，表现为低信号的囊壳不同程度的分离、断裂等。囊外破裂指硅凝胶或生理盐水逸出纤维囊外，可触及肿块，囊外破裂的硅凝胶假体可形成小团块状异常信号影。而生理盐水填充假体破裂后由于生理盐水渗出后被人体吸收，MRI 可见假体体积缩小，假体囊壁折叠；若生理盐水被完全吸收，则无游离假体。

（三）自体脂肪注射隆乳术及术后 MRI 表现

自体脂肪注入多为多点注射，注射部位可位于腺体内、腺体周围、乳房后间隙内，正常成活的自体脂肪与正常脂肪信号一致。注射后最常见的并发症为脂肪纤维包块形成及脂肪液化。纤维脂肪包块表现为圆形、类圆形团块影，在 T_1WI、T_2WI 上信号稍低于或类似正常脂肪信号，抑脂像呈完全低信号，包块周围可见低信号包膜。脂肪包块液化表现为脂肪团块内可见脂 - 液平面：下层为液性成分，T_1WI 为低信号，T_2WI 及抑脂像呈高信号；上层为脂质，T_1WI、T_2WI 为高信号。

三、典型病例

双侧乳腺硅胶隆乳术后改变，考虑假体囊内、囊外破裂。

病例 1

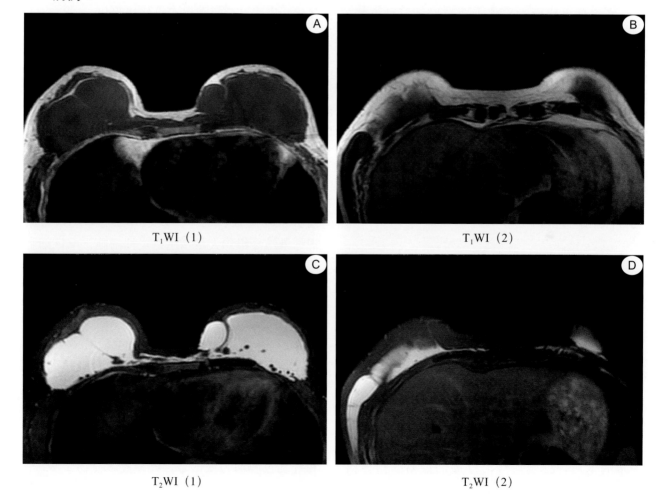

T_1WI（1）　　　　　　　　　　T_1WI（2）

T_2WI（1）　　　　　　　　　　T_2WI（2）

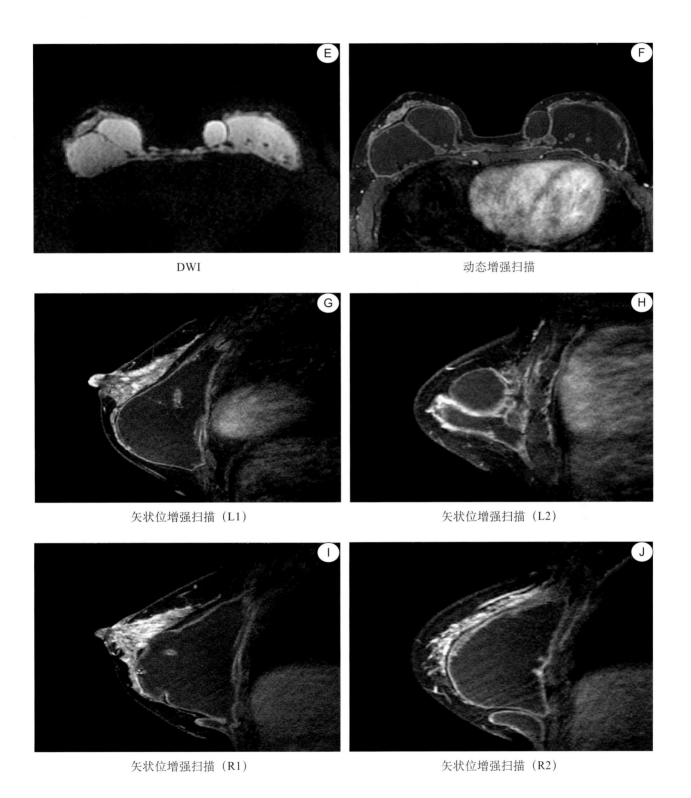

DWI

动态增强扫描

矢状位增强扫描（L1）

矢状位增强扫描（L2）

矢状位增强扫描（R1）

矢状位增强扫描（R2）

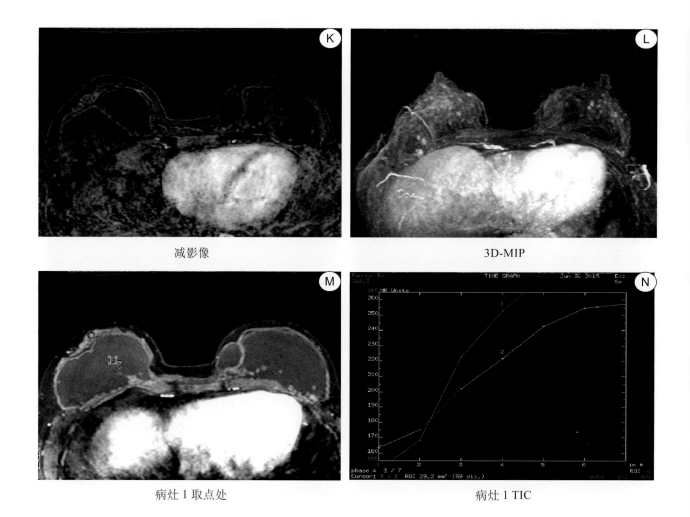

减影像

3D-MIP

病灶 1 取点处

病灶 1 TIC

[病历摘要]　女性，50 岁。乳房硅胶置入手术后 15 年。

[影像表现]　图 A ～ E 为轴位 T_1WI、T_2WI 及 DWI，显示双侧乳腺后方置入假体，假体呈明显长 T_1 长 T_2 信号，其内可见点状、线样等 T_1 等 T_2 信号影；DWI 假体呈均匀高信号；右侧侧胸壁可见条形明显长 T_1 长 T_2 信号，考虑假体破裂。图 F ～ K 为动态增强扫描、矢状位增强扫描及减影像，显示假体边缘呈均匀线样强化，内部可见多发点状、细线样异常强化；假体旁边可见小囊状线样强化影，考虑为破裂假体。图 L 为三维最大强度投影（3D-MIP），直观地显示了双侧乳腺内同时可见的多发强化小结节影。图 M ～ N 为强化结节及其时间 - 信号强度曲线，显示病灶呈上升型。

[影像诊断]　双侧乳房硅胶置入手术后改变，考虑假体囊内、囊外破裂；双侧乳腺多发小结节状异常强化灶，考虑乳腺影像报告和数据系统（BI-RADS）3 级。

病例 2

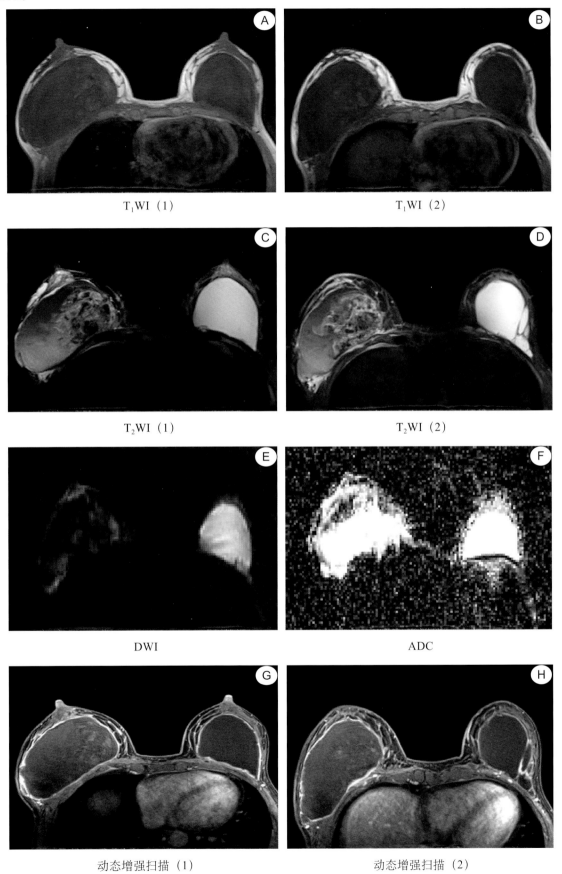

T₁WI（1） T₁WI（2）

T₂WI（1） T₂WI（2）

DWI ADC

动态增强扫描（1） 动态增强扫描（2）

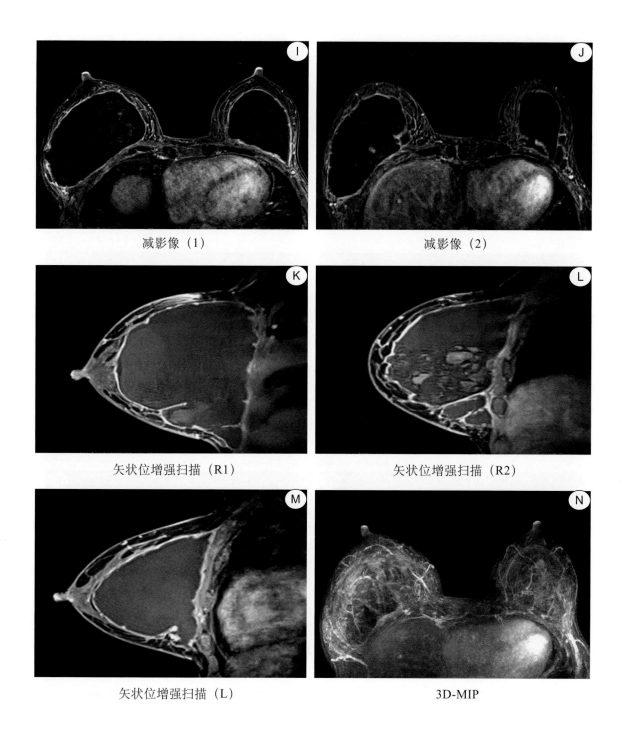

减影像（1）

减影像（2）

矢状位增强扫描（R1）

矢状位增强扫描（R2）

矢状位增强扫描（L）

3D-MIP

[病历摘要] 女性，41 岁，双侧隆乳术后。

[影像表现] 图 A ～ F 为轴位 T_1WI、T_2WI 及 DWI、表观弥散系数（ADC），显示左侧乳腺后方假体呈囊状均匀长 T_1 长 T_2 信号，DWI 及 ADC 呈高信号；假体外下方可见多个小囊状信号影，与假体信号一致；右侧乳腺后方假体内部信号混杂，呈片状不均匀短 - 长 T_1 等 - 长 T_2 信号，DWI 信号减低。图 G ～ M 为动态增强图像、减影像及矢状位增强扫描，显示双侧乳腺后方假体边缘呈线样强化，假体内部未见明显异常强化。图 N 为 3D-MIP，双乳后方假体未显示。

[影像诊断] 双侧隆乳术后改变。

病例 3

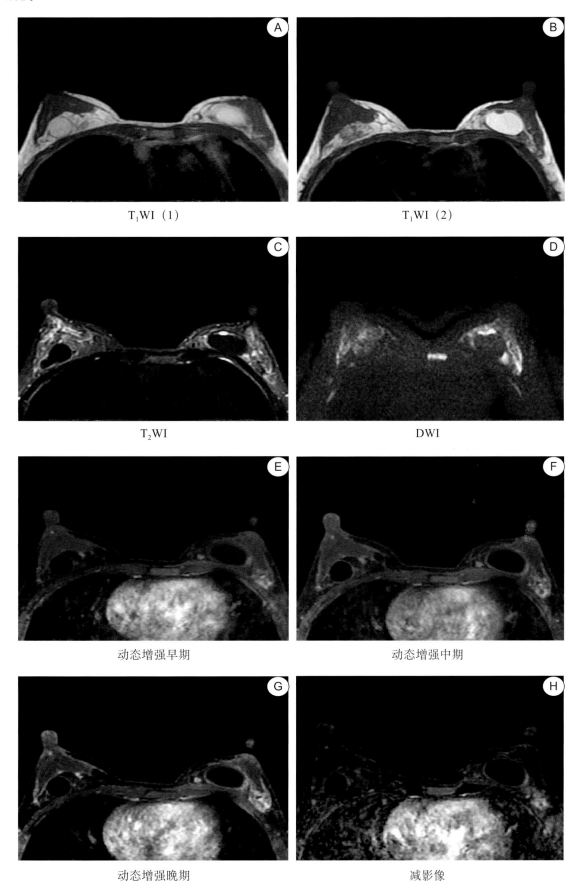

T₁WI（1）

T₁WI（2）

T₂WI

DWI

动态增强早期

动态增强中期

动态增强晚期

减影像

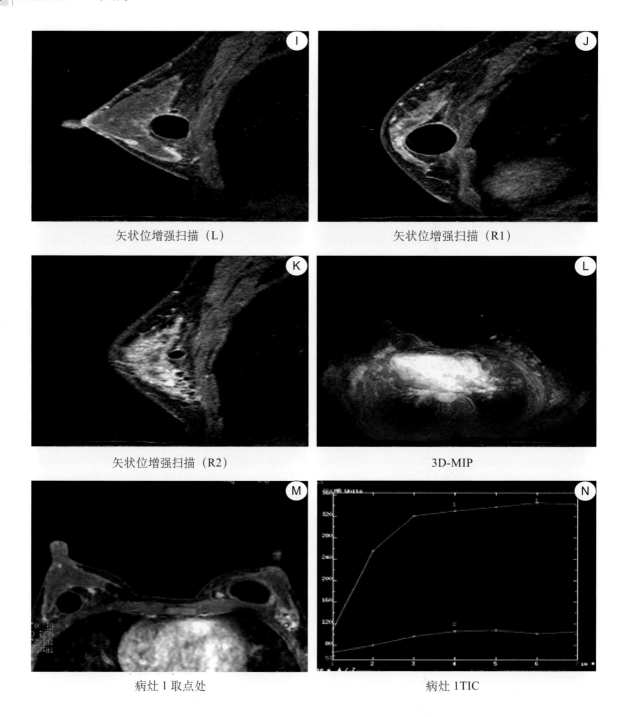

矢状位增强扫描（L）

矢状位增强扫描（R1）

矢状位增强扫描（R2）

3D-MIP

病灶 1 取点处

病灶 1TIC

[病历摘要]　女性，36 岁。双侧乳房自体脂肪置入手术后，发现左侧乳房肿物 4 个月。

[影像表现]　图 A ~ D 为轴位 T_1WI、T_2WI 及 DWI，显示双侧乳腺腺体后方类圆形不均匀短 T_1 信号影，T_2WI 抑脂像呈低信号，DWI 呈低信号，左侧乳腺类圆形病灶边缘可见斑片状长 T_1 长 T_2 信号。图 E ~ K 为动态增强早期、中期和晚期图像，减影像，以及矢状位增强扫描，双乳多个类圆形异常信号影未见强化，其余腺体内可见多发斑片状、点状明显异常强化灶。图 L 为 3D-MIP，直观地显示了双侧乳腺多发强化结节影。图 M ~ N 为腺体内异常强化病灶的时间 - 信号强度曲线，显示病灶呈上升型。

[影像诊断]　双侧乳腺多发强化片状、结节影，考虑 BI-RADS 3 级；双侧乳房自体脂肪置入手术后改变，左侧乳房置入脂肪液化坏死。

病例 4

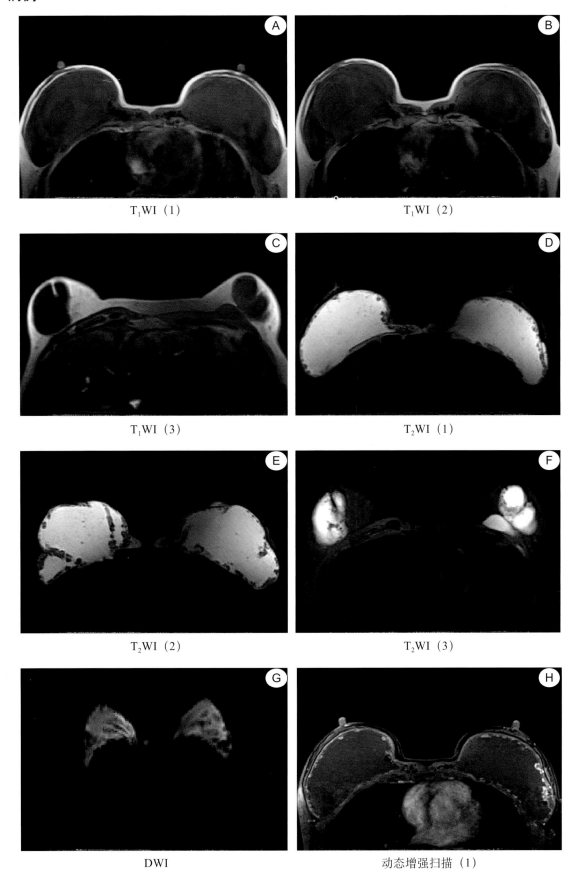

T₁WI (1)

T₁WI (2)

T₁WI (3)

T₂WI (1)

T₂WI (2)

T₂WI (3)

DWI

动态增强扫描 (1)

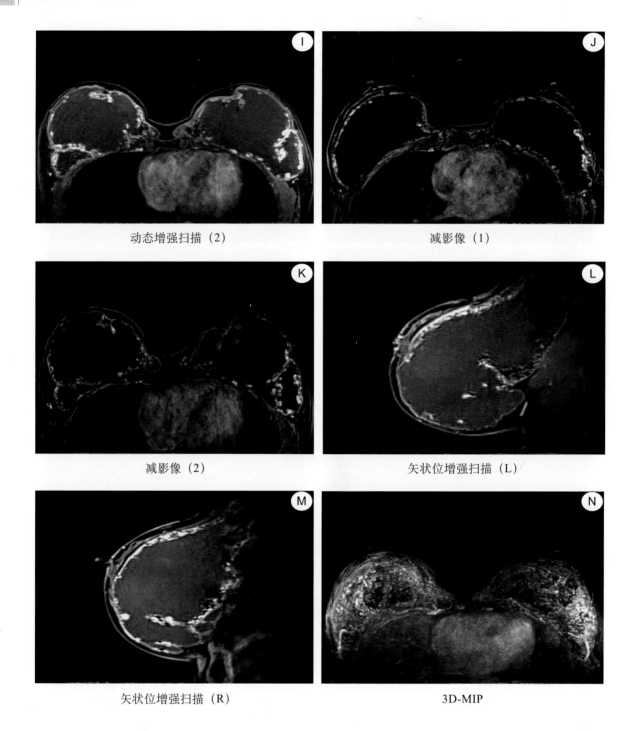

动态增强扫描（2）

减影像（1）

减影像（2）

矢状位增强扫描（L）

矢状位增强扫描（R）

3D-MIP

[病历摘要] 女性，51 岁。双侧隆乳术后 11 年，双侧乳腺疼痛 2 个月余。

[影像表现] 图 A ～ G 为轴位 T_1WI、T_2WI 及 DWI，显示双侧乳腺为少量腺体型，双侧乳腺与胸壁之间可见置入假体影，假体以长 T_1 长 T_2 信号为主，DWI 呈不均匀高信号；假体内部信号不均匀，其边缘和内部可见多发长条片状、结节状等 T_1 等 T_2 信号影。图 G ～ M 为动态增强图像、减影像及矢状位增强扫描，显示假体边缘及内侧多发小结节状、长条片状明显异常强化。图 N 为 3D-MIP，直观地显示了双侧乳房假体内部异常强化灶。

[影像诊断] 双侧乳房假体置入手术后改变，假体边缘及内部多发异常强化信号，需结合临床。

病例 5

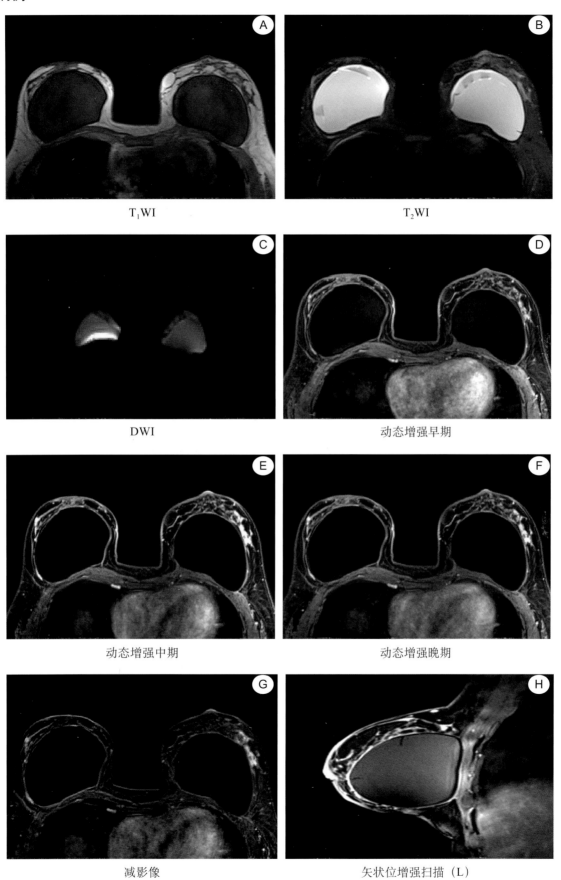

T₁WI

T₂WI

DWI

动态增强早期

动态增强中期

动态增强晚期

减影像

矢状位增强扫描（L）

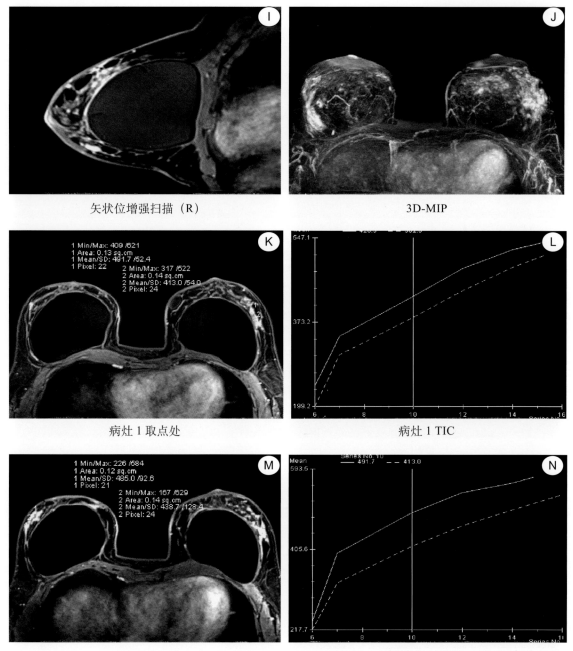

矢状位增强扫描（R）

3D-MIP

病灶 1 取点处

病灶 1 TIC

病灶 2 取点处

病灶 2 TIC

[病历摘要]　女性，32岁。双侧隆乳术置入假体手术后1年。

[影像表现]　图A～C为轴位 T_1WI、T_2WI 及DWI，显示双侧乳腺腺体与胸壁之间椭圆形置入假体影，假体外形光整，呈长 T_1 长 T_2 信号，DWI呈高信号；左侧乳房内象限可见类圆形短 T_1 信号影，T_2WI 抑脂像呈低信号。图D～I为动态增强早期、中期和晚期图像，减影像，以及矢状位增强扫描，显示双侧乳房假体边缘线样强化，显示层面可见双侧乳腺内有小片状、小结节

状明显异常强化灶；左侧乳腺内象限病灶 T_1WI 抑脂像增强呈低信号。图J为3D-MIP，直观地显示了双侧乳腺内有多发片状、结节状异常强化灶。图K～N显示腺体内小结节样病灶时间-信号强度曲线，呈上升型。

[影像诊断]　双侧乳房假体置入手术后改变，假体完整，未见破裂；双侧乳腺多发小结节状异常强化灶，考虑BI-RADS 3级。左侧乳腺内象限类圆形病灶，考虑BI-RADS 2级，脂肪瘤可能性大。

病例 6

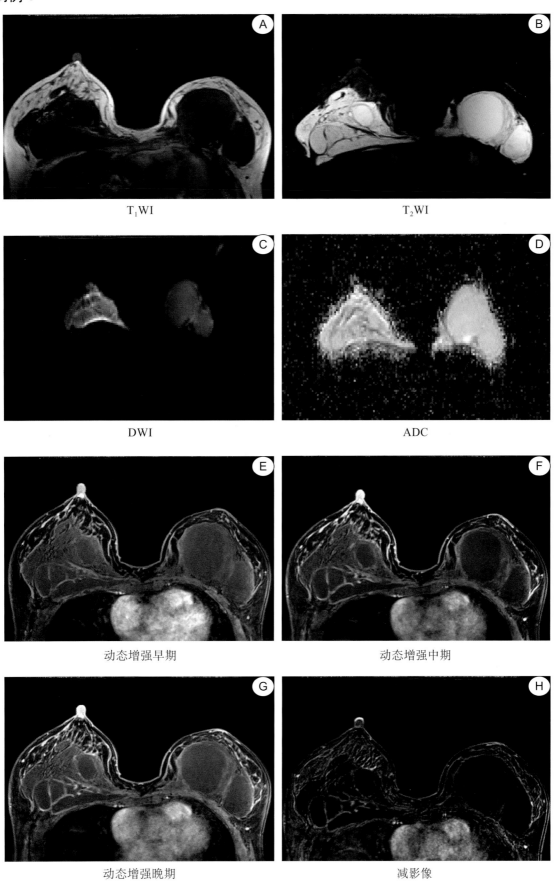

T₁WI

T₂WI

DWI

ADC

动态增强早期

动态增强中期

动态增强晚期

减影像

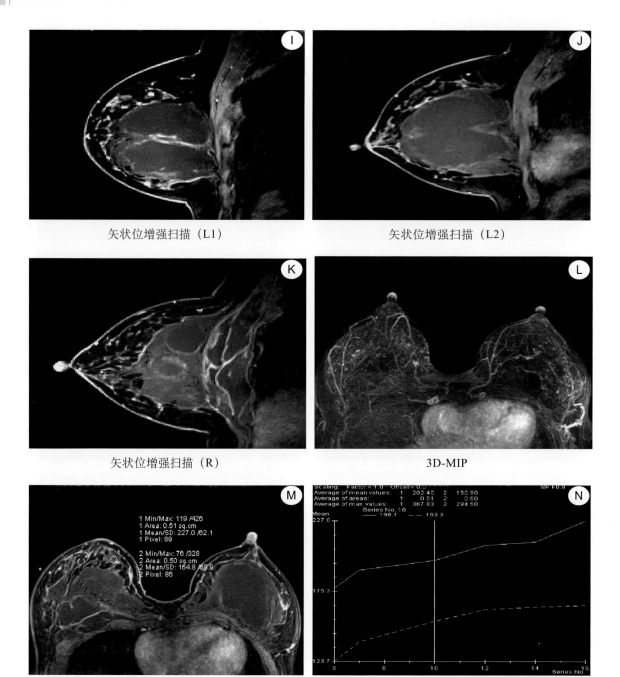

矢状位增强扫描（L1）

矢状位增强扫描（L2）

矢状位增强扫描（R）

3D-MIP

病灶 1 取点处

病灶 1 TIC

[病历摘要]　女性，51 岁。双侧乳房奥美定注射隆乳术 17 年余。

[影像表现]　图 A ~ D 为轴位 T_1WI、T_2WI、DWI 及 ADC，显示双侧乳腺与胸壁之间团块状、条片状假体信号影，呈不均匀长 T_1 长 T_2 信号影，DWI 呈高信号，ADC 呈高信号。图 E ~ K 为动态增强图像、减影像及矢状位增强扫描，显示注射假体边缘及内部线样、条索样强化，其余大部分呈相对低信号，可见腺体内小结节状异常强化灶。图 L 为 3D-MIP，直观地显示了双侧乳腺的多发小结节影，假体未见显影。图 M ~ N 为乳腺内片状强化病灶及其时间 - 信号强度曲线，显示病灶呈平台型或上升型。

[影像诊断]　双侧乳房假体置入手术后改变；双侧乳腺增生。

病例 7

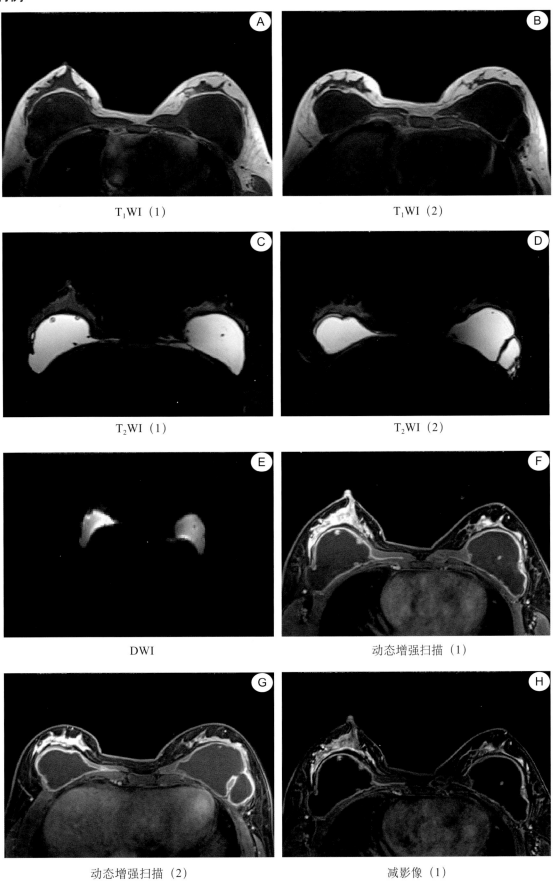

T_1WI（1）

T_1WI（2）

T_2WI（1）

T_2WI（2）

DWI

动态增强扫描（1）

动态增强扫描（2）

减影像（1）

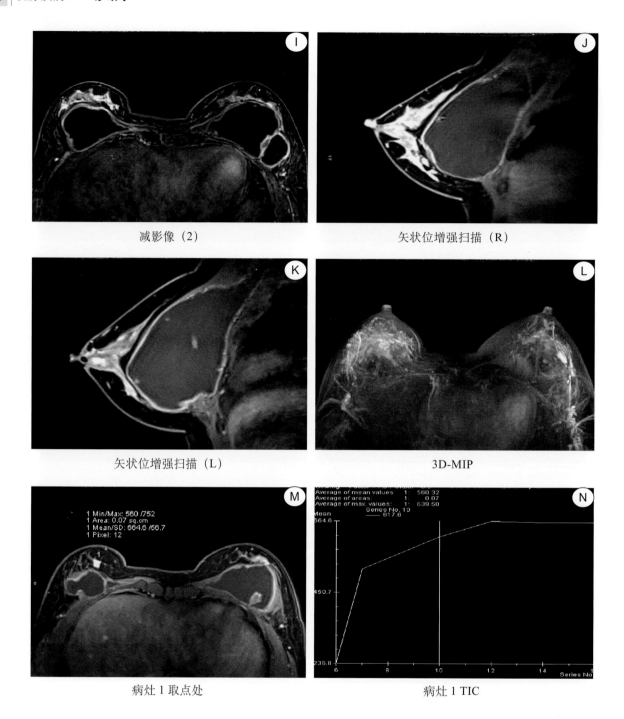

减影像（2）

矢状位增强扫描（R）

矢状位增强扫描（L）

3D-MIP

病灶 1 取点处

病灶 1 TIC

[病历摘要]　女性，41 岁。双侧乳房不适数月余。

[影像表现]　图 A～E 为轴位 T₁WI、T₂WI、DWI，显示双侧乳腺及胸壁肌层之间、双侧乳腺间胸壁脂肪层下不规则形假体；左侧乳房假体内可见明显线样间隔，假体 DWI 呈高信号。图 F～K 为轴位增强图像、减影像、矢状位增强扫描，显示假体壁线样强化，假体内部边缘可见多个点状异常强化，双侧乳腺内可见多个小结节状异常强化灶。图 L 为 3D-MIP，直观地显示了双侧乳腺多发小片状、小结节状异常强化。图 M～N 为右侧乳腺腺体内病灶及其时间-信号强度曲线，显示病灶呈上升型。

[影像诊断]　双侧乳房假体置入手术后改变，双侧乳腺内多发强化结节，考虑 BI-RADS 3 级。

病例 8

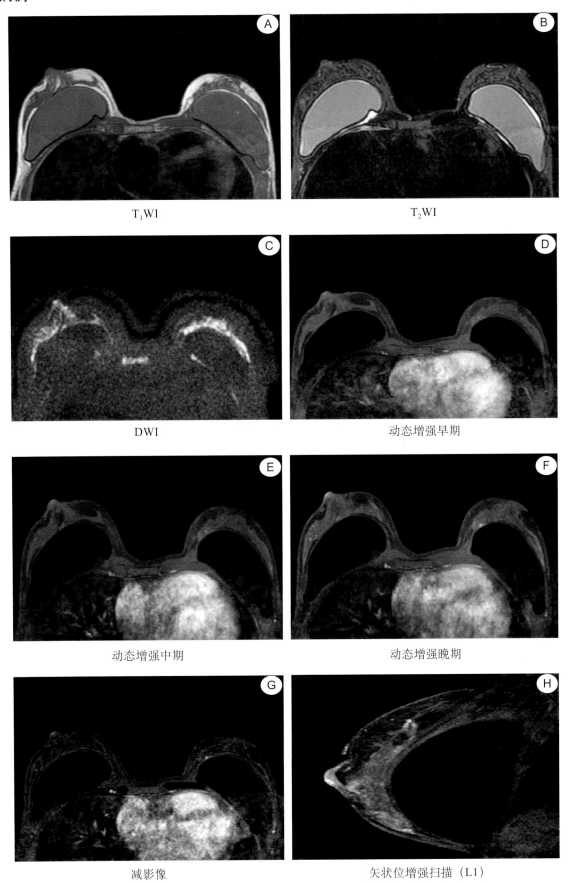

T₁WI

T₂WI

DWI

动态增强早期

动态增强中期

动态增强晚期

减影像

矢状位增强扫描（L1）

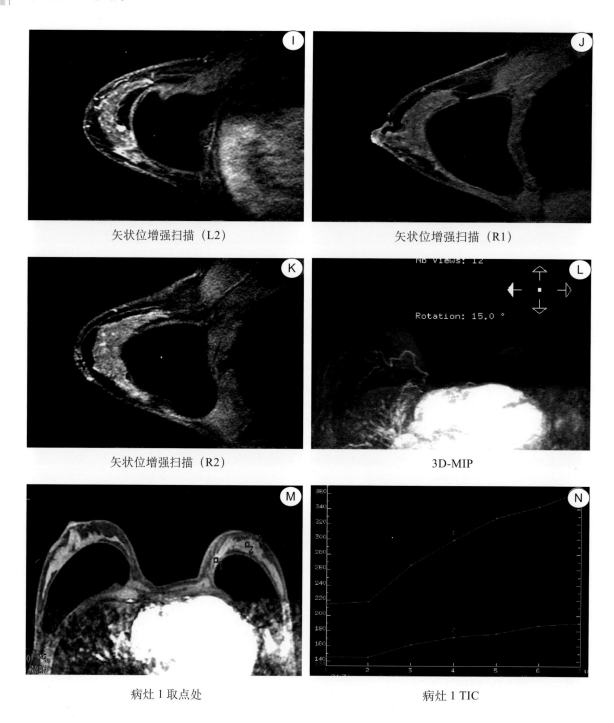

矢状位增强扫描（L2）

矢状位增强扫描（R1）

矢状位增强扫描（R2）

3D-MIP

病灶 1 取点处

病灶 1 TIC

[病历摘要]　女性，43 岁。双侧隆乳术后。

[影像表现]　图 A ~ C 为轴位 T_1WI、T_2WI 及 DWI，显示双侧乳腺与胸壁之间形态规整假体影，呈长 T_1 等 T_2 信号；假体外周可见细条形长 T_1 明显长 T_2 信号影。图 D ~ K 为动态增强图像、减影像及矢状位增强扫描，假体未见异常强化，假体周围条形异常信号未见强化，左侧乳房假体上方可见小斑片状异常强化，双侧乳腺内可见多个小片状、结节状异常强化。图 L 为 3D-MIP，直观地显示了双侧乳腺内未见明显异常强化灶，假体未见显示。图 M ~ N 显示腺体内部小片状异常强化病灶及其时间 - 信号强度曲线，呈上升型。

[影像诊断]　双侧隆乳术后改变，假体外周少量积液。左侧乳房假体上方腺体内小斑片状强化灶，考虑增生。

病例 9

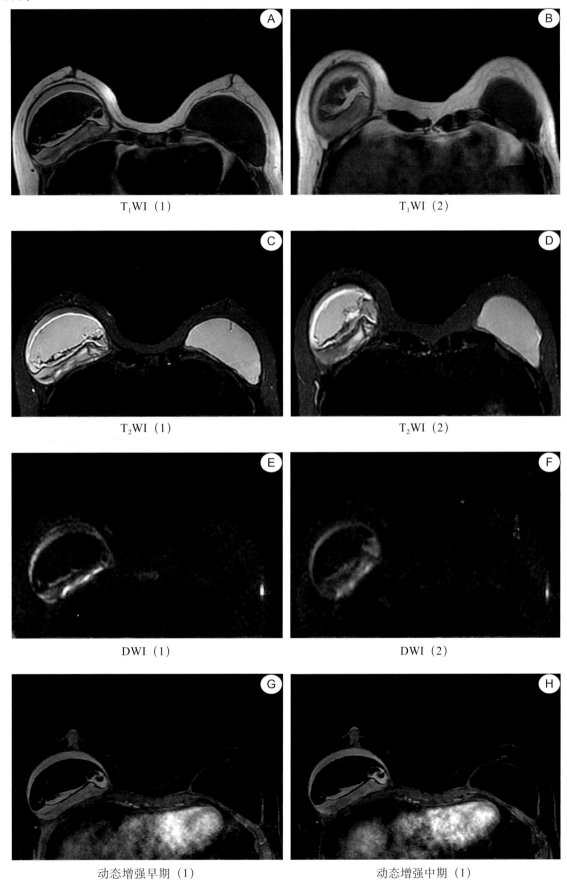

T₁WI (1)

T₁WI (2)

T₂WI (1)

T₂WI (2)

DWI (1)

DWI (2)

动态增强早期 (1)

动态增强中期 (1)

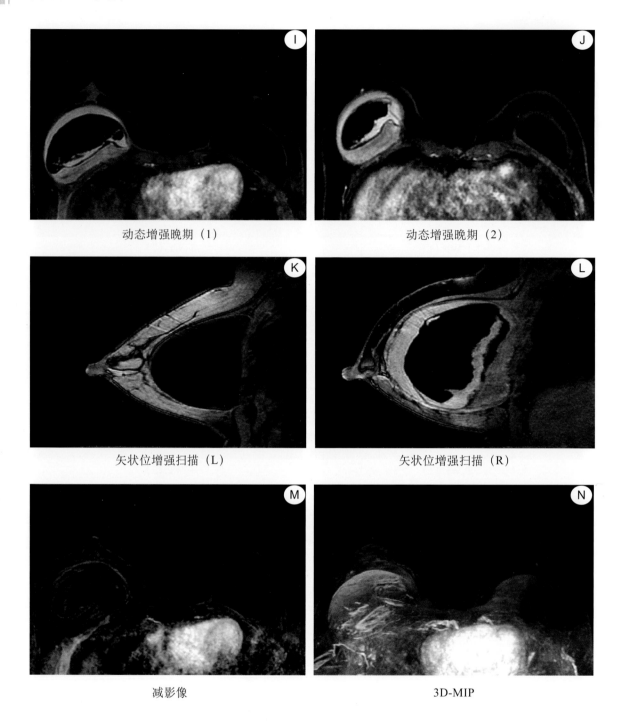

动态增强晚期（1）

动态增强晚期（2）

矢状位增强扫描（L）

矢状位增强扫描（R）

减影像

3D-MIP

[病历摘要]　女性，51 岁。双侧乳房肿胀、疼痛数月。

[影像表现]　图 A ~ F 为轴位 T_1WI、T_2WI 及 DWI，显示双侧乳腺与胸大肌之间囊状假体影；左侧乳房假体内部信号均匀，呈长 T_1 长 T_2 信号，DWI 呈低信号；右侧乳房假体内部信号不均，假体周围可见片状不均匀短 T_1 长 T_2 信号，DWI 呈不均匀稍高信号。图 G ~ L 为动态增强早期、中期、晚期，以及矢状位增强扫描，显示双侧乳房假体囊壁呈线样强化，假体内部未见强化。图 M ~ N 为减影像及 3D-MIP，直观地显示了假体未见强化，呈低信号，假体外腺体组织内未见明显异常强化病灶。

[影像诊断]　双侧乳房假体置入手术后改变。

病例 10

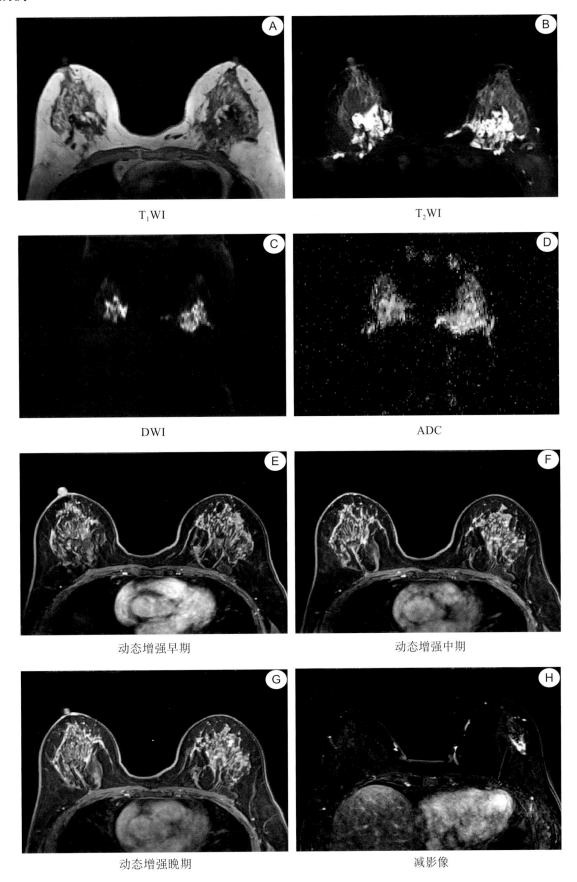

T₁WI

T₂WI

DWI

ADC

动态增强早期

动态增强中期

动态增强晚期

减影像

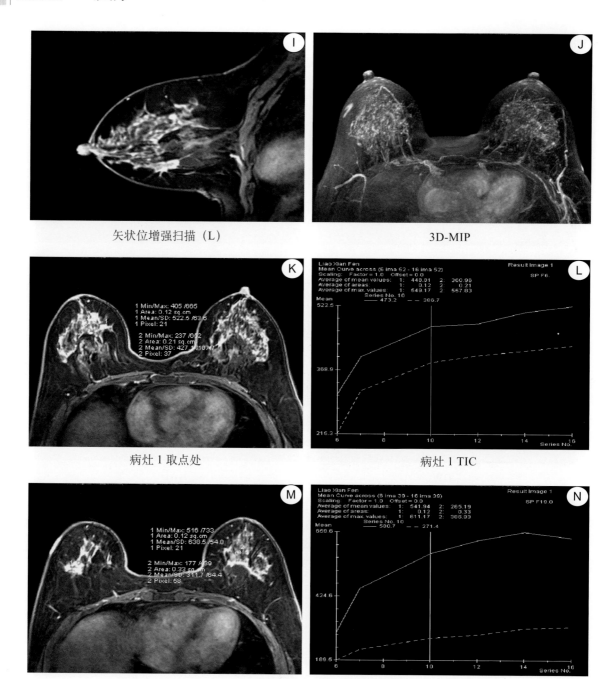

矢状位增强扫描（L）

3D-MIP

病灶 1 取点处

病灶 1 TIC

病灶 2 取点处

病灶 2 TIC

[病历摘要]　女性,51 岁。乳腺增生结节疼痛。

[影像表现]　图 A ～ D 为轴位 T_1WI、T_2WI 及 DWI、ADC,显示双侧乳房假体置入手术后双侧乳腺腺体后方不规则长 T_1 长 T_2 信号,左侧乳房内侧胸壁及右侧乳房外侧胸壁内可见不规则长 T_1 长 T_2 信号,双侧乳房外形光整,左右尚对称;DWI 病灶呈高信号,ADC 呈低信号。图 E ～ I 为动态增强早期、中期和晚期图像,减影像,以及矢状位增强扫描,增强扫描早期可见左侧乳头后方乳腺内条索状异常强化影,边缘不清,与导管走行一致,占位效应不明显；双侧乳腺呈散片状不均匀长 T_1 长 T_2 信号影,双侧乳腺导管未见扩张。图 10 为 3D-MIP,直观地显示了左侧乳腺的多发结节影。图 K ～ N 为病灶及其时间 - 信号强度曲线,显示病灶呈上升型或平台型。

[影像诊断]　双侧乳房假体置入手术后改变；双侧乳腺多发异常强化灶,BI-RADS 3 级,考虑乳腺增生。

病例 11

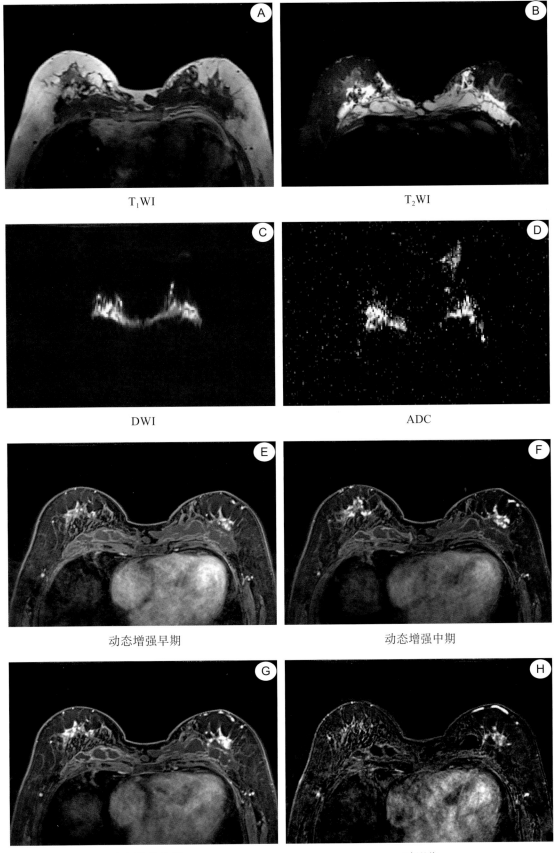

T₁WI

T₂WI

DWI

ADC

动态增强早期

动态增强中期

动态增强晚期

减影像

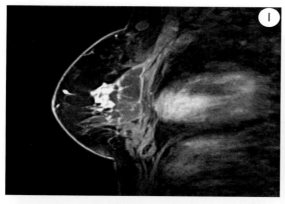

矢状位增强扫描（L）

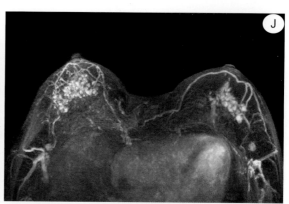

3D-MIP

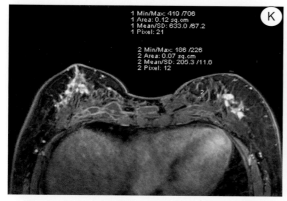

病灶 1 取点处

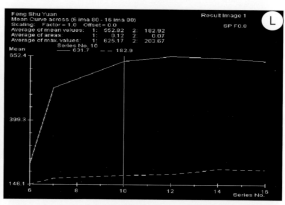

病灶 1 TIC

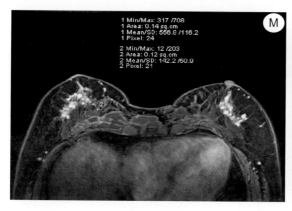

病灶 2 取点处

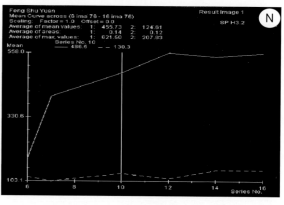

病灶 2 TIC

[病历摘要]　女性，60 岁。乳腺增生结节，乳房假体置入手术后。

[影像表现]　图 A ～ D 为轴位 T₁WI、T₂WI 及 DWI、ADC，显示双侧乳房假体置入手术后，双侧乳腺不大，腺体结构不佳，呈散片状不均匀长 T₁ 稍长 T₂ 信号影；DWI 病灶呈高信号。图 E ～ I 为动态增强早期、中期和晚期图像，减影像，以及矢状位增强扫描，显示增强扫描双侧乳腺内多发大小不等结节状异常强化影。图 J 为 3D-MIP，直观地显示了左侧乳腺的多发结节影。图 K ～ N 为病灶及其时间 - 信号强度曲线，显示病灶呈上升型或平台型。

[影像诊断]　双侧乳房后方、胸壁前方、双侧乳房之间皮下多发异常信号影，结合病史，考虑为乳房置入假体。

病例 12

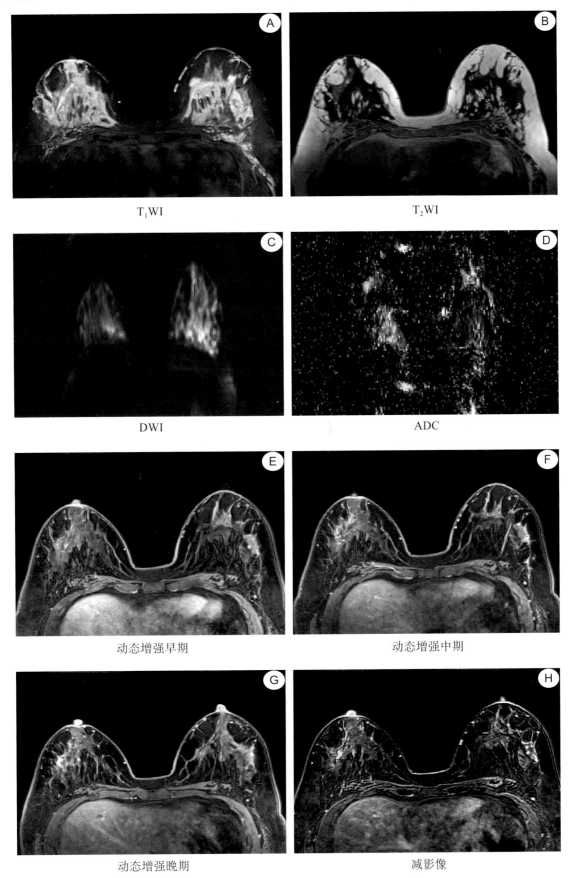

T$_1$WI

T$_2$WI

DWI

ADC

动态增强早期

动态增强中期

动态增强晚期

减影像

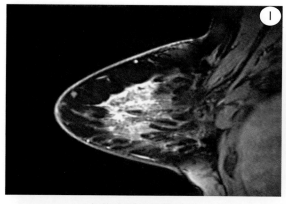

矢状位增强扫描（L）

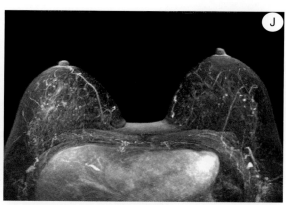

3D-MIP

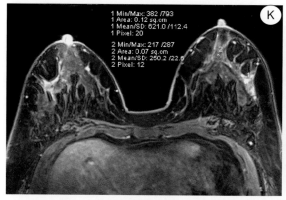

病灶 1 取点处

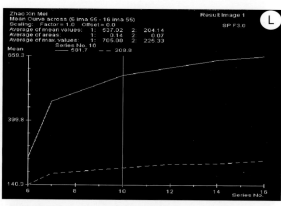

病灶 1 TIC

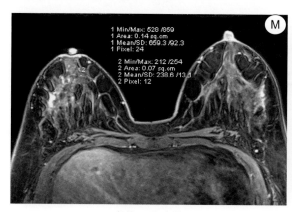

病灶 2 取点处

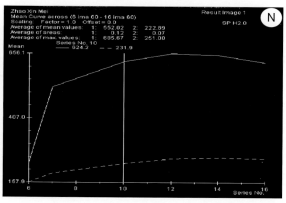

病灶 2 TIC

[病历摘要]　女性，41 岁。双侧乳房异物置入 10 年余。查体：双侧乳房可触及多个不均质结节感。双侧乳房有压痛。

[影像表现]　图 A～D 为轴位 T₁WI、T₂WI 及 DWI、ADC，显示双侧乳房假体置入手术后双侧乳腺内弥漫分布大片状不规则长 T₁ 长 T₂ 假体信号影，达双侧乳头后方，假体与乳腺分界不清；双侧乳腺呈散片状不均匀稍长 T₁ 稍长 T₂ 信号影，DWI 病灶呈高信号。图 E～I 为动态增强早期、中期和晚期图像，减影像，以及矢状位增强扫描，增强扫描双侧乳腺可见片状中度不均匀强化，强化后可见多发大小不等小结节状异常强化影。图 J 为 3D-MIP，直观地显示了双侧乳腺多发结节影。图 K～N 为病灶及其时间-信号强度曲线，显示病灶呈上升型或平台型。

[影像诊断]　双侧乳房假体置入手术后改变；双侧乳腺多发结节影，考虑 BI-RADS 2 级。

病例 13

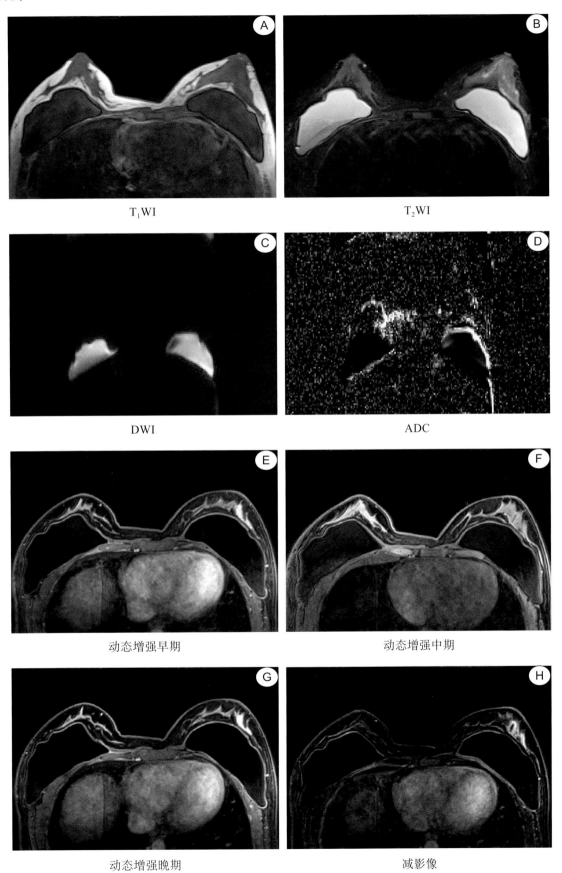

T₁WI

T₂WI

DWI

ADC

动态增强早期

动态增强中期

动态增强晚期

减影像

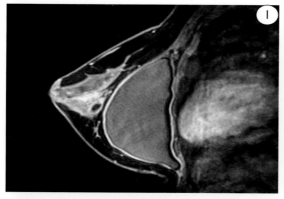

矢状位增强扫描（L）

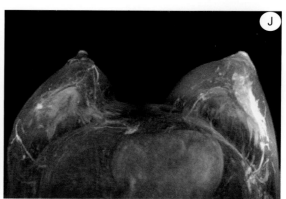

3D-MIP

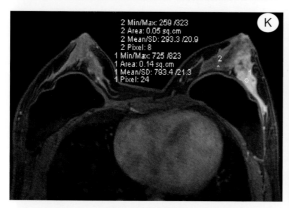

病灶 1 取点处

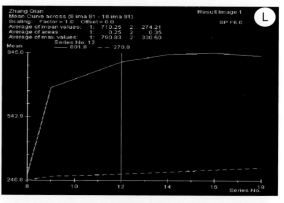

病灶 1 TIC

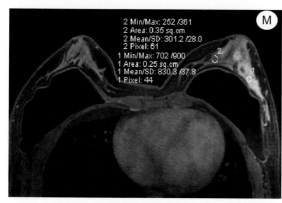

病灶 2 取点处

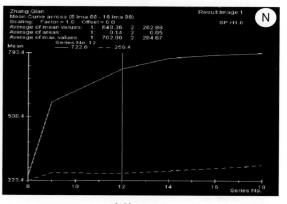

病灶 2 TIC

[病历摘要] 女性，30 岁。双侧乳房假体置入手术后，双侧乳腺增生结节。

[影像表现] 图 A ～ D 为轴位 T_1WI、T_2WI 及 DWI、ADC，显示左侧乳腺外象限腺体信号增高，T_2WI 呈稍高信号影，其内可见多个不规则小结节状长 T_1 长 T_2 信号影，DWI 病灶呈高信号，ADC 呈低信号。图 E ～ I 为动态增强早期、中期和晚期图像，减影像，以及矢状位增强扫描，显示左侧乳腺外上象限腺体及结节明显强化。图

J 为 3D-MIP，直观地显示了双侧乳腺多发斑片状强化影，左侧为著。图 K ～ N 为病灶及其时间 - 信号强度曲线，显示病灶呈上升型或平台型。

[影像诊断] 双侧乳房假体置入手术后改变；左侧乳腺外象限富血供非肿瘤性病变，BI-RADS 3 级，考虑为感染性病变可能性大；双侧乳腺多发大小不等结节状强化影，BI-RADS 3 级，考虑为增生结节。

病例 14

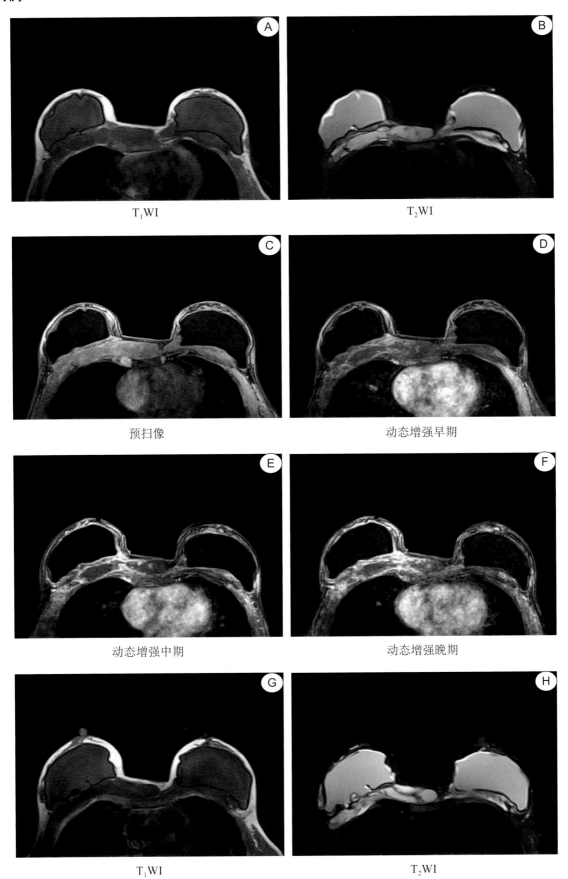

T₁WI

T₂WI

预扫像

动态增强早期

动态增强中期

动态增强晚期

T₁WI

T₂WI

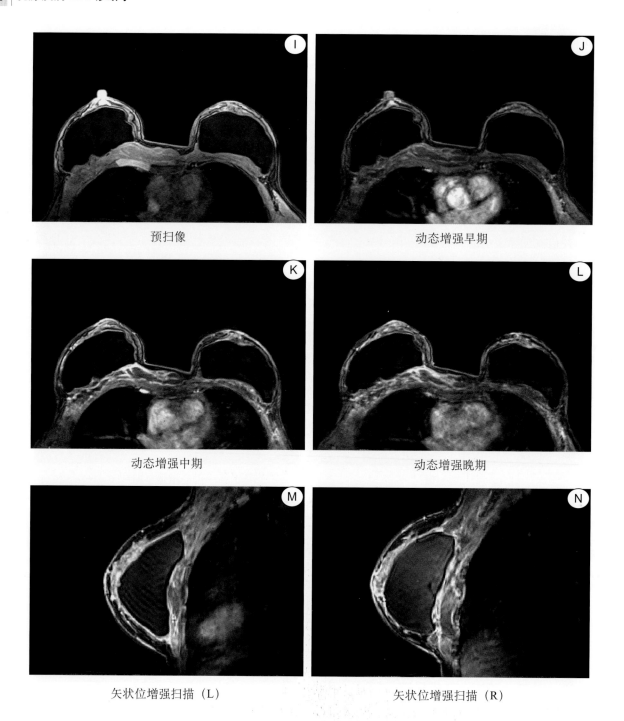

预扫像

动态增强早期

动态增强中期

动态增强晚期

矢状位增强扫描（L）

矢状位增强扫描（R）

[病历摘要]　女性，41岁。既往行两次乳房假体置入手术。胸部CT示双侧乳腺、锁骨下方、胸骨前方多发肿物，双侧乳房内可见假体。此次检查是为排除肿瘤病变。

[影像表现]　图A～B、G～H为轴位T_1WI、T_2WI，显示双侧乳房假体置入手术后，双侧乳房外形光整，左右对称；双侧乳腺与胸壁之间可见囊状不均匀长T_1长T_2信号影，右侧明显；双侧乳腺腺体受压明显，呈片状不均匀长T_1稍长T_2信号影。图C～F、I～L为预扫像以及动态增强早期、中期、晚期扫描。图M～N为矢状位增强扫描，假体未见明显强化，乳腺腺体呈不均匀强化，双侧乳腺与胸壁之间病灶有不规则壁强化。

[影像诊断]　双侧乳房假体破裂。

病例 15

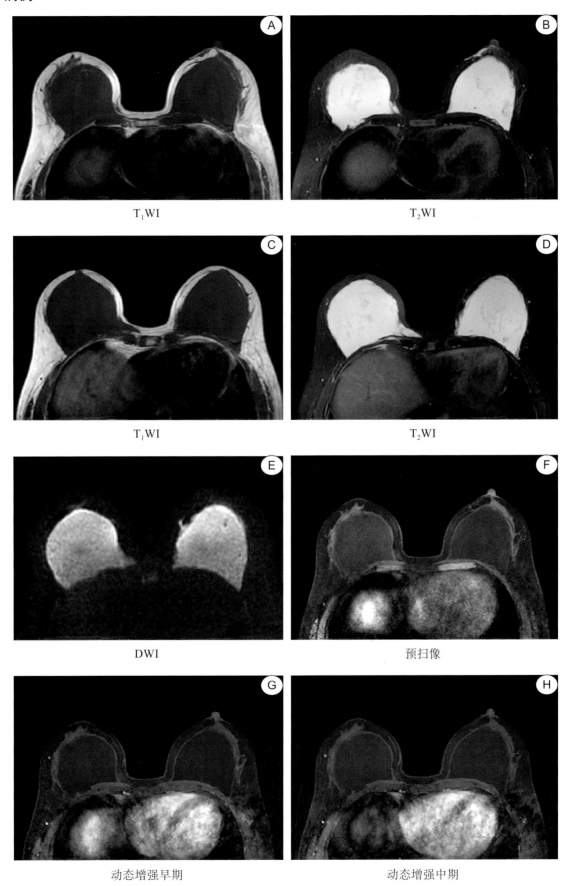

T₁WI

T₂WI

T₁WI

T₂WI

DWI

预扫像

动态增强早期

动态增强中期

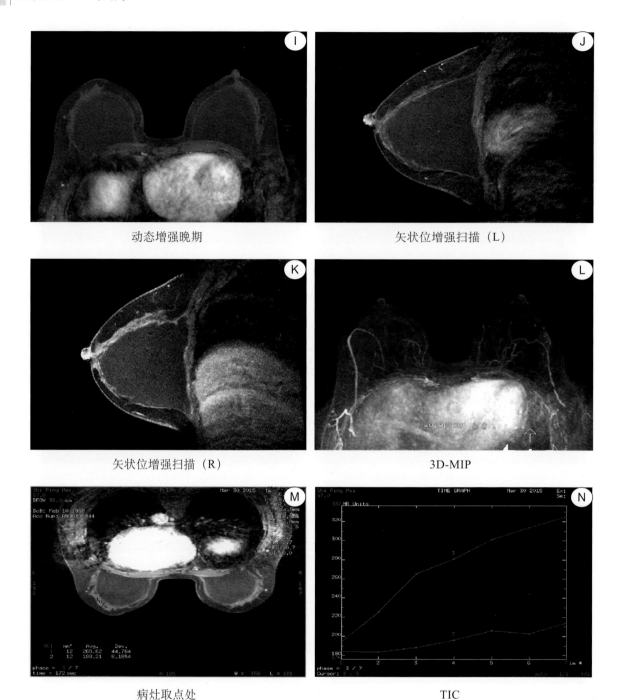

动态增强晚期

矢状位增强扫描（L）

矢状位增强扫描（R）

3D-MIP

病灶取点处

TIC

[病历摘要] 女性，47岁。乳房假体置入手术后。

[影像表现] 图A～E为轴位T_1WI、T_2WI及DWI，显示双侧乳房假体置入手术后，双侧乳房外形光整，乳头未见明显凹陷，左右对称；双侧乳腺腺体受压明显，呈片状不均匀长T_1稍长T_2信号影。图F～K为预扫像，动态增强早期、中期和晚期图像，以及矢状位增强扫描，假体未见明显强化，乳腺腺体呈不均匀强化。图L为3D-MIP。图M～N为乳腺腺体的时间-信号强度曲线，显示呈上升型。

[影像诊断] 双侧乳房假体置入手术后。

病例 16

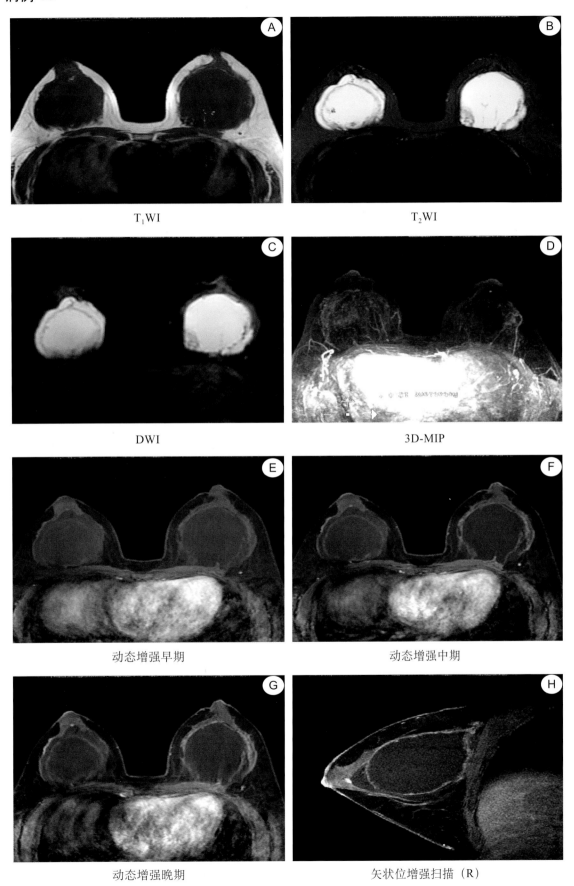

T₁WI

T₂WI

DWI

3D-MIP

动态增强早期

动态增强中期

动态增强晚期

矢状位增强扫描（R）

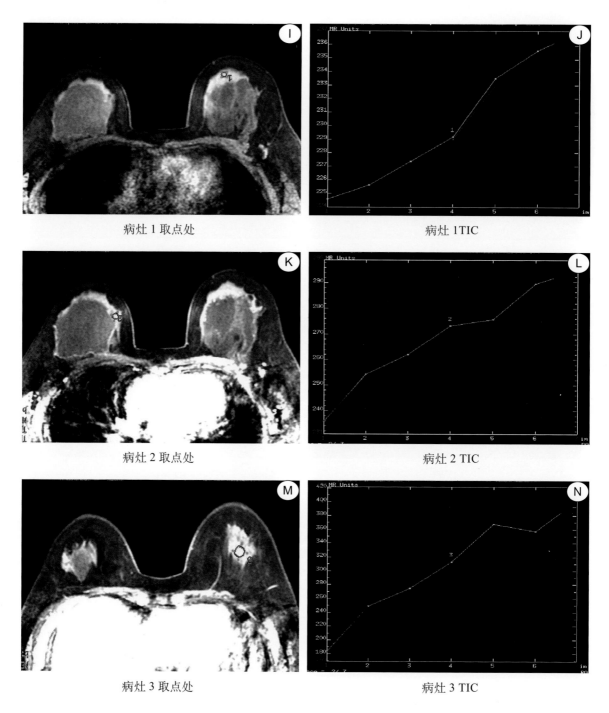

病灶 1 取点处

病灶 1TIC

病灶 2 取点处

病灶 2 TIC

病灶 3 取点处

病灶 3 TIC

[病历摘要] 女性，32岁。双侧隆乳术后。

[影像表现] 图 A ~ D 为轴位 T_1WI、T_2WI 及 DWI、3D-MIP，双侧乳腺可见囊状长 T_1 长 T_2 信号影，信号不均匀；假体周围可见乳腺腺体受压变形，其内未见明显肿块影；左侧腋前区可见结节状等 T_1 长 T_2 信号，DWI 呈高信号，边界尚清，大小为 0.7 cm × 1.2 cm。图 E ~ H 为动态增强早期、中期和晚期图像，以及矢状位增强扫描，显示双侧乳房假体壁多个大小不等结节状强化影，左侧乳腺外下象限腺体可见片状强化影；右侧乳腺乳头后方见点状强化影。图 I ~ N 为病灶及其时间 - 信号强度曲线，显示呈上升型。

[影像诊断] 双侧隆乳术后改变；双侧乳房假体壁多发异常强化影，需结合临床；双侧乳腺多发点状强化影，考虑为增生结节可能性大；左侧腋前区淋巴结异常。

（陆　静　徐大伟　梁　莹　王　宏）

推荐阅读文献

[1] 方彰林，罗汇东，孙瑛. 聚丙烯酰胺凝胶作为软组织充填材料的研究及临床应用. 国外医药技术与设备，1999，5(1): 32-35.

[2] 李坤成，孙泽民，尹建国，等. 乳腺影像诊断学. 北京：人民卫生出版社，2003: 328-331.

[3] 方玲，刘鹏程，黄嵘，等. 乳房假体植入术后破裂及泄露的 MRI 表现. 中华放射学杂志，2002，36(10): 938-941.

[4] Keda D M, Borofsky H B, Herfkens R J, et al. Silicon breast implant rupture: pitfalls of magnetic resonance imaging and relative efficacies of magnetic resonance, mammography, and ultrasound. Plast Reconstr Surg, 1999, 104(7): 2054-2062.

第11章 乳腺癌新辅助化疗疗效 MRI 评估

乳腺癌是一种严重危害女性身心健康的常见恶性肿瘤，随着人们对其认识的不断深入，如今治疗的重点已从以局部治疗为主转变为以全身治疗为主。新辅助化疗（neoadjuvant chemotherapy，NAC）自 20 世纪 70 年代提出以来，目前已成为乳腺癌治疗过程中不可或缺的辅助手段，为乳腺癌治疗提供了一种全新的化疗模式。

NAC 是指在肿瘤局部治疗前进行的全身系统性化疗，因其与术后辅助化疗应用化疗药物的时间点不同，故称其为新辅助化疗。与术后辅助化疗相比，NAC 具有以下优势：①可减少或消除亚临床微小病灶，缩小肿瘤及淋巴结体积，减少复发、转移；②可降低肿瘤分期，使不能手术的晚期患者获得手术切除的机会，为需要全切的患者争取保留乳房的可能；③可在体评估肿瘤对化疗药物的敏感性，以及时调整化疗方案，避免由于术后肿瘤切除无法观察到化疗疗效而盲目用药，为术后选择更有效的化疗方案提供依据，以达到改善预后的目的。

NAC 具备的诸多优点使其成为局部进展期乳腺癌术前治疗的重要手段。及时准确地评估 NAC 疗效对临床制订个体化治疗方案及改善患者预后有重要意义。

第一节 MRI 在乳腺癌新辅助化疗疗效评估中的应用

MRI 作为一项新兴的影像学检查技术，不仅无辐射，而且具有较多的扫描参数和较高的软组织分辨率，可清晰地显示病灶的大小、数目、形态、位置及病灶与周围组织的关系，在乳腺癌的术前影像学检查中已日益成为重要的补充手段。

一、动态对比增强 MRI

动态对比增强MRI(dynamic contrast-enhanced MRI，DCE-MRI)：通过强化能清晰地显示乳腺癌病灶的形态和数目，其较多的量化指标及参数决定了其在乳腺癌 NAC 疗效评估中的潜在价值。肿瘤的发生、发展及转归与肿瘤的血管生成密切相关，了解肿瘤的血流动力学参数，即可监测肿瘤的血流灌注情况，从而评估 NAC 的疗效。Knopp 等进行的研究发现，对乳腺癌进行 NAC 后，血流动力学参数改变发生在两个疗程之后，其时间 - 强度曲线（TIC）的变化要明显早于可观察到的肿瘤形态变化。因此，应用 DCE-MRI 可先于肿瘤形态来评估 NAC 后肿瘤组织的生理学改变。

二、磁共振弥散加权成像

磁共振弥散加权成像（diffusion weighted imaging，DWI）是利用水分子的布朗运动原理，观察活体水分子微观运动的成像方法。不同组织的水分子的扩散能力不同，通常用表观弥散系数（apparent diffusion coefficient，ADC）来定量描述在不同弥散梯度（b 值）作用下水分子弥散能力的大小，与扩散能力呈正相关。高 b 值能更好地反映组织弥散情况，在评估化疗疗效方面得到了比较肯定的评价，但同时会对图像的质量和信噪比产生较大影响。Martin 等对 8 例患者进行了 NAC 疗效监测，发现所有病例 ADC 值在第 1 期化疗结束后 7 天左右较治疗前有显著增加（P=0.005），而病灶大小的变化没有统计学意义（P=0.852），病灶体积的缩小要到第 2 期化疗结束后 7 天左右才出现边界的明显改变。Pickles 等进行的研究发现，ADC 值在化疗 1 个周期后即有所变化，而肿瘤最大直径的改变在第 2 个周期结束后才能被测得。由此可见，DWI 可在分子水平早期监测肿瘤对化疗药物的敏感性，进而评估 NAC 疗效。

三、磁共振波谱成像

磁共振波谱成像（magnetic resonance spectrophy，MRS）是利用 MRI 和化学移位作用检测活体组织的代谢和生化信息的一种无创性功能成像技术。氢质子磁共振波谱成像（^{1}H-MRS）是目前最常用的乳腺磁共振波谱成像技术，其诊断依据是瘤体内检测到明显的胆碱复合物（tCho），且研究基本都集中于 3.2 ppm 处的胆碱峰。多项研究表明，化疗反应组的总胆碱含量要明显低于无反应组的胆碱含量。另有研究显示，胆碱量的减少要比肿瘤体积的减少更能预示化疗所能取得的病理完全缓解。

四、磁共振灌注加权成像

磁共振灌注加权成像（perfusion weighted imaging，PWI）是一种半定量分析组织微血管分布和血流灌注情况的 MRI 技术。肿瘤的不断生长依赖于新血管的不断生成，监测肿瘤的血流动力学变化，可以辅助提供判断早期化疗疗效的信息。局部组织血容量（CBV）、血流量（CBF）、平均通过时间（MTT）及时间 - 强度曲线首过斜率等都是反映组织灌注情况的主要指标。有研究发现，在化疗 1 个疗程后，化疗反应组灌注最大信号强度丢失率显著下降，而体积变化无显著差异，反映化疗后肿瘤血管的灌注改变发生在肿瘤大小发生明显变化之前，因此，可以将 PWI 作为早期监测化疗疗效的指标。

第二节　心脏专用 Argus 软件在乳腺癌新辅助化疗疗效评估中的应用

动态对比增强 MRI（DCE-MRI）在测量乳腺肿瘤的直径方面有较高的精确度。但在临床工作中我们体会到，目前乳腺手术指征中所强调的肿瘤直径标准存在一定局限性，如果能通过对比化疗前后的肿瘤体积来评估 NAC 疗效，可能更具有实际意义。

通常 NAC 的疗效评估是建立在瘤体形态学改变的基础之上的。目前常用的疗效评估手段有临床评估及病理学评估。病理学评估虽然为传统意义上的金标准，但由于病理结果通常是选取瘤体最大层面的长、宽、高进行测量，而肿瘤几乎不可能是规则的立方体，实际上常规的病理结果并不能代表肿块的真实大小。此外，从病理学角度来看，乳腺癌化疗后癌灶的退缩方式大致分为两种：一种为筛状型退缩，即癌灶在原位呈卫星灶式筛状残留，这种退缩方式的癌灶常常失去正常的肿瘤结构，并伴有大量纤维组织及炎性细胞增生，数目不等、大小不同的癌细胞团及癌巢抑或孤立的癌组织被分割成分散的区域，呈现不同程度的化疗后退行性改变；另一种为向心型退缩，肿瘤组织向中心退缩，而纤维组织及炎性细胞在肿瘤的周围增生，并无肿瘤原位组织的残留。因此，当肿瘤组织为筛状型退缩时，若病灶范围较大，即使为单发病灶，也可出现肿瘤体积缩小但径线并无明显缩短的情况，此时单纯测量径线就无法全面反映肿瘤的真实变化。

Argus 软件是 Siemens 公司研发的专用于评价心脏功能的高级分析软件，可测定心脏的多种重要生理参数及心室容积。其优点在于：①可根据信号差别半自动识别肿瘤边缘，准确度高，省时省力；②可利用 nudge 工具对绘制不满意的边缘进行实时校正（图 11-1），以避免不必要的重复；③可对肿瘤体积进行自动定量测量（图 11-2），不同于以往步骤繁琐的计算方法。我们

将其应用于乳腺，即通过比较 DCE-MRI 显示的 NAC 前后的肿块体积变化（图 11-3 和 11-4），评估乳腺癌 NAC 疗效，已取得了良好效果。

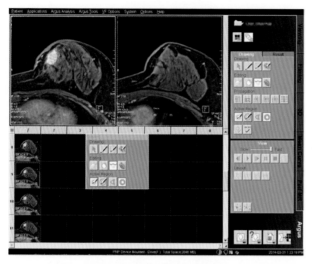

图 11-1　Argus 软件绘制乳腺癌肿块体积及 nudge 轻推工具

图 11-2　Argus 软件测得的乳腺癌肿块体积值（cm³）

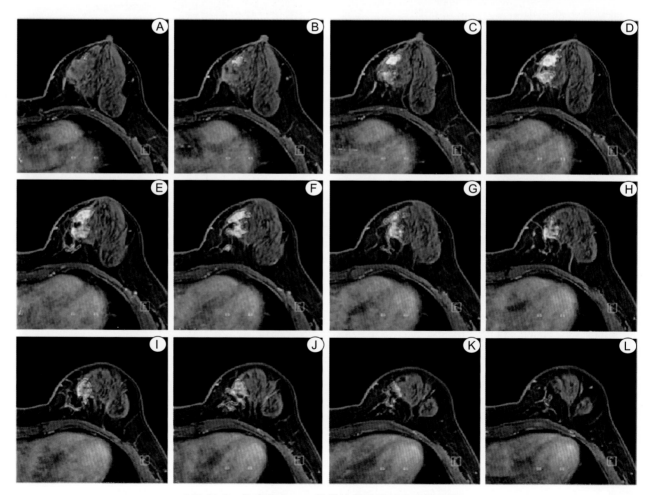

图 11-3　化疗前 Argus 软件绘制的乳腺癌肿块图像

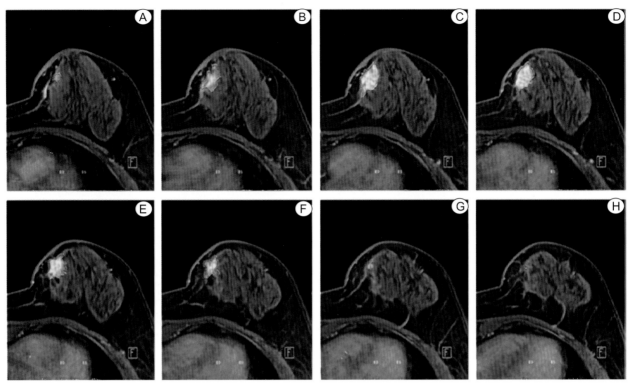

图 11-4　与图 11-3 为同一患者，化疗 4 次后 Argus 软件绘制的乳腺癌肿块图像

二、典型病例

病例 1-1

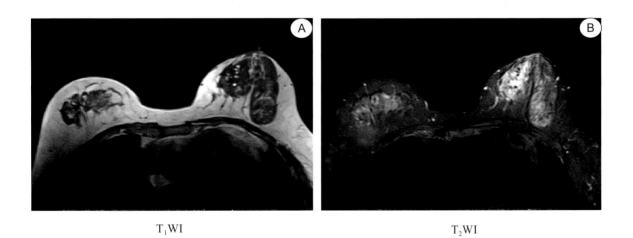

T₁WI　　　　　　　　　　　　　　　T₂WI

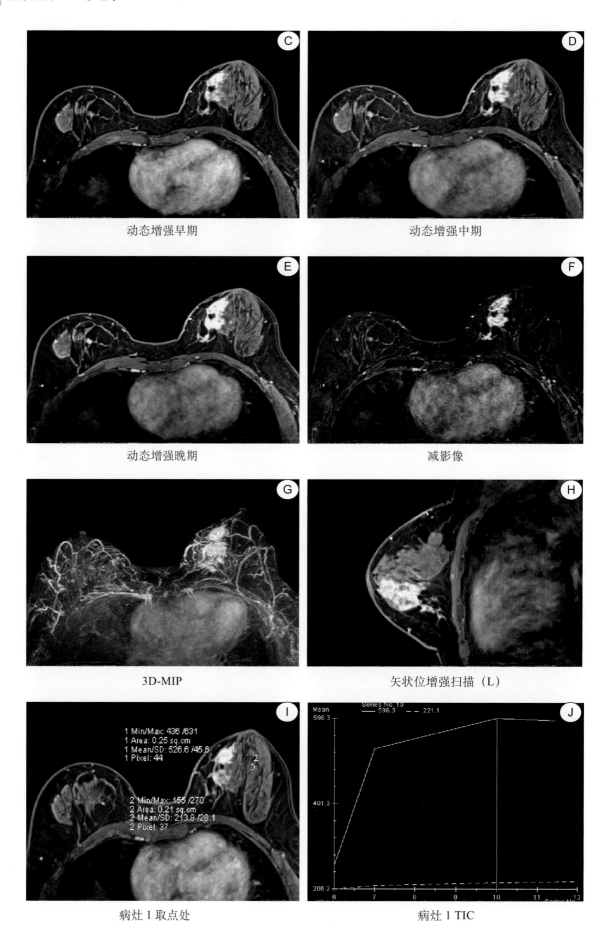

动态增强早期

动态增强中期

动态增强晚期

减影像

3D-MIP

矢状位增强扫描（L）

病灶 1 取点处

病灶 1 TIC

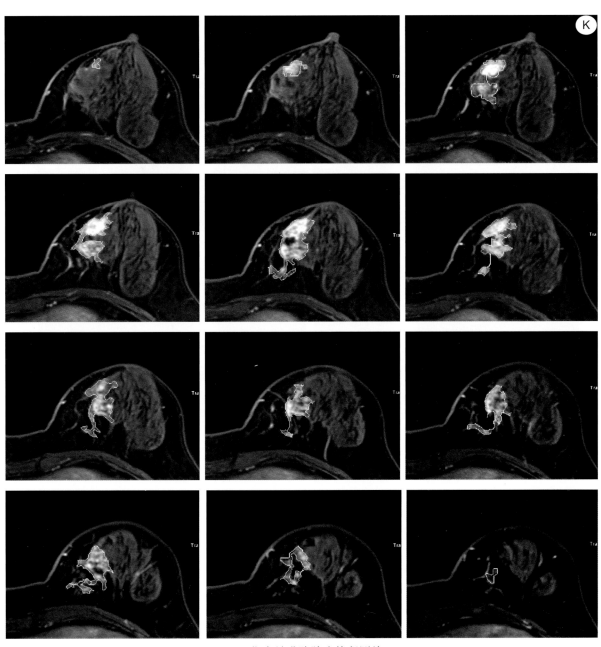

化疗前乳腺肿瘤体积测绘

[病历摘要]　女性，57 岁。发现左侧乳房肿物 1 个月余，确诊乳腺癌 7 天入院。

[影像诊断]　左侧乳腺内下象限恶性占位性病变，考虑为乳腺癌，乳腺影像报告和数据系统（BI-RADS）6 级，肿瘤体积约为 11.8 cm³；左侧腋窝肿大淋巴结且有部分淋巴结转移。

[病理诊断]　左侧乳腺浸润性导管癌。

病例 1-2

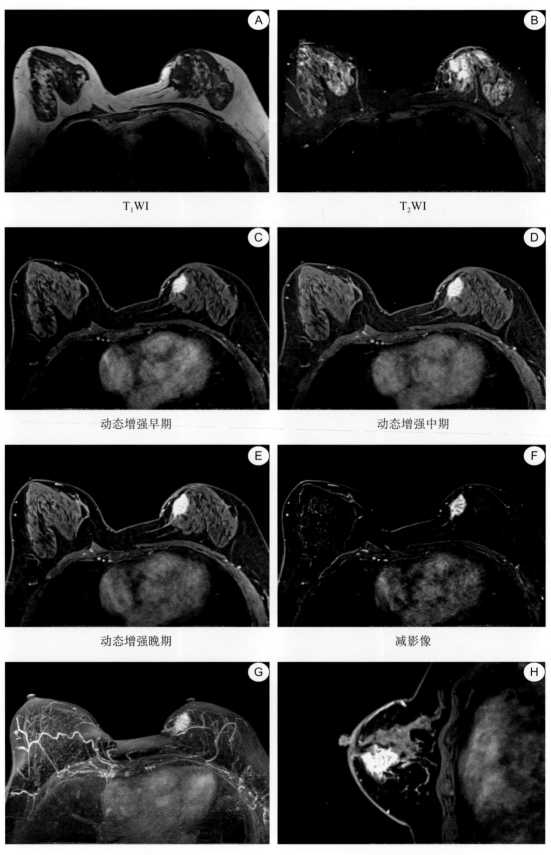

T₁WI

T₂WI

动态增强早期

动态增强中期

动态增强晚期

减影像

3D-MIP

矢状位增强扫描（L）

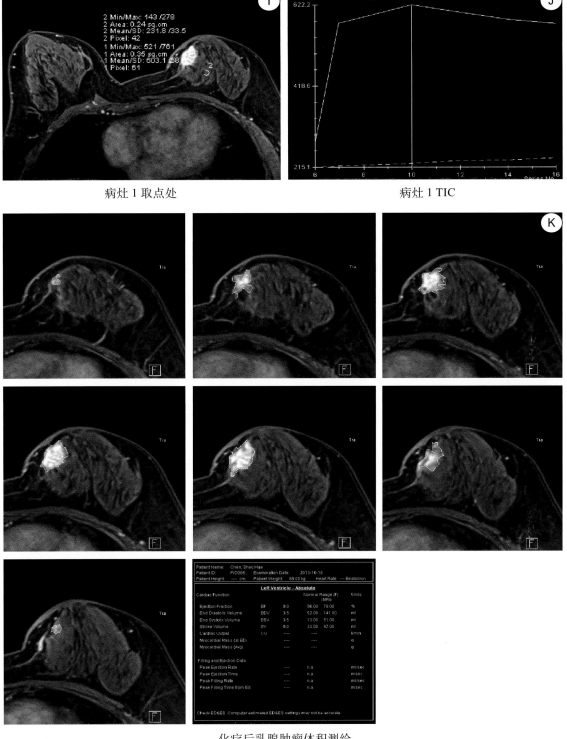

病灶 1 取点处　　　　　　　　　　病灶 1 TIC

化疗后乳腺肿瘤体积测绘

[病历摘要]　女性，57 岁。确诊左侧乳腺癌 4 个月，行 5 次 NAC，拟进一步治疗。

[影像诊断]　左侧乳腺治疗后改变，与旧片比较，病灶范围明显缩小，肿瘤体积约为 3.5 cm³；左侧腋窝淋巴结肿大并部分淋巴结转移。

[病理诊断]　左侧乳腺浸润性导管癌。

病例 2-1

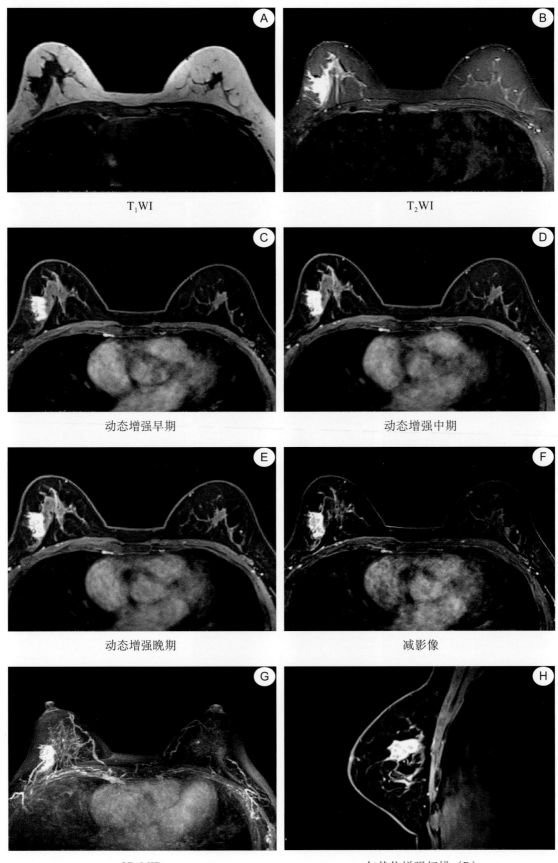

T₁WI

T₂WI

动态增强早期

动态增强中期

动态增强晚期

减影像

3D-MIP

矢状位增强扫描（R）

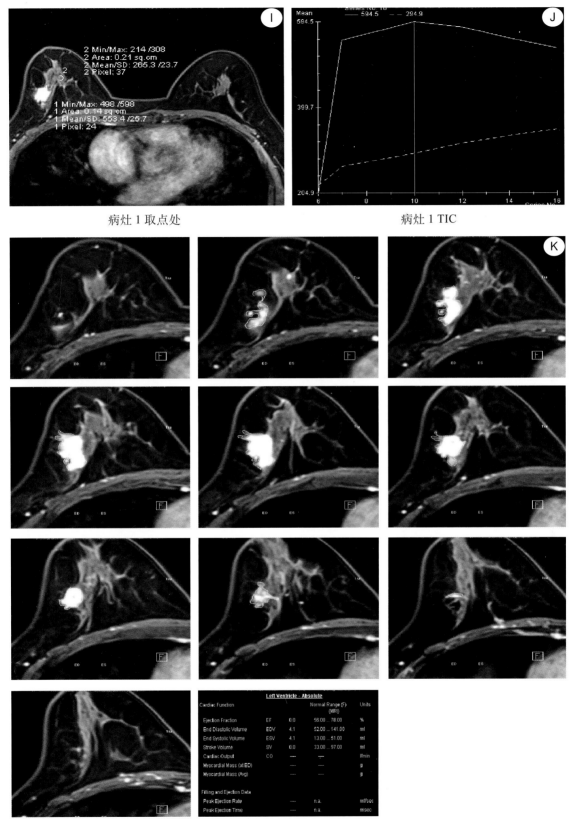

病灶 1 取点处　　　　　　　　病灶 1 TIC

化疗前乳腺肿瘤体积测绘

[病历摘要]　女性，56 岁。自查发现右侧乳房肿物 2 个月余，质韧，活动度差。

[影像诊断]　右侧乳腺外上象限恶性占位性病变，考虑为乳腺癌可能性大，BI-RADS 5 级，肿瘤体积约为 $4.1\ cm^3$。

[病理诊断]　右侧乳腺浸润性导管癌。

病例 2-2

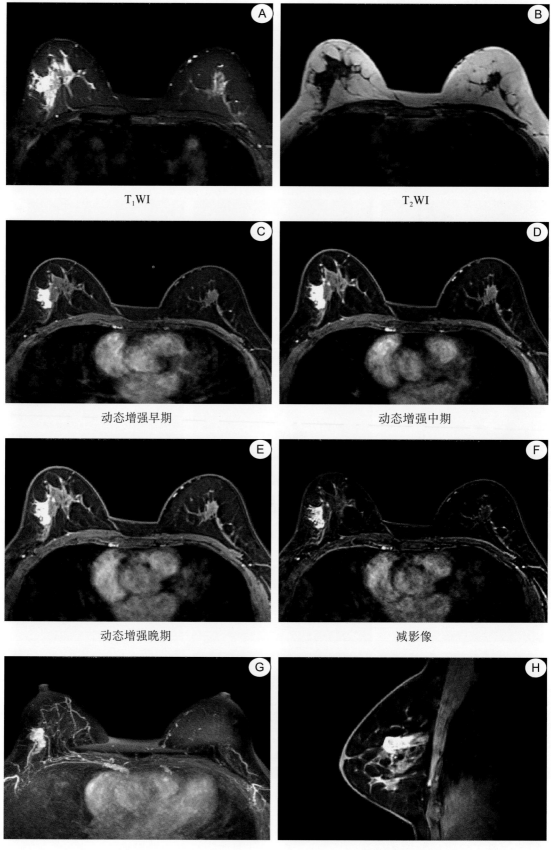

T₁WI

T₂WI

动态增强早期

动态增强中期

动态增强晚期

减影像

3D-MIP

矢状位增强扫描（R）

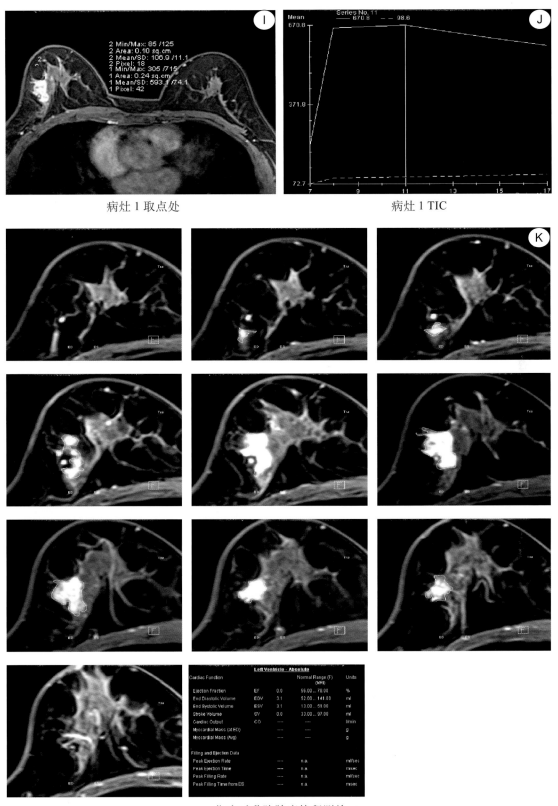

病灶 1 取点处　　　　　　病灶 1 TIC

化疗后乳腺肿瘤体积测绘

[病历摘要]　女性，56 岁。确诊右侧乳腺癌 87 天，拟进一步治疗。

[影像诊断]　右侧乳腺癌治疗后改变，与旧片比较，病灶范围略有缩小，肿瘤体积约为 3.1 cm³。

[病理诊断]　右侧乳腺浸润性导管癌。

病例 3-1

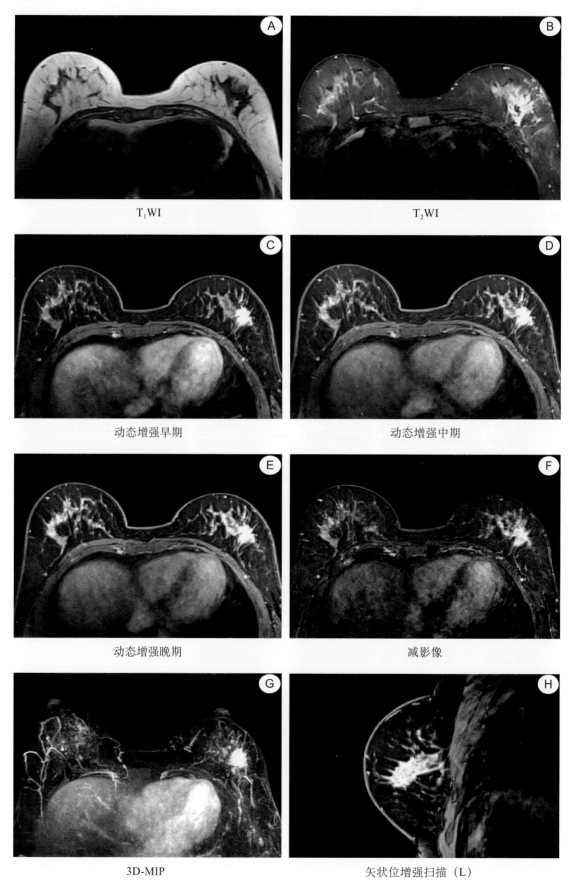

T₁WI

T₂WI

动态增强早期

动态增强中期

动态增强晚期

减影像

3D-MIP

矢状位增强扫描（L）

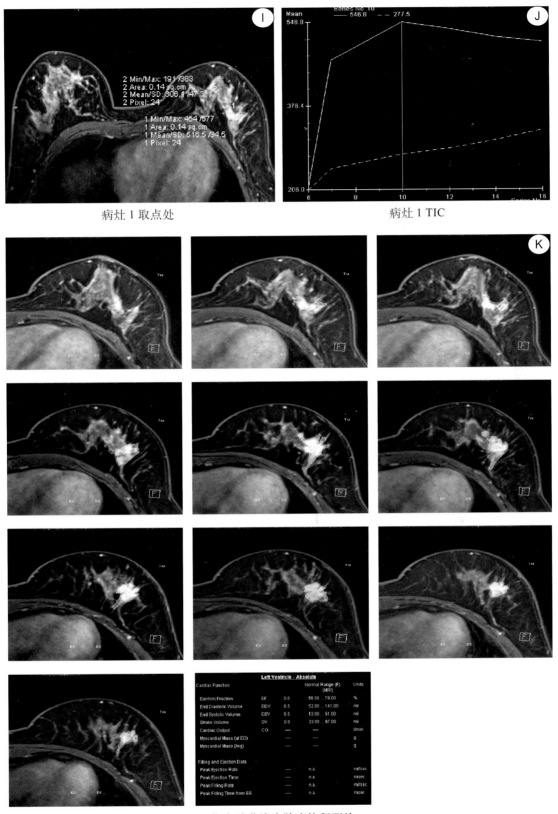

病灶 1 取点处　　　　　　　　病灶 1 TIC

化疗前乳腺癌肿瘤体积测绘

[病历摘要]　女性，39 岁。发现左侧乳腺肿物 4 个月余。

[影像诊断]　左侧乳腺外下象限恶性占位性病变，考虑为乳腺癌可能性大，BI-RADS 5 级，肿瘤体积约为 6.5 cm³。

[病理诊断]　左侧乳腺浸润性导管癌。

病例 3-2

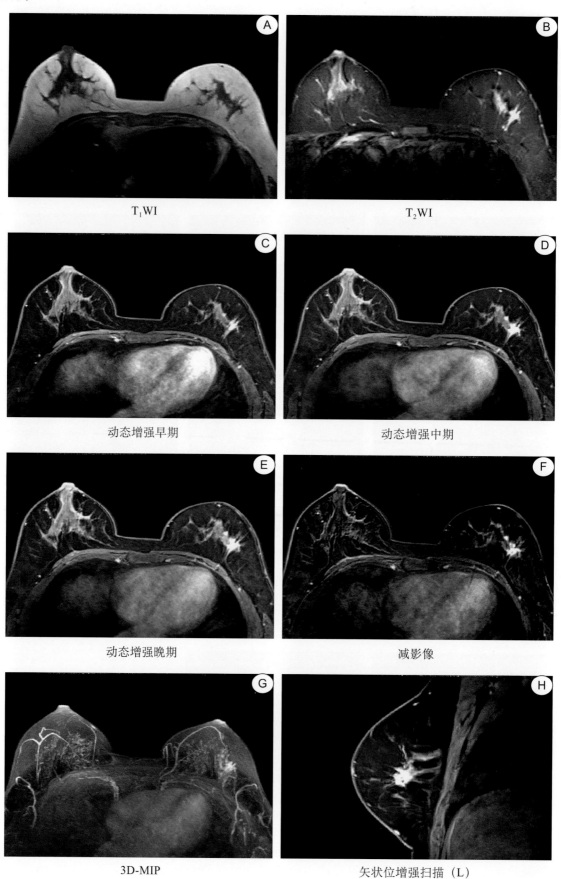

T₁WI

T₂WI

动态增强早期

动态增强中期

动态增强晚期

减影像

3D-MIP

矢状位增强扫描（L）

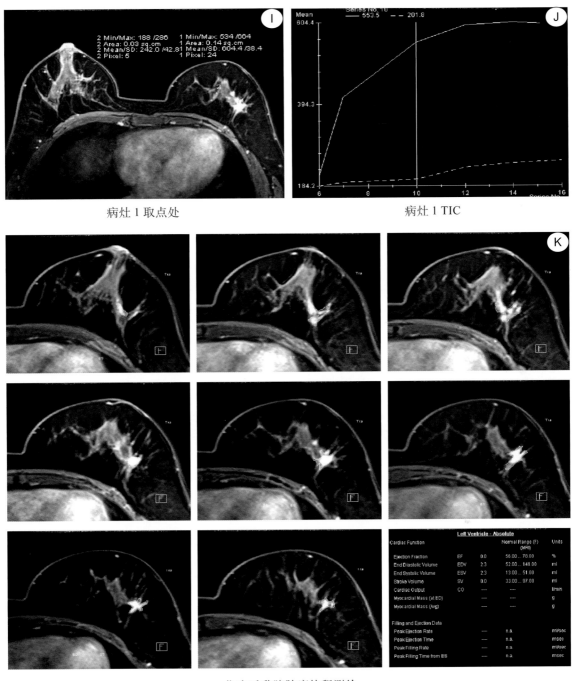

病灶 1 取点处　　　　　　　　　　　病灶 1 TIC

化疗后乳腺肿瘤体积测绘

[病历摘要]　女性，39 岁。确诊左侧乳腺癌 92 天，拟进一步治疗。

[影像诊断]　左侧乳腺癌治疗后改变，与旧片比较，病灶范围缩小，肿瘤体积约为 2.3 cm³。

[病理诊断]　左侧乳腺浸润性导管癌。

病例 4-1

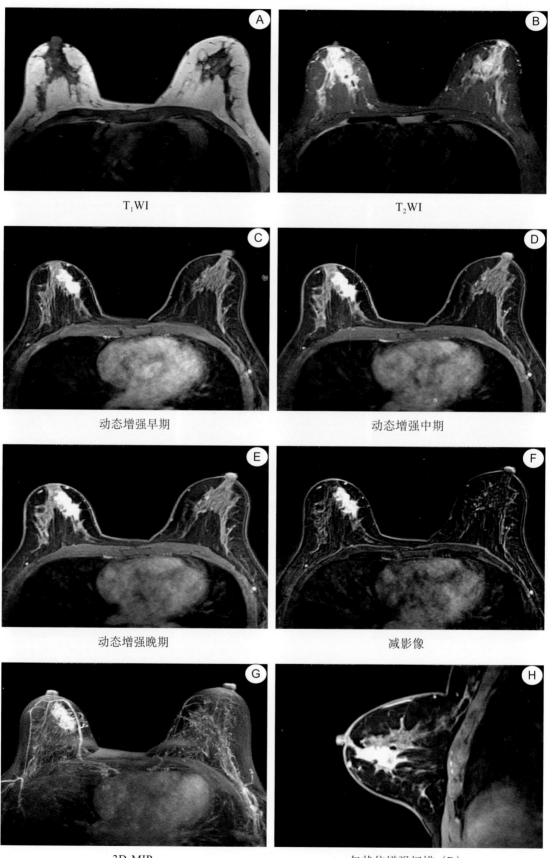

T₁WI

T₂WI

动态增强早期

动态增强中期

动态增强晚期

减影像

3D-MIP

矢状位增强扫描（R）

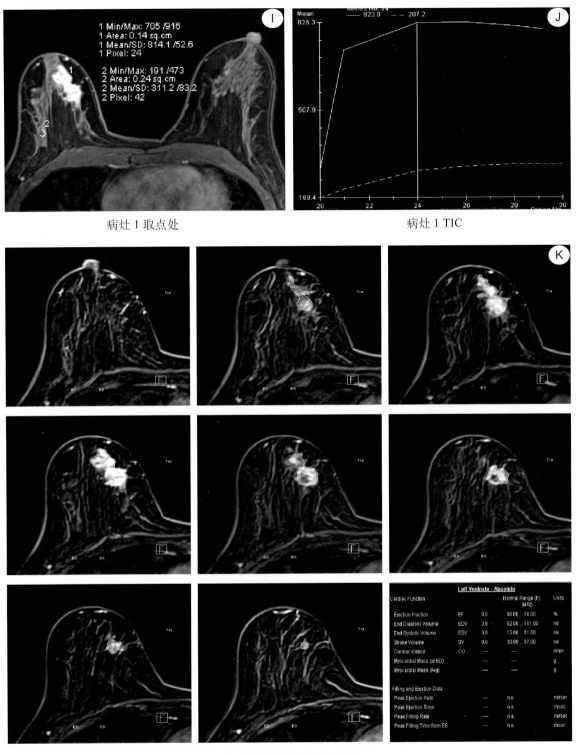

病灶 1 取点处　　　　　　　　　病灶 1 TIC

化疗前乳腺肿瘤体积测绘

[病历摘要]　女性，37 岁。发现右侧乳腺肿物 2 个月余，确诊右侧乳腺癌 24 天。

[影像诊断]　右侧乳腺内下象限恶性占位性病变，考虑为乳腺癌，BI-RADS 6 级，肿瘤体积约为 3.9 cm³。

[病理诊断]　右侧乳腺浸润性导管癌。

病例 4-2

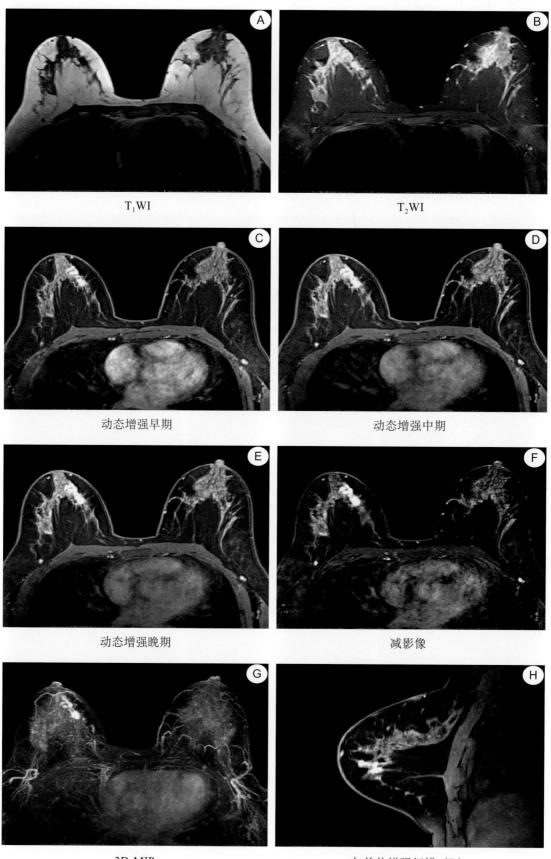

T₁WI

T₂WI

动态增强早期

动态增强中期

动态增强晚期

减影像

3D-MIP

矢状位增强扫描（R）

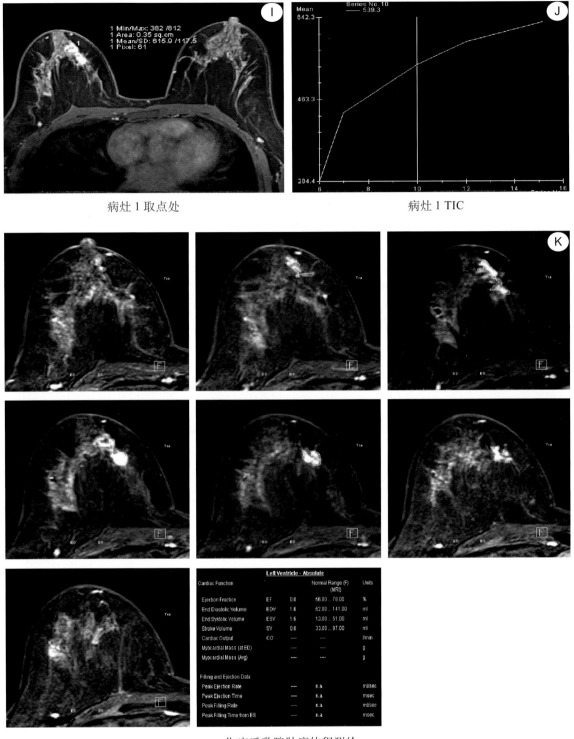

病灶 1 取点处　　　　　　　　　　　病灶 1 TIC

化疗后乳腺肿瘤体积测绘

[病历摘要]　女性，37 岁。确诊右侧乳腺癌 112 天，拟进一步治疗。

[影像诊断]　右侧乳腺癌治疗后改变，与旧片比较，病灶范围缩小，肿瘤体积约为 1.6 cm³。

[病理诊断]　右侧乳腺浸润性导管癌。

病例 5-1

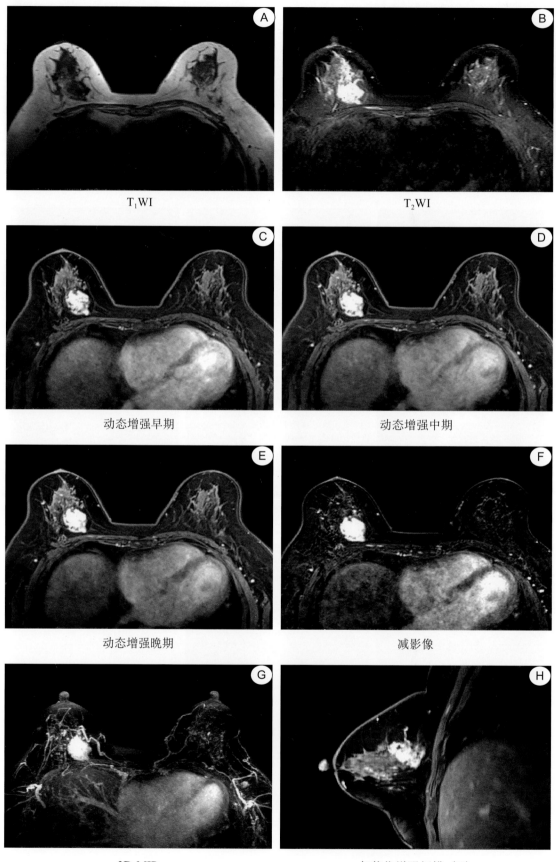

T₁WI

T₂WI

动态增强早期

动态增强中期

动态增强晚期

减影像

3D-MIP

矢状位增强扫描（R）

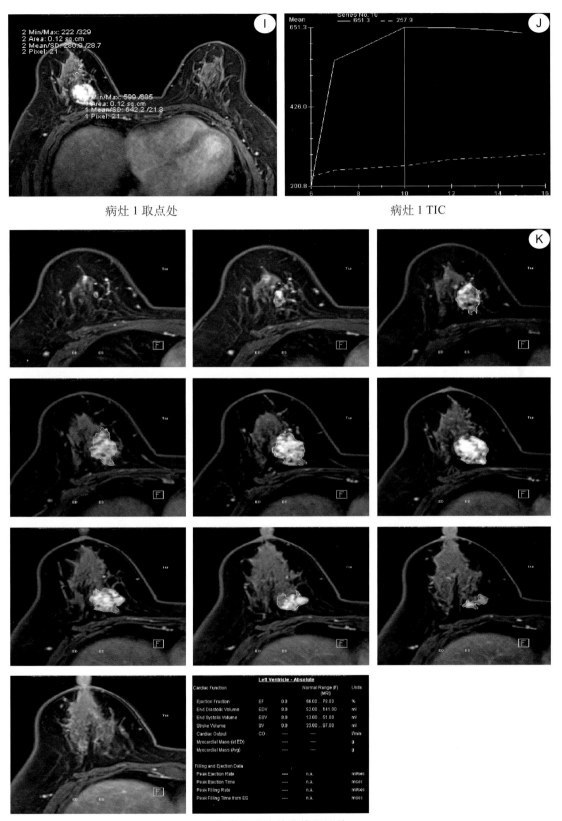

病灶 1 取点处　　　　　　病灶 1 TIC

化疗前乳腺肿瘤体积测绘

[病历摘要]　女性，54 岁。发现右侧乳房肿物半个月，质韧，活动度差，无压痛。

[影像诊断]　右侧乳腺内上象限恶性占位性病变，考虑为乳腺癌可能性大，BI-RADS 5 级，肿瘤体积约为 8.0 cm^3。

[病理诊断]　右侧乳腺浸润性导管癌。

病例 5-2

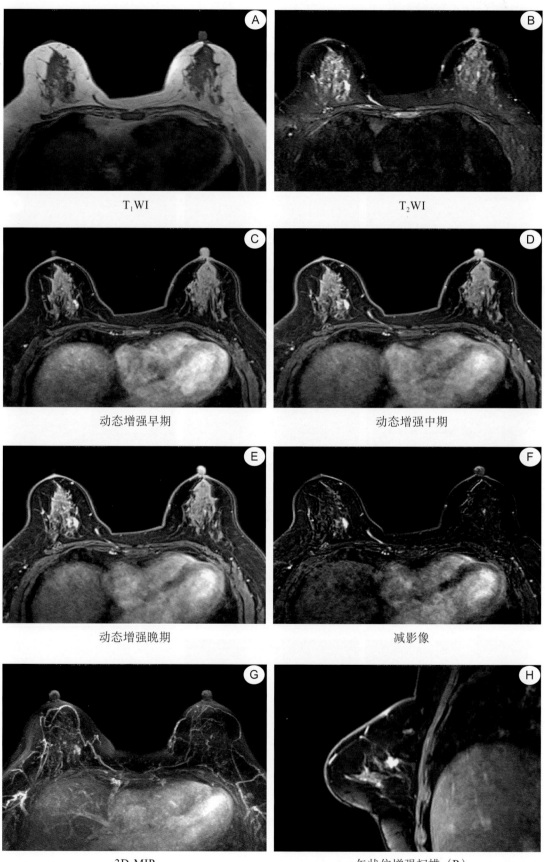

T₁WI   T₂WI

动态增强早期   动态增强中期

动态增强晚期   减影像

3D-MIP   矢状位增强扫描（R）

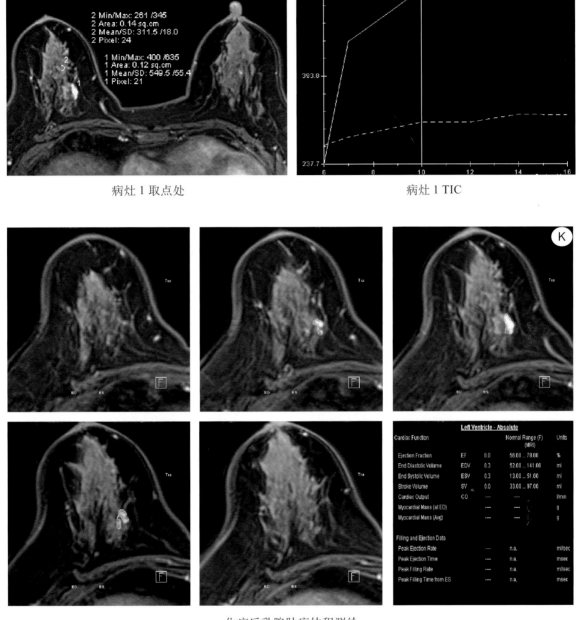

病灶 1 取点处　　　　　　　　　病灶 1 TIC

化疗后乳腺肿瘤体积测绘

[病历摘要]　女性，54 岁。确诊右侧乳腺癌 4 个月，行 4 次 NAC，拟进一步治疗。

[影像诊断]　右侧乳腺癌治疗后改变，与旧片比较，病灶范围明显缩小，肿瘤体积约为 0.3 cm^3。

[病理诊断]　右侧乳腺浸润性导管癌。

病例 6-1

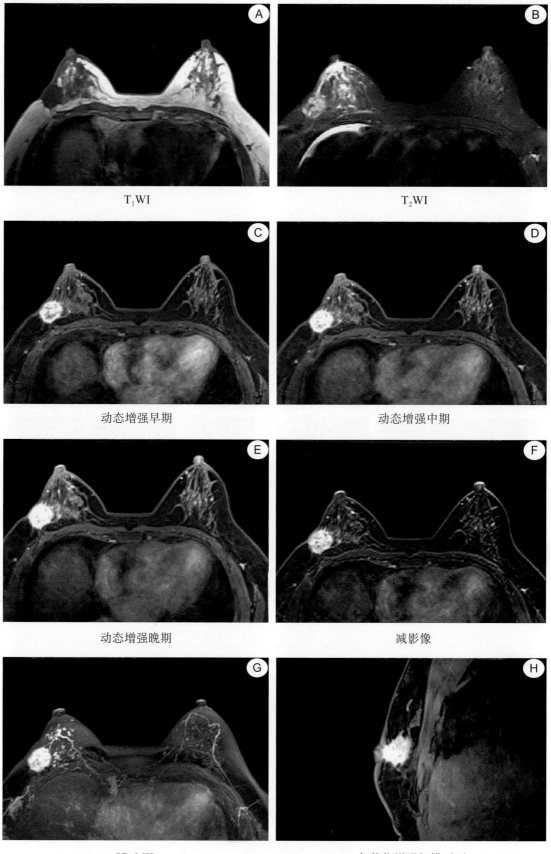

T₁WI

T₂WI

动态增强早期

动态增强中期

动态增强晚期

减影像

3D-MIP

矢状位增强扫描（R）

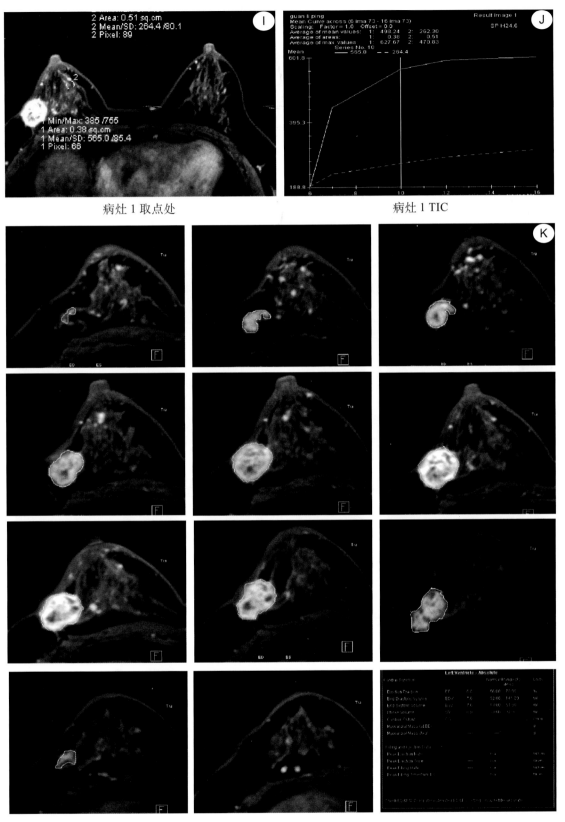

病灶 1 取点处　　　　　　　　病灶 1 TIC

化疗前乳腺肿瘤体积测绘

[病历摘要]　女性，52 岁。确诊右侧乳腺癌 3 天。

[影像诊断]　右侧乳腺外下象限恶性占位性病变，考虑为乳腺癌，BI-RADS 6 级，肿瘤体积约为 7.6 cm^3。

[病理诊断]　右侧乳腺浸润性导管癌。

病例 6-2

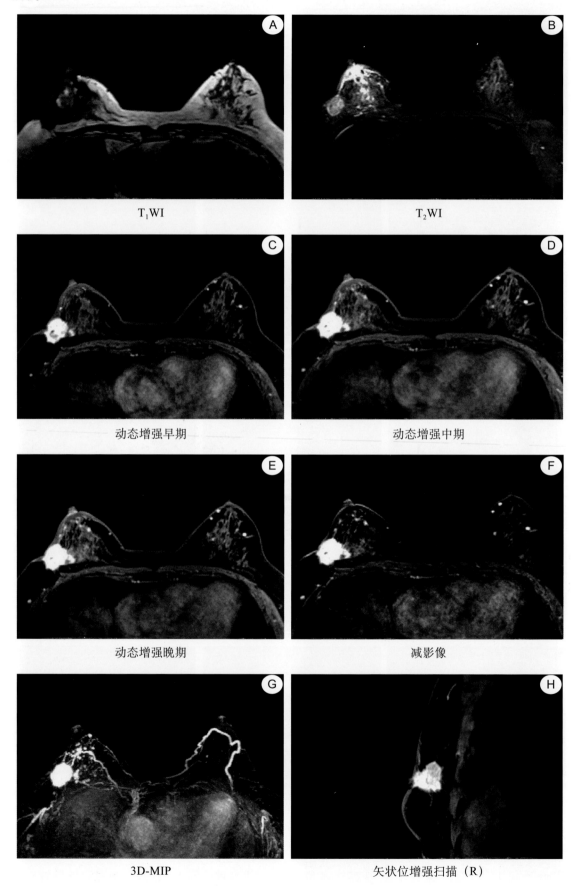

T₁WI

T₂WI

动态增强早期

动态增强中期

动态增强晚期

减影像

3D-MIP

矢状位增强扫描（R）

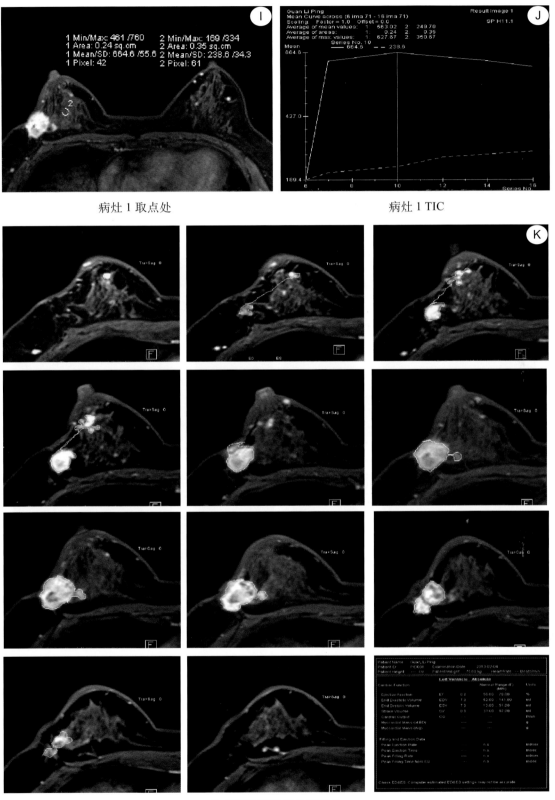

病灶 1 取点处　　　　　　病灶 1 TIC

化疗后乳腺肿瘤体积测绘

[病历摘要]　女性，52 岁。化疗 5 次，拟进一步治疗。

[影像诊断]　右侧乳腺癌化疗后改变，与旧片比较，病灶范围有所缩小，肿瘤体积约为 7.0 cm³。

[病理诊断]　右侧乳腺浸润性导管癌。

病例 7-1

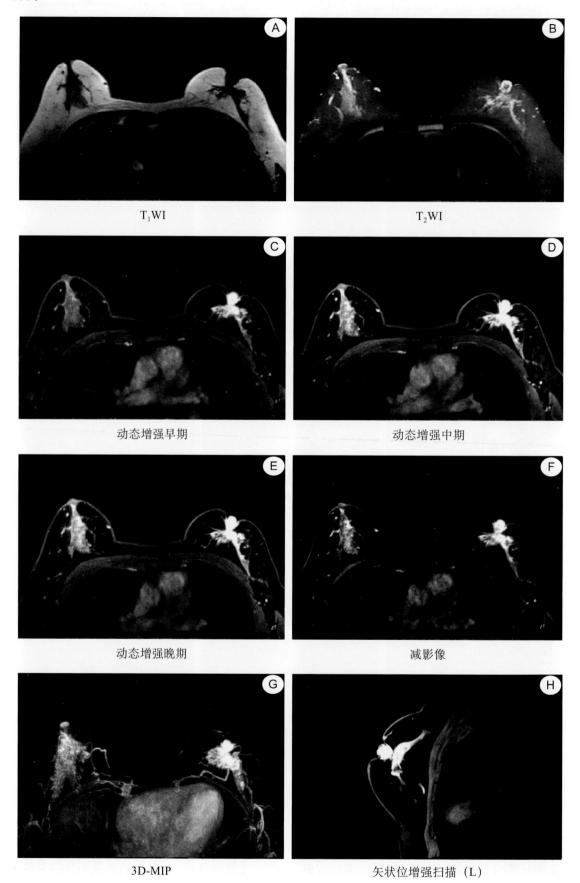

T$_1$WI

T$_2$WI

动态增强早期

动态增强中期

动态增强晚期

减影像

3D-MIP

矢状位增强扫描（L）

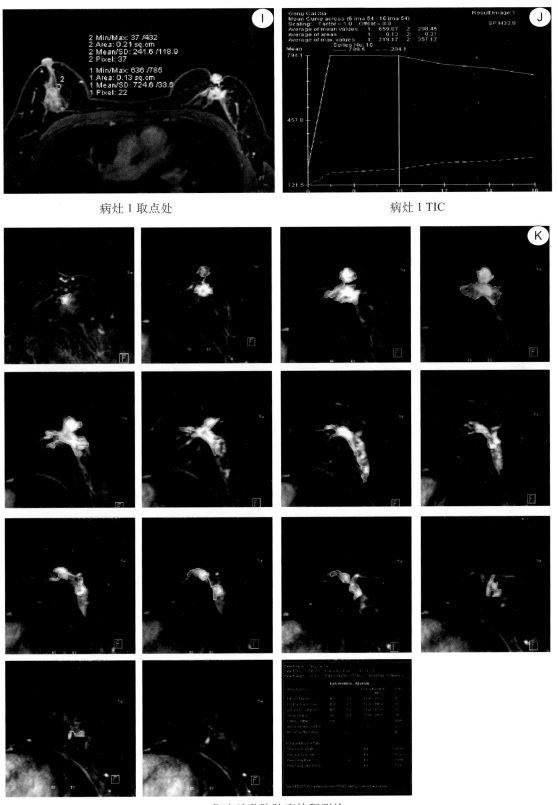

病灶 1 取点处　　　　　　　　　病灶 1 TIC

化疗前乳腺肿瘤体积测绘

[病历摘要]　女性，43 岁。左侧乳头凹陷 5 年，发现左侧乳房肿物 3 天。

[影像诊断]　左侧乳腺乳头后方占位性病变，考虑乳腺癌可能性大，BI-RADS 5 级，肿瘤体积约为 8.3 cm³。

[病理诊断]　左侧乳腺浸润性导管癌。

病例 7-2

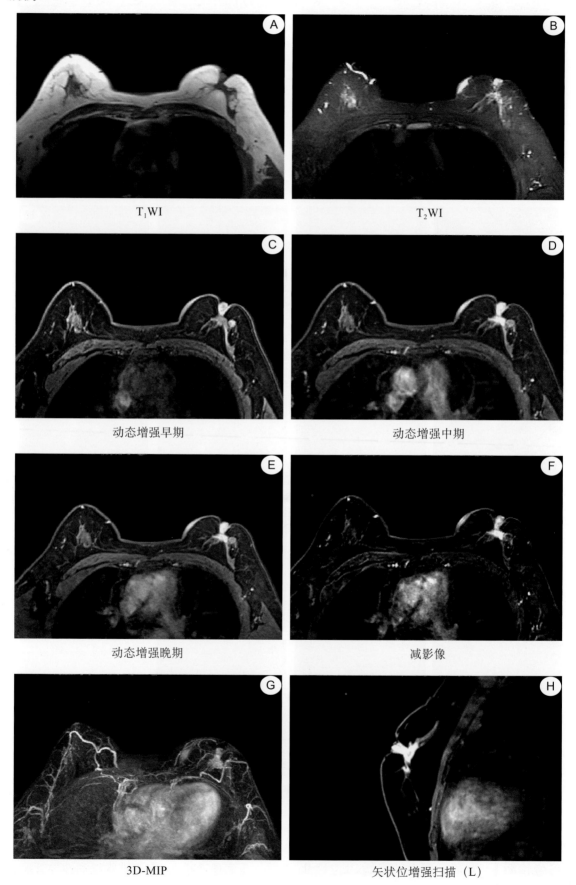

T₁WI

T₂WI

动态增强早期

动态增强中期

动态增强晚期

减影像

3D-MIP

矢状位增强扫描（L）

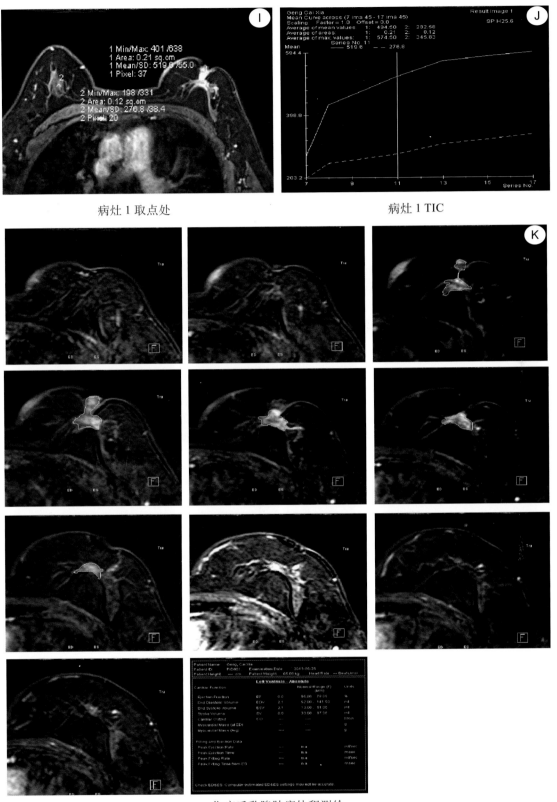

病灶 1 取点处　　　　　　　　　　　病灶 1 TIC

化疗后乳腺肿瘤体积测绘

[病历摘要]　女性，43 岁。化疗 4 次，拟进一步治疗。

[影像诊断]　左侧乳腺癌治疗后改变，与旧片比较，病灶范围明显缩小，肿瘤体积约为 2.1 cm³。

[病理诊断]　左侧乳腺浸润性导管癌。

病例 8-1

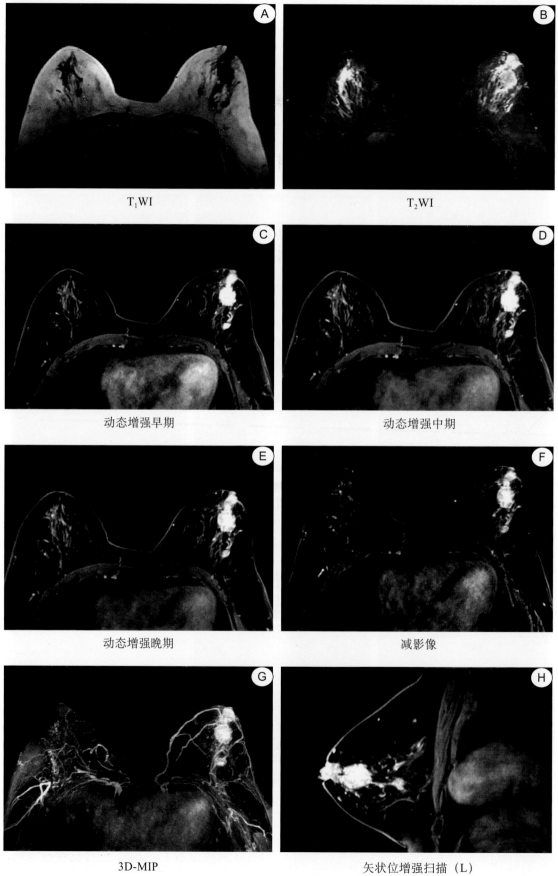

T₁WI

T₂WI

动态增强早期

动态增强中期

动态增强晚期

减影像

3D-MIP

矢状位增强扫描（L）

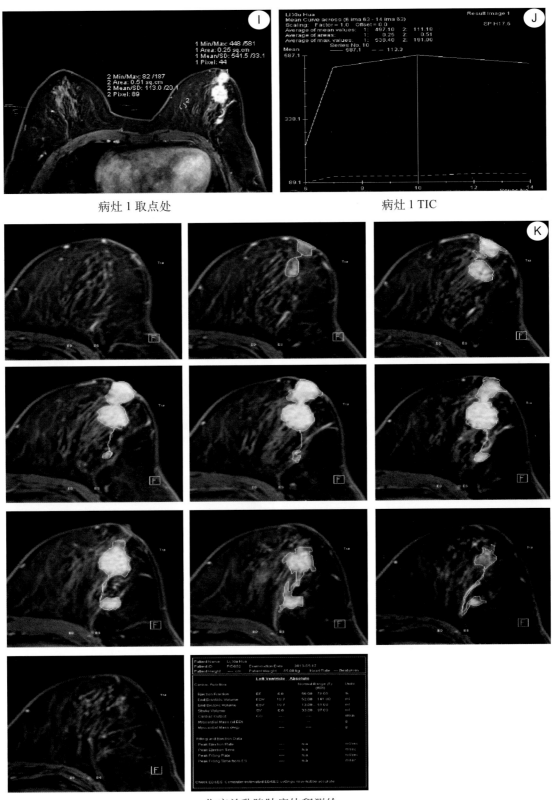

病灶 1 取点处　　　　　　　　病灶 1 TIC

化疗前乳腺肿瘤体积测绘

[病历摘要]　女性，59 岁。左侧乳房疼痛 3 个月。发现左侧乳房肿物 1 天，质地中等，边界欠清，活动度差。

[影像诊断]　左侧乳腺多发恶性占位，考虑为乳腺癌可能性大，BI-RADS 5 级，肿瘤体积约为 10.7 cm³。

[病理诊断]　左侧乳腺浸润性导管癌。

病例 8-2

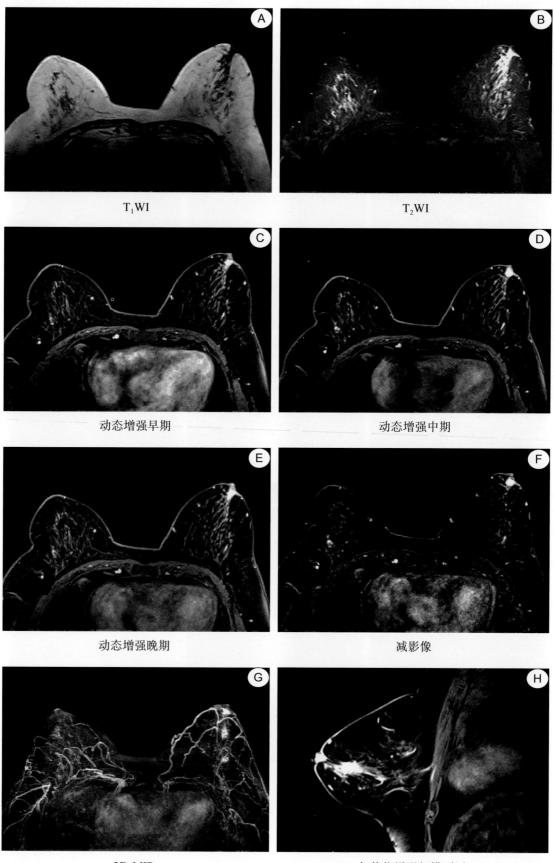

T₁WI

T₂WI

动态增强早期

动态增强中期

动态增强晚期

减影像

3D-MIP

矢状位增强扫描（L）

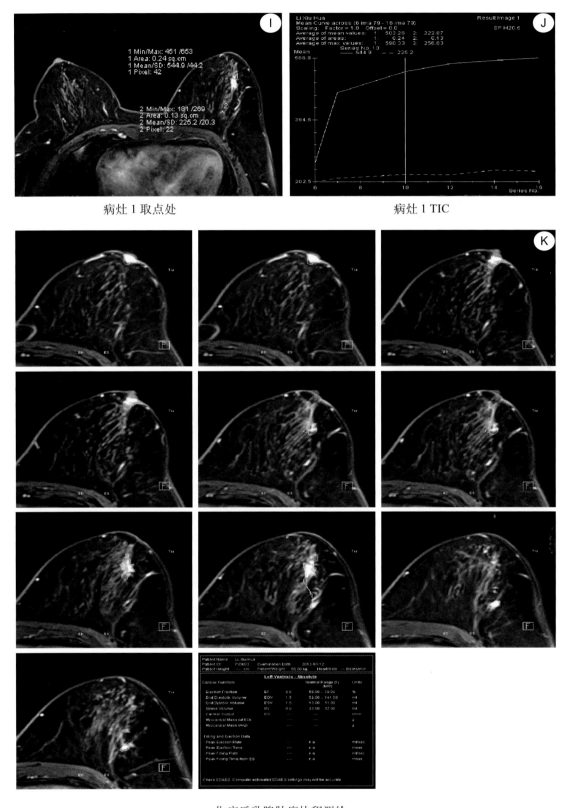

病灶 1 取点处　　　　　　　　　病灶 1 TIC

化疗后乳腺肿瘤体积测绘

[病历摘要] 女性，59 岁。确诊左侧乳腺癌 4 个月，拟进一步治疗。

[影像诊断] 左侧乳腺癌治疗后，与旧片比较，病灶范围明显缩小，肿瘤体积约为 1.5 cm³。

[病理诊断] 左侧乳腺浸润性导管癌。

病例 9-1

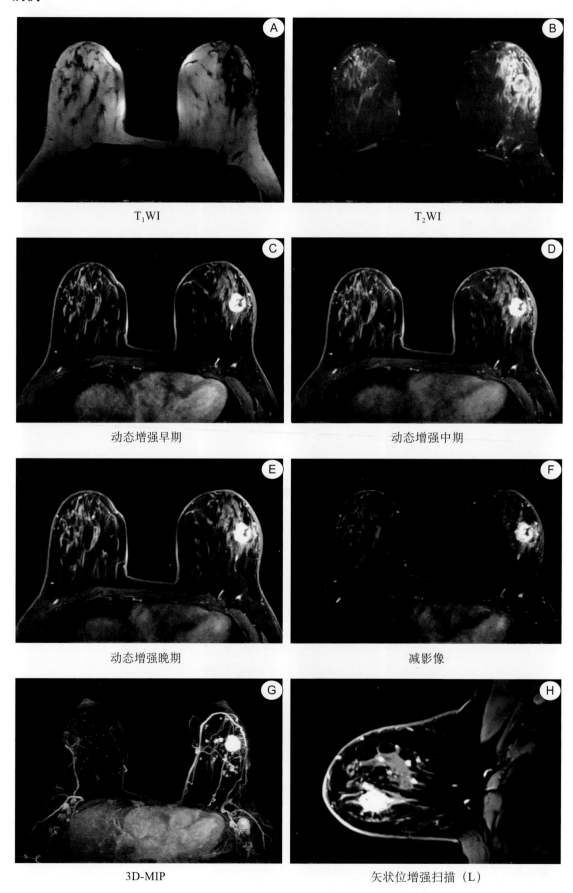

T₁WI

T₂WI

动态增强早期

动态增强中期

动态增强晚期

减影像

3D-MIP

矢状位增强扫描（L）

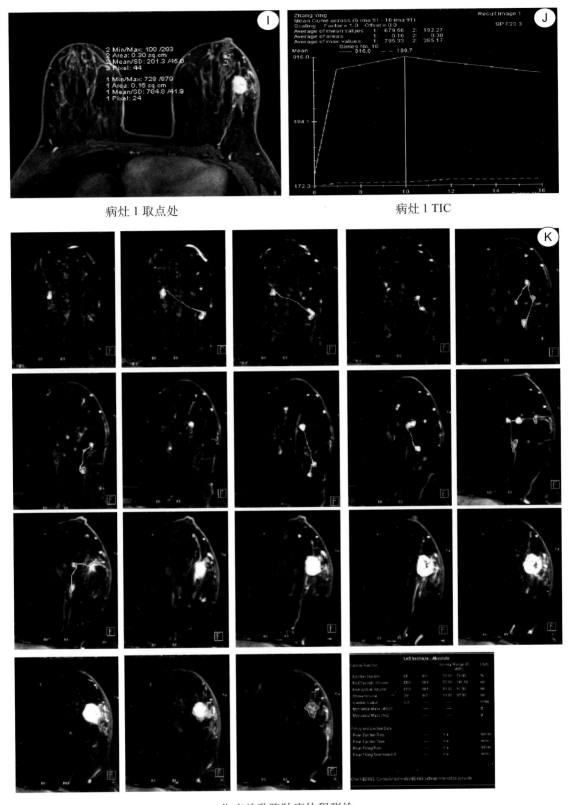

病灶 1 取点处　　　　　　　　　病灶 1 TIC

化疗前乳腺肿瘤体积测绘

[病历摘要]　女性，31 岁。发现左侧乳房肿物 1 个月，确诊 1 天。

[影像诊断]　左侧乳腺外下象限恶性占位，考虑为乳腺癌，BI-RADS 6 级，肿瘤体积约为 10.5 cm^3。

[病理诊断]　左侧乳腺浸润性导管癌。

病例 9-2

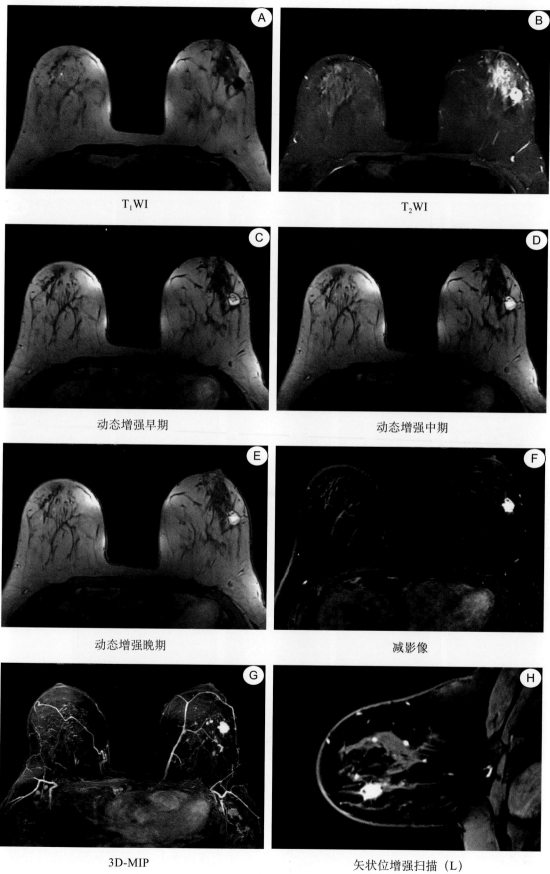

T₁WI

T₂WI

动态增强早期

动态增强中期

动态增强晚期

减影像

3D-MIP

矢状位增强扫描（L）

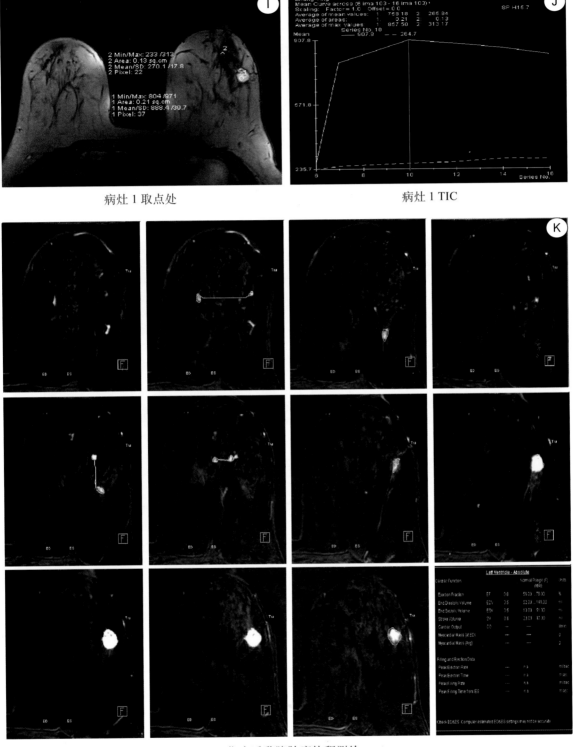

病灶 1 取点处　　　　　　　　　　　病灶 1 TIC

化疗后乳腺肿瘤体积测绘

[病历摘要]　女性，31 岁。确诊左侧乳腺癌 118 天，拟进一步治疗。

[影像诊断]　左侧乳腺癌治疗后改变，与旧片比较，病灶范围明显缩小，肿瘤体积约为 3.5 cm³。

[病理诊断]　左侧乳腺浸润性导管癌。

病例 10-1

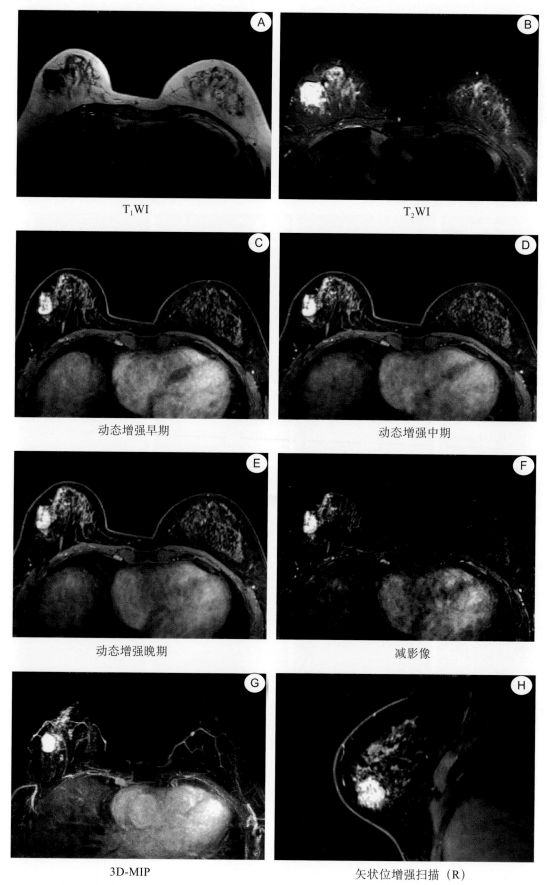

T₁WI

T₂WI

动态增强早期

动态增强中期

动态增强晚期

减影像

3D-MIP

矢状位增强扫描（R）

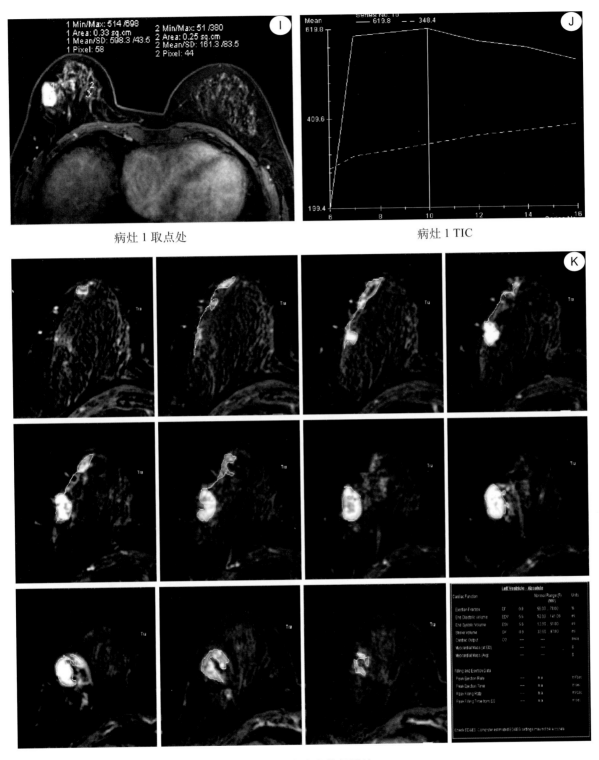

病灶 1 取点处　　　　　　　　　病灶 1 TIC

化疗前乳腺肿瘤体积测绘

[病历摘要]　女性，60 岁。发现右侧乳房肿物 20 天，B 超检查显示簇状钙化。

[影像诊断]　右侧乳腺外下象限恶性占位性病变，考虑为乳腺癌可能性大，BI-RADS 5 级，肿瘤体积约为 5.6 cm^3。

[病理诊断]　右侧乳腺浸润性导管癌。

病例 10-2

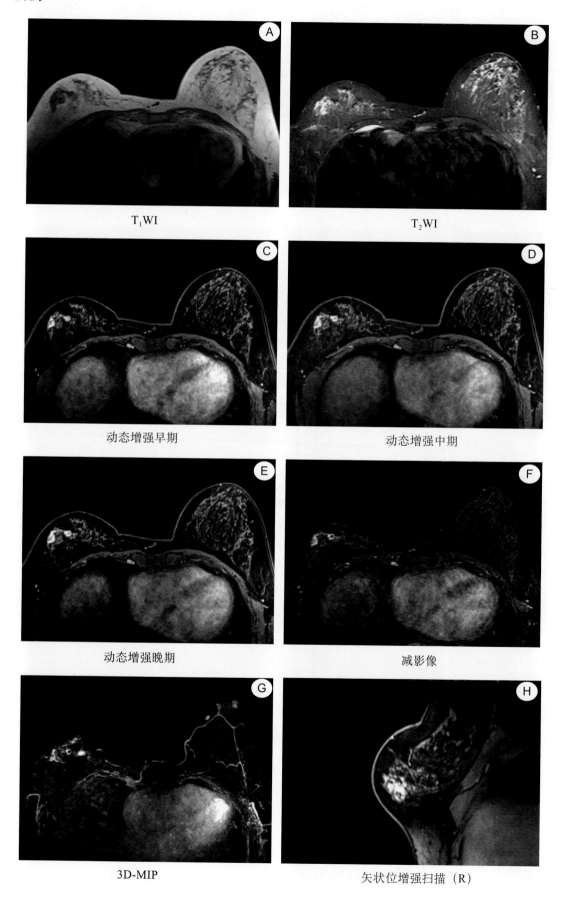

T₁WI

T₂WI

动态增强早期

动态增强中期

动态增强晚期

减影像

3D-MIP

矢状位增强扫描（R）

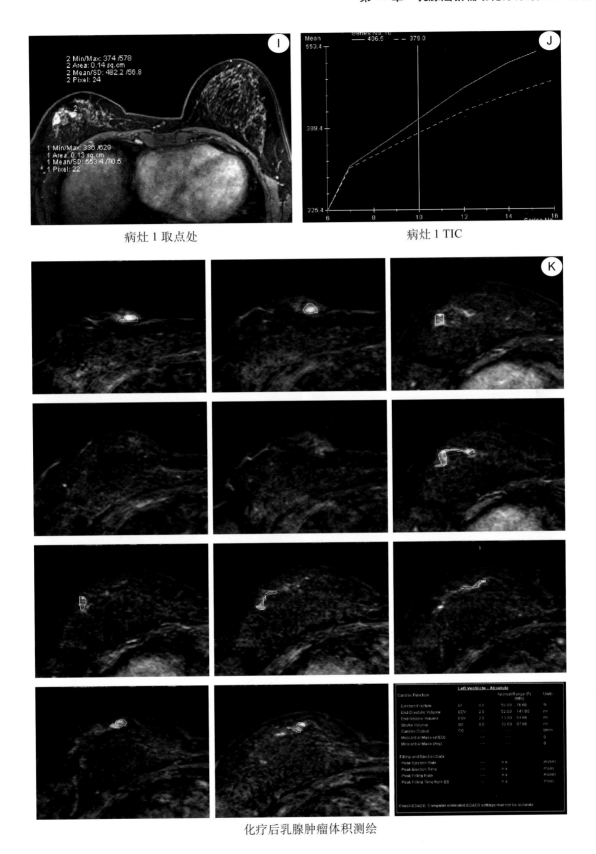

病灶 1 取点处

病灶 1 TIC

化疗后乳腺肿瘤体积测绘

[病历摘要] 女性，60 岁。确诊乳腺癌 84 天，拟进一步治疗。

[影像诊断] 右侧乳腺治疗后改变，与旧片比较，病灶范围明显缩小，肿瘤体积约为 2.0 cm³。

[病理诊断] 右侧乳腺浸润性导管癌。

病例 11-1

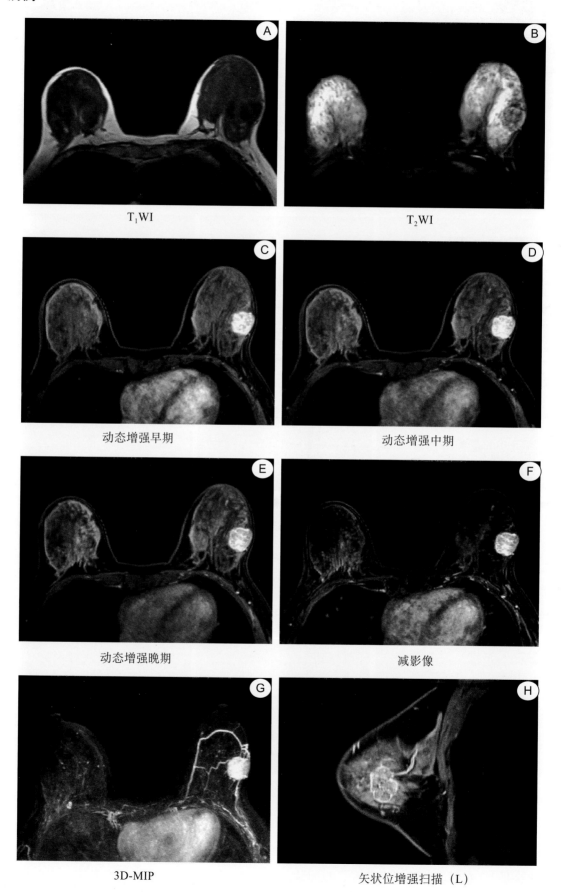

T₁WI

T₂WI

动态增强早期

动态增强中期

动态增强晚期

减影像

3D-MIP

矢状位增强扫描（L）

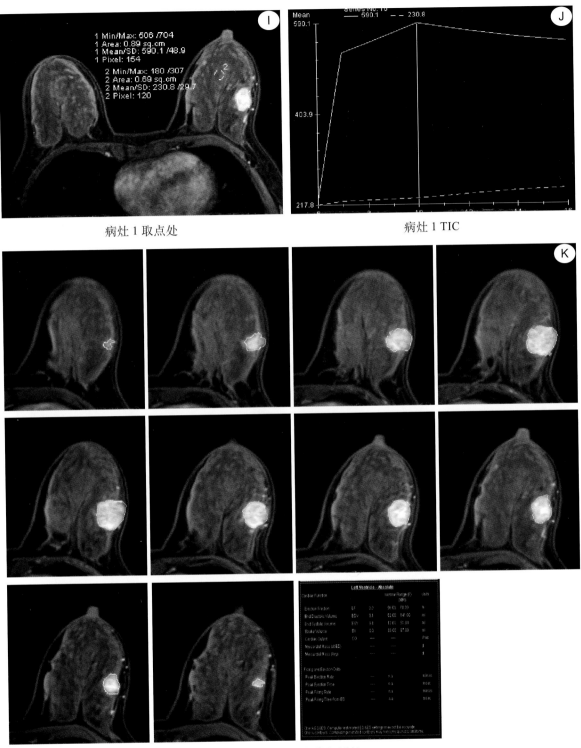

病灶 1 取点处　　　　　　病灶 1 TIC

化疗前乳腺肿瘤体积测绘

[病历摘要]　女性，43 岁。发现左侧乳房肿物 1 天，无压痛。

[影像诊断]　左侧乳腺外下象限恶性占位性病变，考虑为乳腺癌可能性大，BI-RADS 5 级，肿瘤体积约为 $9.1\ cm^3$。

[病理诊断]　左侧乳腺浸润性导管癌。

病例 11-2

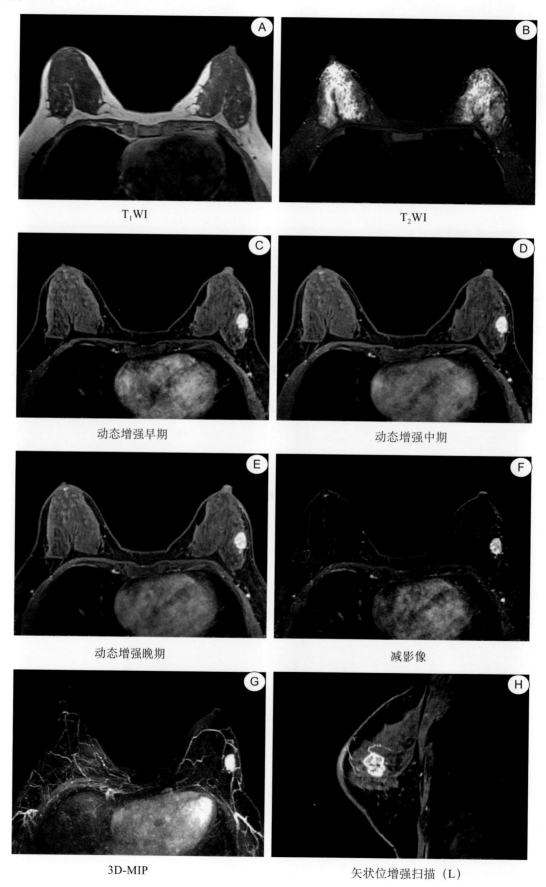

T₁WI

T₂WI

动态增强早期

动态增强中期

动态增强晚期

减影像

3D-MIP

矢状位增强扫描（L）

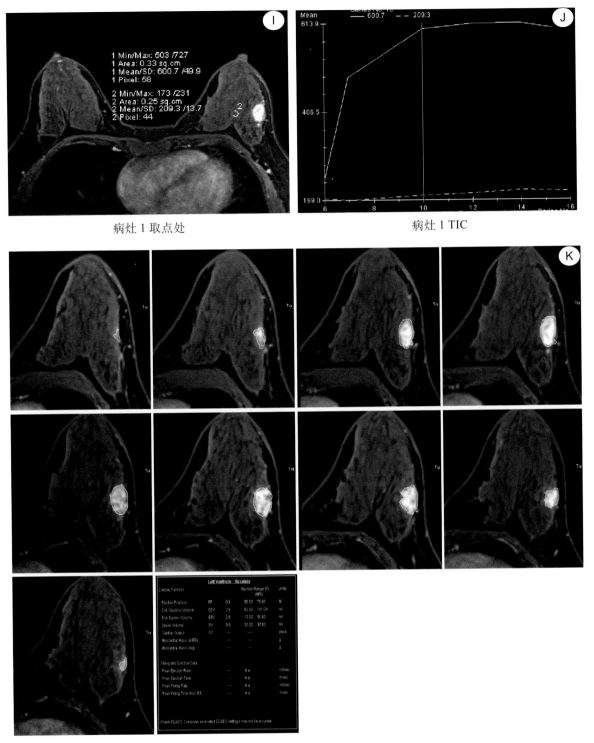

病灶 1 取点处　　　　　　　　　病灶 1 TIC

化疗后乳腺肿瘤体积测绘

[病历摘要]　女性,43 岁。确诊乳腺癌 5 个月,拟进一步治疗。

[影像诊断]　左侧乳腺治疗后改变,与旧片比较,病灶范围缩小,肿瘤体积约为 2.8 cm³。

[病理诊断]　左侧乳腺浸润性导管癌。

病例 12-1

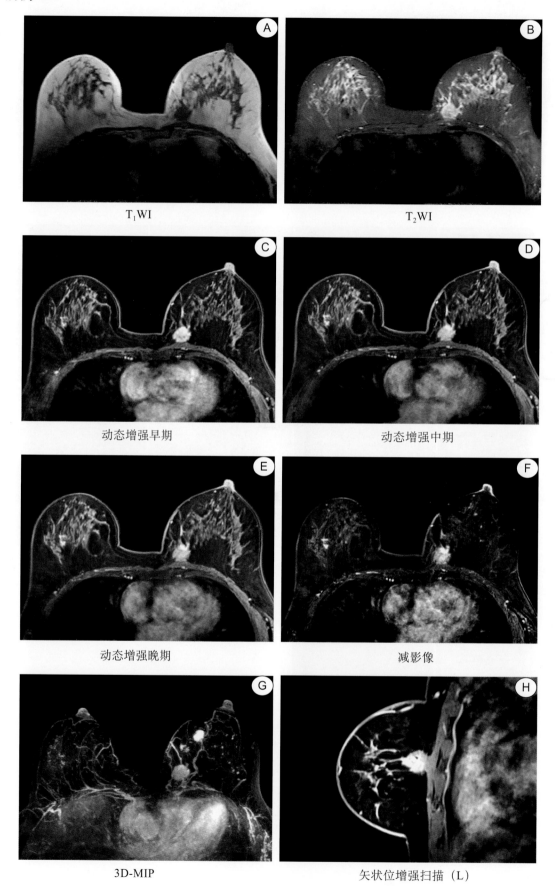

T₁WI

T₂WI

动态增强早期

动态增强中期

动态增强晚期

减影像

3D-MIP

矢状位增强扫描（L）

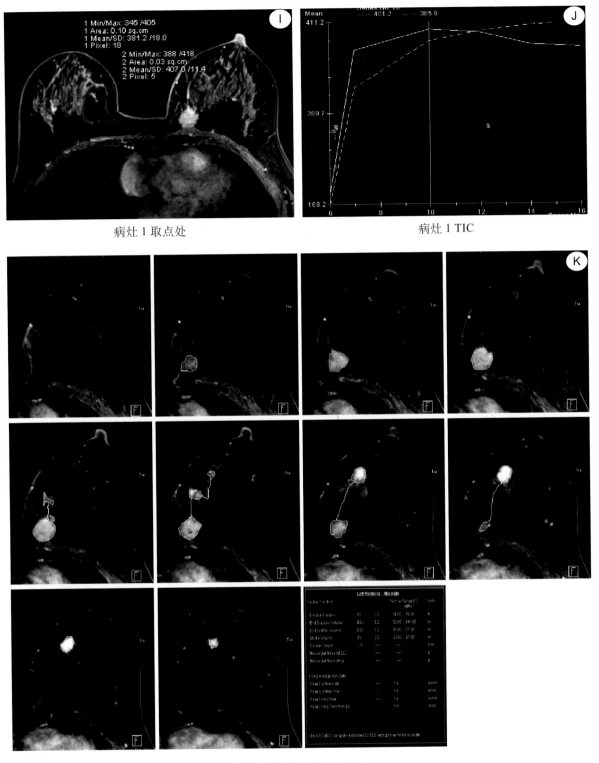

病灶 1 取点处　　　　　　　　病灶 1 TIC

化疗前乳腺肿瘤体积测绘

[病历摘要]　女性，53 岁。发现左侧乳房肿物 3 个月，确诊左侧乳腺癌 7 天。

[影像诊断]　左侧乳腺内侧、内下象限恶性占位性病变，考虑为乳腺癌并胸壁受侵可能性大，BI-RADS 6 级，肿瘤体积约为 6.2 cm^3。

[病理诊断]　左侧乳腺浸润性导管癌。

病例 12-2

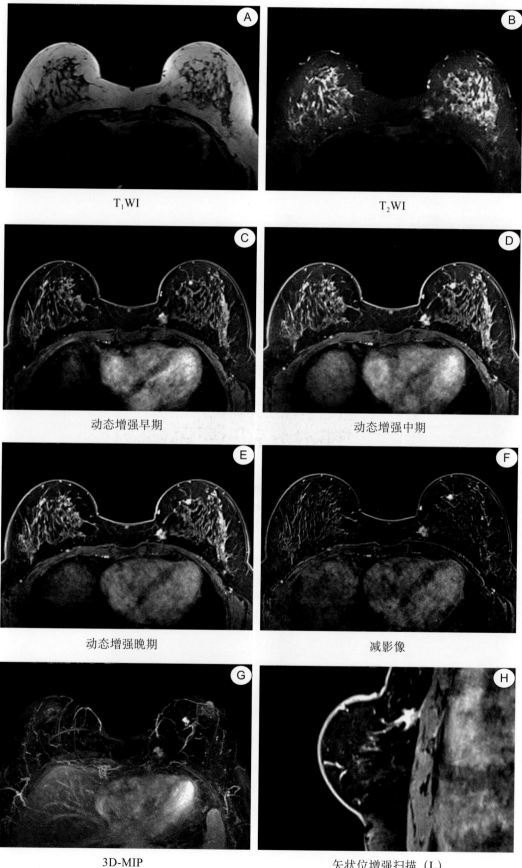

T₁WI

T₂WI

动态增强早期

动态增强中期

动态增强晚期

减影像

3D-MIP

矢状位增强扫描（L）

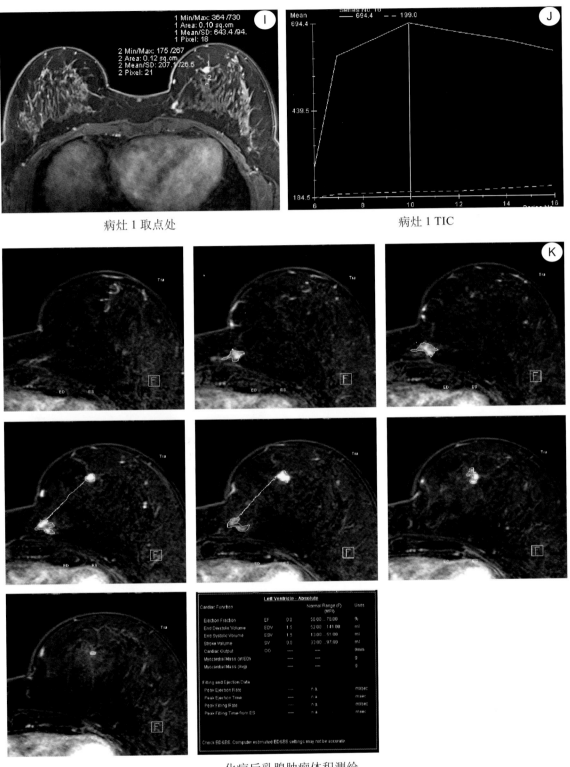

病灶 1 取点处　　　　　　病灶 1 TIC

化疗后乳腺肿瘤体积测绘

[病历摘要]　女性,53 岁。新辅助化疗 4 次,拟进一步治疗。

[影像诊断]　左侧乳腺癌治疗后改变,与旧片比较,病灶明显缩小,肿瘤体积约为 1.5 cm³。

[病理诊断]　左侧乳腺浸润性导管癌。

病例 13-1

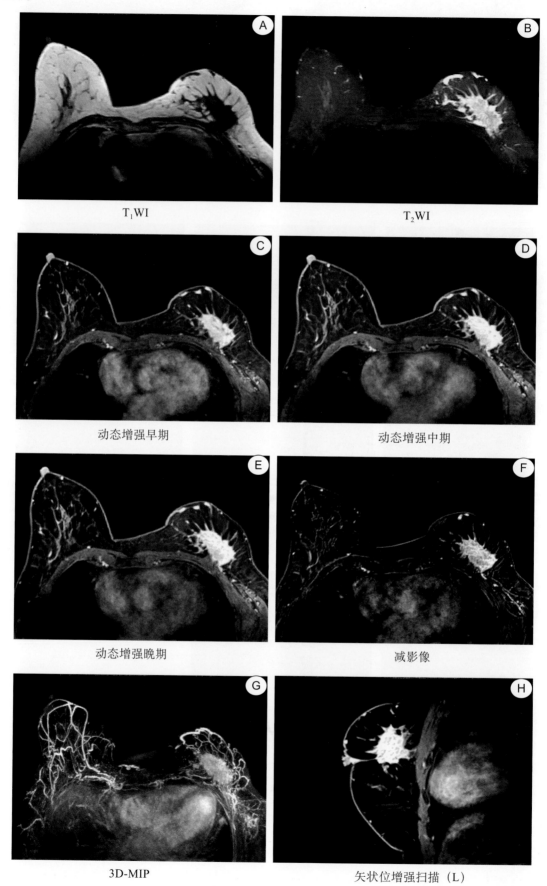

T₁WI

T₂WI

动态增强早期

动态增强中期

动态增强晚期

减影像

3D-MIP

矢状位增强扫描（L）

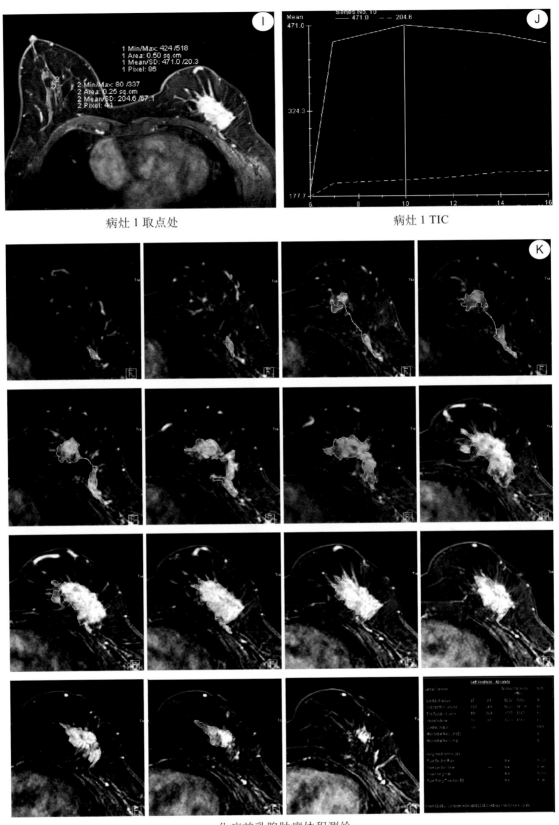

病灶 1 取点处　　　　　　　　　病灶 1 TIC

化疗前乳腺肿瘤体积测绘

[病历摘要]　女性，59 岁。发现左侧乳房肿物半年余。

[影像诊断]　左侧乳腺上象限恶性占位，考虑为乳腺癌并左侧胸壁侵犯可能性大，BI-RADS 5 级，肿瘤体积约为 24.9 cm³。

[病理诊断]　左侧乳腺浸润性导管癌。

病例 13-2

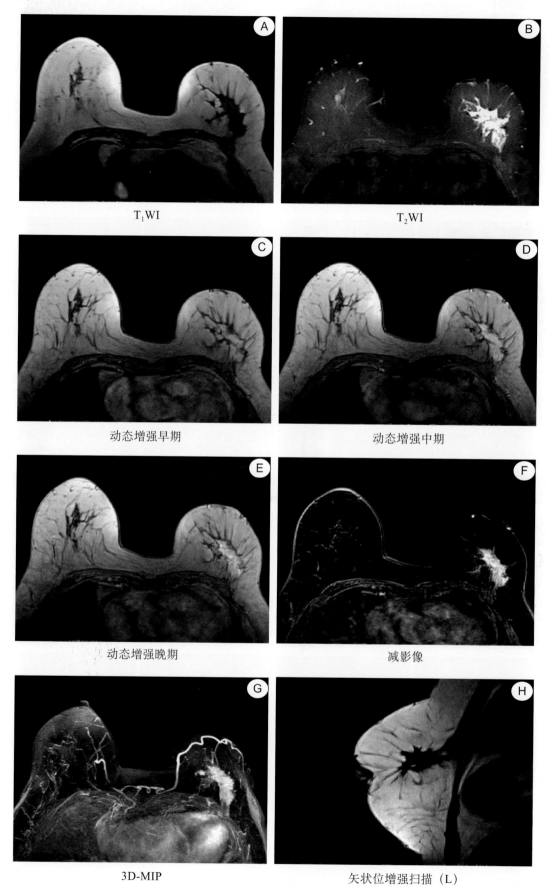

T₁WI

T₂WI

动态增强早期

动态增强中期

动态增强晚期

减影像

3D-MIP

矢状位增强扫描（L）

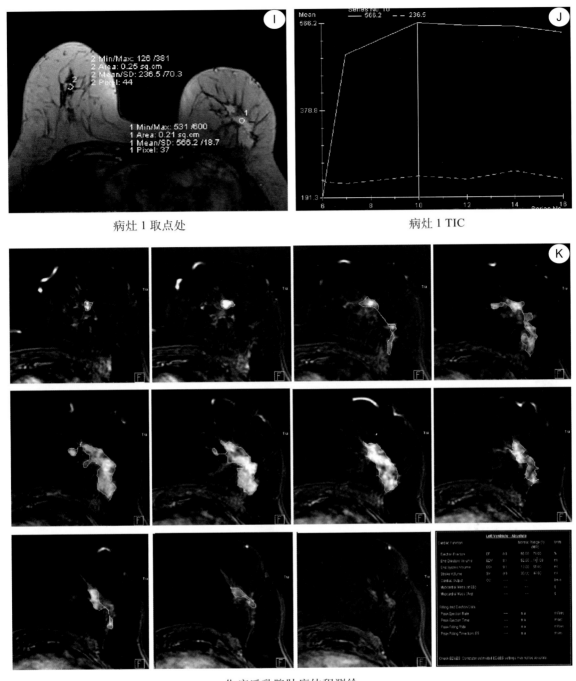

病灶 1 取点处　　　　　　　　　病灶 1 TIC

化疗后乳腺肿瘤体积测绘

[病历摘要]　女性，59 岁。乳腺癌新辅助化疗 4 个周期，拟进一步治疗。

[影像诊断]　左侧乳腺癌化疗后改变，与旧片比较，病灶范围明显缩小，肿瘤体积约为 8.1 cm³。

[病理诊断]　左侧乳腺浸润性导管癌。

（尹媛媛　唐志全　吴春楠　王　宏）

推荐阅读文献

[1] Knopp M V, von Tengg-Kobligk H, Choyke P L. Functional magnetic resonance imaging in oncology for diagnosis and therapy monitoring. Mol Cancer Ther, 2003, 2(4): 419-426.

[2] Martin D, Gibbs P, Lowry M, et al. Diffusion changes preeede cize reduction in neoadjuvant treatment of breast cancer. Magn Reson Imaging, 2006(24): 843-847.

[3] Pickles M D, Gibbs P, Lowry M, et al. Diffusion changes precede size reduction in neoadjuvant treatment of breast cancer. Magn Reson Imaging, 2006, 24(7): 843-847.

[4] Baek H M, Chen J H, Nie K, et al. Predicting pathologic response to neoadjuvant chemotherapy in breast cancer by using MR imaging and quantitative 1H-MR spectroscopy. Radiology, 2009, 251(3): 653-662.

[5] 胡文娟, 张蓓, 潘玉林. 等. 磁共振灌注成像对局部进展期乳腺癌新辅助化疗疗效的评价. 放射学实践, 2011, 26(1): 25-29.

[6] Busch S, Johnson T R, Wintersperger B J, et al. Quantitative assessment of left ventricular function with dual-source CT in comparison to cardiac magnetic resonance imaging: initial findings. Eur Radiol, 2008, 18 (3): 570-575.

[7] Karamitsos T D, Hudsmith L E, Selvanayagam J B, et al. Operator induced variability in left ventricular measurements with cardiovascular magnetic resonance is improved after training. J Cardiovasc Magn Reson, 2007, 9(5): 777-783.